Julia Banholzer, Peter Banholzer

BASICS Sonografie

Begleitbuch für Sonografiekurse, Klinik und Praxis

4. Auflage

ELSEVIER

Elsevier GmbH, Bernhard-Wicki-Str. 5, 80636 München, Deutschland
Wir freuen uns über Ihr Feedback und Ihre Anregungen an kundendienst@elsevier.com

ISBN 978-3-437-42589-9
eISBN 978-3-437-05164-7

4. Auflage 2024

Wichtiger Hinweis
Die medizinischen Wissenschaften unterliegen einem sehr schnellen Wissenszuwachs. Der stetige Wandel von Methoden, Wirkstoffen und Erkenntnissen ist allen an diesem Werk Beteiligten bewusst. Sowohl der Verlag als auch die Autorinnen und Autoren und alle, die an der Entstehung dieses Werkes beteiligt waren, haben große Sorgfalt darauf verwandt, dass die Angaben zu Methoden, Anweisungen, Produkten, Anwendungen oder Konzepten dem aktuellen Wissensstand zum Zeitpunkt der Fertigstellung des Werkes entsprechen.
Der Verlag kann jedoch keine Gewähr für Angaben zu Dosierung und Applikationsformen übernehmen. Es sollte stets eine unabhängige und sorgfältige Überprüfung von Diagnosen und Arzneimitteldosierungen sowie möglicher Kontraindikationen erfolgen. Jede Dosierung oder Applikation liegt in der Verantwortung der Anwenderin oder des Anwenders. Die Elsevier GmbH, die Autorinnen und Autoren und alle, die an der Entstehung des Werkes mitgewirkt haben, können keinerlei Haftung in Bezug auf jegliche Verletzung und/oder Schäden an Personen oder Eigentum, im Rahmen von Produkthaftung, Fahrlässigkeit oder anderweitig übernehmen.

Obwohl alle Werbemittel mit ethischen (medizinischen) Standards übereinstimmen, stellt die Erwähnung in dieser Publikation keine Garantie oder Anerkennung der Qualität oder des Wertes dieses Produkts oder der Aussagen der Herstellerfirmen dar.

Für die Vollständigkeit und Auswahl der aufgeführten Medikamente übernimmt der Verlag keine Gewähr.
Geschützte Warennamen (Warenzeichen) werden in der Regel besonders kenntlich gemacht (®). Aus dem Fehlen eines solchen Hinweises kann jedoch nicht automatisch geschlossen werden, dass es sich um einen freien Warennamen handelt.

Bibliografische Information der Deutschen Nationalbibliothek
Die Deutsche Nationalbibliothek verzeichnet diese Publikation in der Deutschen Nationalbibliografie; detaillierte bibliografische Daten sind im Internet über https://www.dnb.de abrufbar.

24 25 26 27 28 4 3 2 1

In ihren Veröffentlichungen verfolgt die Elsevier GmbH das Ziel, genderneutrale Formulierungen für Personengruppen zu verwenden. Um jedoch den Textfluss nicht zu stören sowie die gestalterische Freiheit nicht einzuschränken, wurden bisweilen Kompromisse eingegangen. Selbstverständlich sind **immer alle Geschlechter** gemeint.

Planung: Dr. Konstanze Knies, München
Gestaltungskonzept: Waltraud Hofbauer, Andrea Mogwitz, Rainald Schwarz
Projektmanagement: Annekathrin Sichling, München, Dr. Nikola Schmidt, Berlin
Redaktion: Dr. Nikola Schmidt, Berlin
Rechteklärung: Andrea Ispan, München
Herstellung: Waltraud Hofbauer, München
Satz: abavo GmbH, Buchloe
Druck und Bindung: Drukarnia Dimograf Sp. z o. o., Bielsko-Biała/Polen
Umschlaggestaltung: SpieszDesign, Neu-Ulm
Titelfotografie: © pirke, AdobeStock.com (Skalpell); © by-studio, Fotolia.com (Pillen); © tom, Fotolia.com (Stethoskop)

Aktuelle Informationen finden Sie im Internet unter **www.elsevier.de**

J. Banholzer, P. Banholzer

BASICS Sonografie

Begleitbuch für Sonografiekurse, Klinik und Praxis

BASICS

Vorwort

Vorwort zur 4. Auflage

Wir freuen uns über die große Resonanz unseres Lehrbuchs, die nun eine 4. Auflage erforderlich gemacht hat. Seit der ersten Auflage sind die Kapitel Schilddrüse, Thorax, FAST-Sonografie und die Zweipunkt-Sonografie der tiefen Beinvenen hinzugekommen. Einige Texte wurden aktualisiert und an die neuen DEGUM-Richtlinien und Prüfungskataloge angepasst. Dies betrifft auch zusätzliche Informationen zur Doppler- und Farbdopplertechnik, soweit sie die B-Bild Untersuchung ergänzen.

Neu in der vierten Auflage ist das Kapitel Lungensonografie bei COVID-19-Infektion.

Wir bedanken uns für die redaktionelle Betreuung bei Frau Dr. Nikola Schmidt, außerdem bei Frau Dr. Konstanze Knies für die Projektakquise und bei Annekathrin Sichling für das Projektmanagement.

München, Mai 2023
Julia und Peter Banholzer

Vorwort zur 1. Auflage

„BASICS Sonographie" wendet sich an junge Ärzte und angehende Mediziner, die im Klinikalltag schon bald in der Lage sein sollten, Organe sicher aufzufinden, pathologische Veränderungen zu erkennen, die wichtigsten und häufigsten Diagnosen sicher zu erheben und typische Fallstricke zu vermeiden. Es eignet sich als Begleitbuch bei Ultraschallkursen und beim systematischen Anwenden der Methode sowie zur Prüfungsvorbereitung.

Langjährige Anwender des Ultraschalls können das Buch nutzen, um ihr Wissen aufzufrischen, ihre Untersuchungstechnik zu vervollkommnen und ihr Untersuchungsspektrum zu erweitern.

Der sehr knappe Text des „BASICS Sonographie" trägt der Tatsache Rechnung, dass sowohl junge Ärzte in der Klinik als auch niedergelassene Ärzte unter hohem Zeitdruck arbeiten und Informationen in kurzer Zeit erfassen müssen.

Jedes Organkapitel beginnt mit einem kurzen Überblick über die Sono-Anatomie. In einem zweiten Schritt werden Schnittebenen so gelegt, dass möglichst einfache, wiedererkennbare Schnittbilder entstehen.

Diese charakteristischen Schnittbilder dienen als Leitstrukturen und werden bei der Untersuchung gezielt aufgesucht. Sie ermöglichen damit eine einfache Orientierung, um auch unter schwierigen Sichtbedingungen – sozusagen „im Nebel" – die entscheidenden Strukturen wieder aufzufinden.

In einem Pathologie-Teil werden häufig vorkommende Erkrankungen ausführlich vorgestellt. Sie werden mit klinisch wichtigen Differenzialdiagnosen in Beziehung gesetzt, sodass auch seltenere, aber wichtige Befunde besprochen werden.

Es ist das Konzept der BASICS-Reihe, dass eine so knappe Übersicht über ein Gebiet keinen Anspruch auf Vollständigkeit erhebt, sondern einer subjektiven Auswahl des „Wichtigsten" entspricht. „Das Wichtigste" wurde von uns beiden ausgewählt, einerseits aus dem Blickwinkel des jungen Arztes, andererseits aus der Sicht des langjährigen Ultraschallers.

Die Lektüre soll anregen und Spaß machen. Für einen tieferen Einstieg in die Sonographie stehen unterschiedlich voluminöse Lehrbücher und Atlanten zur Verfügung oder auch die ebenfalls vom Autor im Elsevier-Verlag erschienene Lehr-CD-ROM „Abdominelle Sonographie", die eine interaktive Exploration der einzelnen Sonobilder und damit eine spielerische Einübung der Methode erlaubt.

Wir danken dem Elsevier-Verlag für die Möglichkeit, der Reihe ein „BASICS Sonographie" hinzuzufügen und es mit einer besonders reichhaltigen Ausstattung an Bildern und Grafiken zu versehen. Frau Dopatka, Frau Dr. Knies und Frau Eichholz danken wir für die kompetente Begleitung bei der Entstehung des Buches, Frau Dr. Schmidt für die engagierte und einfühlsame redaktionelle Betreuung, Herrn Dangl für die geduldige Entwicklung der Grafiken, Lotte Lehmann für besonders schöne Fotos und nicht zuletzt unserer Familie für ihre seelische und körperliche Unterstützung beim Schreiben mit viel Geduld und Verständnis und vielen Espressi.

Wir hoffen, dass unsere Leser so viel Spaß an der Sonographie haben werden wie wir selbst, die wir uns Medizin ohne Sonographie nicht vorstellen können.

München, im Mai 2011
Julia und Peter Banholzer

Abkürzungsverzeichnis

A., Aa.	Arteria, Arteriae
AAL	anteriore Axillarlinie
Abb.	Abbildung
ARDS	acute respiratory distress syndrome
ATA	American Thyroid Association
B	Brightness
BPH	Benigne Prostatahyperplasie
CCC	cholangiozelluläres Karzinom
CE 1	zystische Echinokokkose
CFM	Color Flow Mapping
CLL	chronisch lymphatische Leukämie
CPC-Schnitt	Vena-cava-Vena-portae-Ductus-hepatocholedochus-Schnitt, Schulter-Nabel-Schnitt
CT	Computertomogramm, -grafie
CUS	Kontrastmittel-Ultraschall
CVI	Color velocity imaging
DEGUM	Deutsche Gesellschaft für Ultraschall in der Medizin
DHC	Ductus hepatocholedochus
ERCP	endoskopische retrograde Cholangiopankreatikografie
FAST	Focused abdominal Sonography for Trauma
FEER	fokussierte echokardiografische Evaluation bei Reanimation
FKDS	farbkodierte Duplexsonografie
FNH	fokal noduläre Hyperplasie
GIST	gastrointestinale Stromatumoren
HCC	hepatozelluläres Karzinom
Hz	Hertz
KG	Körpergewicht
Lig.	Ligamentum
M., Mm.	Musculus, Musculi
MEN	multiple endokrine Neoplasien
MHz	Megahertz
MRT	Magnetresonanztomogramm, -grafie
N., Nn.	Nervus, Nervi
PAL	posteriore Axillarlinie
PCR	polymerase chain reaction
PI	Pulsatilitätsindex
POCUS	Point-of-care-Sonografie
PPI	Parenchym-Pyelon Index
PRF	Pulsrepetitionsfrequenz
PSL	Parasternallinie
PSV	peak systolic velocity, maximale systolische Geschwindigkeit
Sono CT®	Real-Time Compound Imaging
Sono MR®	Micro Resolution
SSW	Schwangerschaftswoche
TGC	Time Gain Compensation
THI	Tissue harmonic Imaging
THOLUUSE	Thorax-, Trachea- and Lung-Ultrasound in Emergencies
TIPS	transjugulärer intrahepatischer portosystemischer Stent-Shunt
TIRAD	Thyreoid Imaging Reporting and Database System
TUR	transurethrale Prostataresektion
V., Vv.	Vena, Venae
VOD	venookklusive Erkrankungen

Autoren

Julia Banholzer ist derzeit in der Akademischen Lehrpraxis der LMU, Prof. Dr. Schelling tätig.
Sie ist Referentin und Tutorin bei hausärztlichen Refresherkursen der BLÄK, der KVB, der MAÄF und in Grund- und Aufbaukursen der DEGUM. Sie war Leiterin des Seminars für Ultraschallanatomie an der LMU München und von Ultraschallkursen für PJ-Studierende an der München Klinik Schwabing.

Dr. med. Peter Banholzer ist Internist und war langjähriger Leiter der Zentralen Sonografieabteilung des akademischen Lehrkrankenhauses München Schwabing, Kursleiter (Stufe III) der DEGUM und Ausbilder der KV. Er führt seit vielen Jahren zertifizierte Kurse der DEGUM in Zusammenarbeit mit der KV Bayern und der KVB, der BLÄK und der MAÄF durch.

Fehler gefunden?

An unsere Inhalte haben wir sehr hohe Ansprüche. Trotz aller Sorgfalt kann es jedoch passieren, dass sich ein Fehler einschleicht oder fachlich-inhaltliche Aktualisierungen notwendig geworden sind. Sobald ein relevanter Fehler entdeckt wird, stellen wir eine Korrektur zur Verfügung.

Mit diesem QRCode gelingt der schnelle Zugriff:
https://else4.de/978-3-437-42589-9

Wir sind dankbar für jeden Hinweis, der uns hilft, dieses Werk zu verbessern. Bitte richten Sie Ihre Anregungen, Lob und Kritik an folgende E-Mail-Adresse: kundendienst@elsevier.com

Inhaltsverzeichnis

Allgemeiner Teil

BASICS

Allgemeiner Teil

Ultraschallgeräte erzeugen Bilder aus Schallwellen, die im Körper wie ein Echo reflektiert werden (→ Abb. 1.1). Die Schallwellen werden von Schallköpfen ausgesandt und die Reflexe bzw. Echos anschließend wieder aufgefangen. Um die Bilder interpretieren zu können, und um die Geräteeinstellung zu optimieren, sind einige physikalische Grundbetrachtungen und gerätetechnische Kenntnisse unumgänglich.

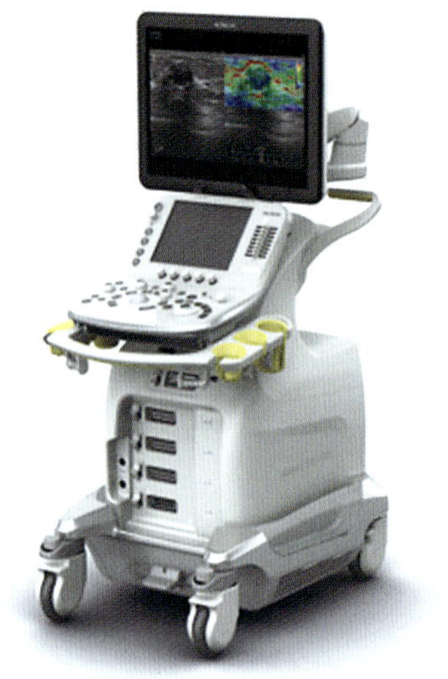

Abb. 1.1 Ultraschallgerät (Hitachi) [V621]

Von der Fledermaus zum Schallkopf

Gelernt haben wir diese Art, Schallwellen zu „sehen", von den Fledermäusen. Sie stoßen im Flug mit ihren speziell ausgebildeten Nasen Ultraschallwellen aus (→ Abb. 1.2), d. h., sehr hochfrequente, für das menschliche Ohr nicht hörbare Schallwellen.
Diese werden von der Umgebung reflektiert und von den Ohren wieder aufgenommen. Hier bringen die mechanischen (Ultra-) Schallwellen das Trommelfell zum Schwingen. Das Gehirn der Fledermaus besitzt nun die Fähigkeit, aus der Laufzeit des mit der Nase ausgestoßenen Schallimpulses bis zur Wiederankunft im Ohr den Abstand zur reflektierenden Oberfläche zu „sehen".
Der Schallkopf eines Ultraschallgeräts enthält also gewissermaßen Nase und Ohr der Fledermaus. Er ist Sender und Empfänger der Schallwellen. Das Ultraschallgerät wiederum entspricht dem Gehirn, das die Signale in ein Bild auf dem Monitor umwandelt.

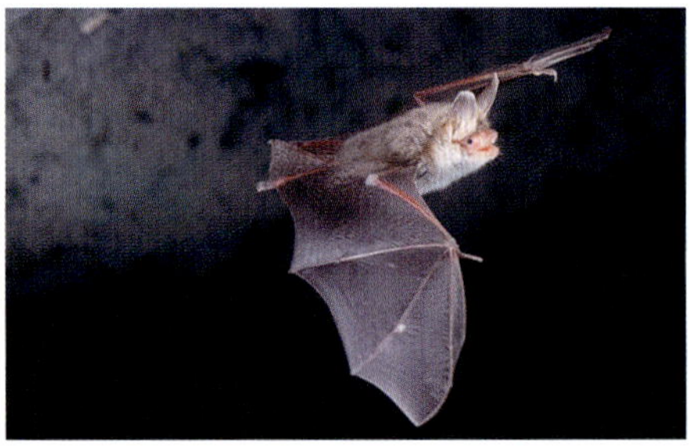

Abb. 1.2 Fledermäuse senden Ultraschallwellen durch Mund oder Nase aus und nehmen reflektierte Wellen mit den Ohren wieder auf. [J787]

Wie sendet und empfängt der Schallkopf Schallwellen?

Von den Gebrüdern Curie wissen wir, dass sich Kristalle mechanisch verformen, wenn man eine Spannung an sie anlegt. Dies nennt man den **umgekehrten piezoelektrischen Effekt.**
Auch der Schallkopf eines Ultraschallgeräts enthält Kristalle, die durch hochfrequente elektrische Impulse zu mechanischer Verformung in gleicher Frequenz angeregt werden. Das erzeugt in der angrenzenden Luft Schallwellen, die sich dann in Schallgeschwindigkeit auf ein Hindernis zubewegen, davon reflektiert werden und zuletzt wieder auf die Kristalle des Schallkopfs treffen. Hier kommt es jetzt zum **piezoelektrischen Effekt:** Die mechanischen (Ultra-) Schallwellen verformen die Kristalle und erzeugen dadurch eine Änderung der elektrischen Spannung, einen Spannungsimpuls.
Aus der Laufzeit von Aussendung des elektrischen Impulses bis zu dessen Rückkehr in den Schallkopf berechnet das Ultraschallgerät dann den Abstand eines Hindernisses zum Schallkopf und stellt ihn auf dem Monitor als Bildpunkt dar (→ Abb. 1.3).

Wie entsteht aus den Bildpunkten ein Bild?

In einem Schallkopf sind viele einzelne Kristalle in einer Linie angeordnet, die mit elektrischen Impulsen nacheinander aktiviert werden. Auf dem Monitor starten sozusagen die Schallwellen in einer Linie am Oberrand und erzeugen auf ihrem Weg zum Unterrand des Monitors unterschiedlich helle Bildpunkte je nach Stärke der Reflexion („**Brightness**" = B). So entsteht ein zweidimensionales **Schnittbild,** das **B-Bild** (→ Abb. 1.4).
Der Untersucher muss also jedes Organ Scheibe für Scheibe **„durchmustern"** (→ Abb. 1.5).

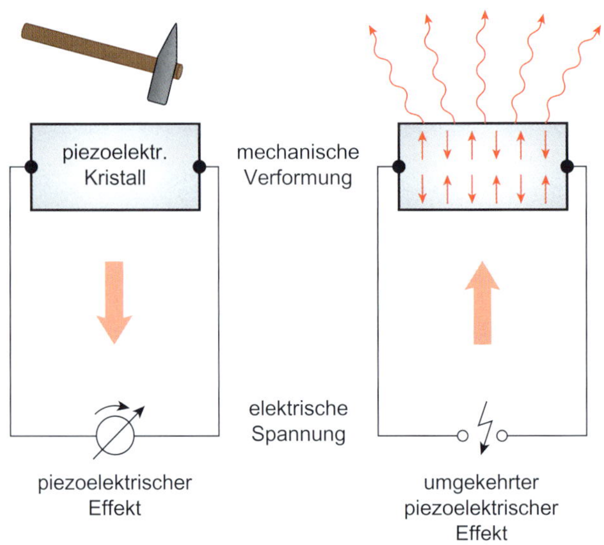

Abb. 1.3 Piezoelektrischer Effekt (links) und umgekehrter piezoelektrischer Effekt (rechts): Umwandlung von elektrischen Spannungsimpulsen in mechanische Schwingungen (Schallwellen) und umgekehrt [L231]

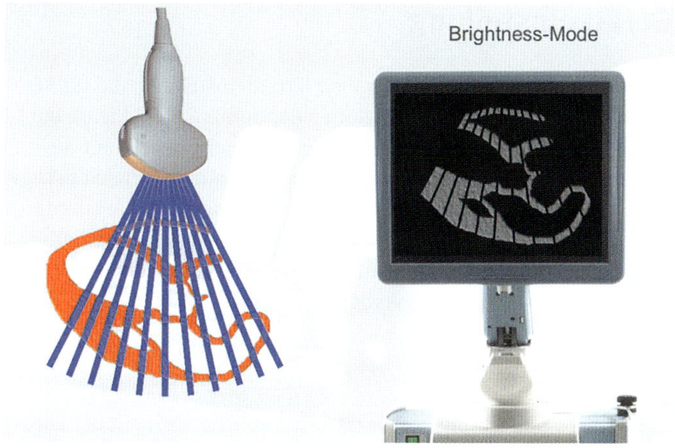

Abb. 1.4 An Grenzflächen zurückgeworfene Echos erzeugen Bildpunkte, aus denen ein Schnittbild (B-Bild, rechts) entsteht. [V621]

Echos entstehen an Grenzflächen, an denen Medien mit unterschiedlichen akustischen Eigenschaften (Härte oder Impedanz) aufeinandertreffen. Man spricht von **Impedanzunterschied** oder **Impedanzsprung.** In einem homogenen Medium, z. B. Wasser, entstehen keine Reflexionen (Echos). Wasser ist deshalb **echofrei** (→ Abb. 1.6a). Da der Schall in Flüssigkeit weniger Energie verliert als im benachbarten Gewebe, kann man hinter einer Flüssigkeit eine hellere Zone, die **dorsale Schallverstärkung,** beobachten, die eigentlich keine wirkliche „Verstärkung“ ist, sondern eine in der Flüssigkeit verminderte Schallabschwächung.
Die Schallgeschwindigkeit von Wasser, Leber, Muskel, Fett liegen eng beieinander (1476–1570 m/s). Der geringe Impedanzunterschied resultiert in einer nur partiellen Reflexion des Schalls. Je nach Intensität der Reflexion entsteht ein hellerer oder weniger heller Bildpunkt an den entsprechenden Grenzflächen. Gewebe besitzt viele Grenzflächen mit geringem Impedanzunterschied. Es stellt sich somit in unterschiedlichen Grautönen dar. Man spricht von **echoarm** (→ Abb. 1.6b). Je größer die Anzahl der **Graustufen,** desto besser ist die Detailerkennbarkeit.

Flüssigkeit enthält keine Grenzflächen. Sie ist echofrei (schwarz). Dahinter findet man eine scheinbare Schallverstärkung.

Parenchymatöse Organe sind echoarm (grau). Sie enthalten viele akustische Grenzflächen mit geringem Impedanzunterschied.

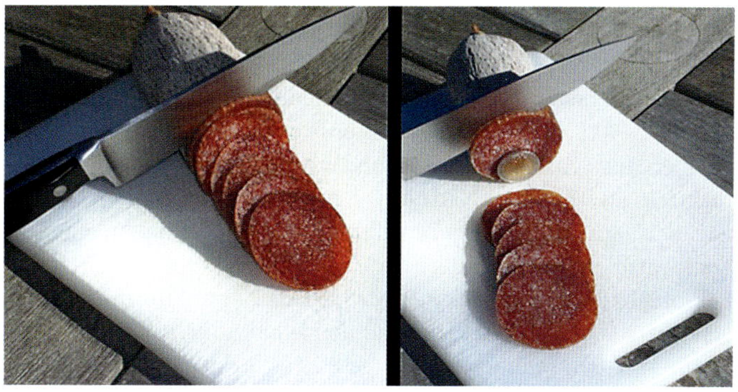

Abb. 1.5 Organe müssen Schnittebene für Schnittebene „durchgemustert“ werden. Die Euromünze ist nur in einer Schnittebene sichtbar und wäre in allen anderen Schnitten nicht abgebildet. Es genügt also nicht, nur einige Schnitte hindurchzulegen. [M512]

Luft, Knochen, Steine sind echoreich (weiß). Sie reflektieren wegen des großen Impedanzunterschieds den Schall vollständig. Dahinter entsteht ein Schallschatten.

Ist der Impedanzunterschied sehr hoch, z. B. zu Knochen (3360 m/s) oder Luft (331 m/s), so kommt es zu einer vollständigen Reflexion und damit zu sehr hellen Echos, man spricht von **echoreich** (→ Abb. 1.6c). Hinter der Grenzfläche gibt es keine Echos mehr, sondern einen echofreien **Schallschatten.**

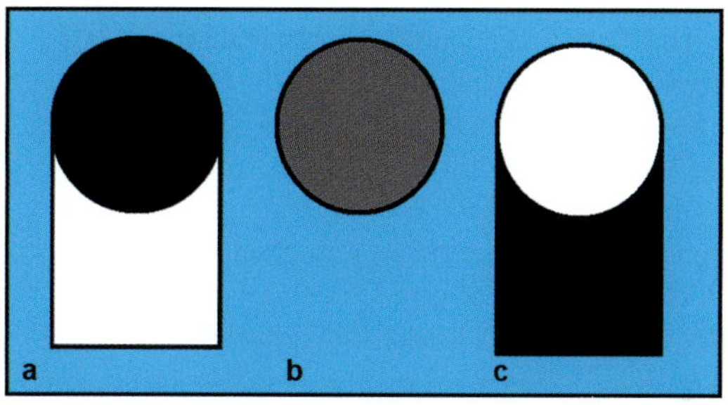

Abb. 1.6 Unterschiedliche Echostärke in Abhängigkeit von Impedanzsprüngen
a) Keine Echos in Flüssigkeiten (echofrei = schwarz): dorsale Schallverstärkung
b) Teilweise Reflexion in Gewebe (echoarm = grau)
c) Vollständige Reflexion der Schallwellen an Luft und Knochen („echoreich“ – weiß) mit „distalem Schallschatten“ [M512]

Zusammenfassung

- Schallköpfe erzeugen Schallwellen, indem durch Spannungsimpulse Kristalle zum Schwingen gebracht werden (umgekehrter piezoelektrischer Effekt). Reflektierte Schallwellen (Echos) bringen die Kristalle erneut zum Schwingen und erzeugen umgekehrt Spannungsimpulse (piezoelektrischer Effekt), die auf dem Monitor zu Bildpunkten umgewandelt werden.
- Die Echos entstehen an Grenzflächen, an denen Medien mit unterschiedlichen akustischen Eigenschaften (Impedanz) aufeinandertreffen.
- Aus vielen Bildpunkten mit unterschiedlicher Helligkeit (Grauwerten) entstehen Schnittbilder (B-Bild).
- Bei der Ultraschalluntersuchung müssen Organe Schnittbild für Schnittbild durchgemustert werden.

Schallköpfe

Für die Untersuchung stehen unterschiedliche Schallköpfe zur Verfügung (→ Abb. 2.1). **Linearschallköpfe oder Parallelscanner** strahlen den Schall senkrecht ab und erzeugen ein verzerrungsfreies rechteckiges Bild. Zum Nachteil gereicht ihnen die große Auflagefläche. Dadurch verdecken Schallhindernisse, z. B. Rippen, einen relativ großen Teil des Bilds.
Sektorschallköpfe haben eine sehr kleine, fast punktförmige Auflagefläche. Sie werden auf kleine, für den Schall „durchsichtige" Bereiche, z. B. den Interkostalraum, gesetzt. Wie durch ein Schlüsselloch kann der Bereich dahinter dann auf einem sektorförmigen Bild eingesehen werden. Ihr Nachteil ist, dass sie in der Nahzone ein kleines Bild erzeugen.
Gebräuchlich sind deshalb v. a. **Konvexschallköpfe,** die einen Kompromiss zwischen beiden darstellen. Eine gebogene Kristallreihe führt zu einem fächerförmigen Bild.
Für spezielle Anwendungen, z. B. Endosonografie, Vaginalschall oder intraoperative Sonografie, steht außerdem eine Vielzahl von unterschiedlich geformten Schallköpfen zur Verfügung (→ Abb. 2.2).
Für die Untersuchung werden Schallköpfe mit unterschiedlichen **Frequenzen** eingesetzt. Niedrige Frequenzen (ca. 3,5 MHz) besitzen eine große Eindringtiefe und sind deshalb für die Abdomensonografie geeignet. Ihre Feinauflösung ist aber begrenzt.
Hohe Frequenzen (ca. 5–13 MHz) erlauben eine sehr viel höhere Auflösung feiner Strukturen, dringen aber nicht so tief ein. Sie werden deshalb v. a. zur Darstellung oberflächlicher Strukturen (z. B. Schilddrüse, Lymphknoten, Gelenke) verwendet.
Höherfrequente Sonden kommen aber auch im Abdomen zur Beurteilung feinerer Strukturen (z. B. Darmwände, Appendix) zum Einsatz.
Unter **Auflösung** versteht man die geringstmögliche Entfernung zwischen zwei Punkten, bei der sie gerade noch als getrennte Objekte wahrnehmbar sind. In der Ultraschalldiagnostik unterscheidet man (→ Abb. 2.3):

- **Axiale Auflösung:** in Richtung der Schallkeule
- **Erste laterale Auflösung:** senkrecht zur Schallkeule
- **Zweite laterale Auflösung** oder **Schichtdicke**

Die axiale Auflösung ist höher als die laterale und hängt von der Frequenz des Ultraschalls ab. Erste und zweite laterale Auflösung werden durch die Breite der Schallkeule und die Schichtdicke beeinflusst. Diese können auf verschiedene Weise fokussiert werden. Der Schallstrahl wird dadurch linsenartig gebündelt, sodass an der engsten Stelle die höchste Auflösung erreicht wird **(Fokuszone).**

> Im Schallstrahl hintereinanderliegende Strukturen werden besser aufgelöst als nebeneinanderliegende. Die höchste laterale Auflösung wird in der Fokuszone erreicht.

Geräteeinstellung

Moderne Geräte verfügen über eine Grundeinstellung, die für verschiedene Untersuchungssituationen (Abdomen, Schilddrüse etc.) optimiert ist. Diese Grundeinstellung wird meist beim Kauf des Geräts mit einem Spezialisten der Gerätefirma nach den Wünschen des Nutzers eingestellt. Für die tägliche Routine reicht sie allerdings nicht aus. Je nachdem, wie dick oder dünn ein Patient ist oder wie oberflächlich oder tief ein Befund liegt, kann die Bildqualität durch verschiedene Maßnahmen verbessert werden (→ Abb. 2.4).

Erste Einstellung

Die richtige Einstellung des Geräts wird üblicherweise in der ersten Untersuchungseinstellung, dem medianen Oberbauchlängsschnitt, anhand der Leber überprüft. Hierzu wird der Regler der Schallverstärkung **(Gain)** zunächst in Mittelstellung gebracht. Dabei sollte ein möglichst homogenes Bild von der Leber eingestellt werden.
Bei adipösen Patienten wird die Verstärkung (**Gesamt-Gain,** A) erhöht, um ein schwarzes, nicht beurteilbares Bild in der Tiefe zu vermeiden.
Oft ist es auch notwendig, die Verstärkung nur in der Tiefe **(Fern-Gain)** zu erhöhen und in der Nähe zu belassen **(Nah-Gain).** Hierzu gibt es Schieberegler (**Time Gain Compensation, TGC-Regelung,** B), mit denen die Verstärkung der Tiefe entsprechend angepasst werden kann. Außerdem gibt es folgende Einstellungsmöglichkeiten:

- **Freeze-Knopf** (C): friert das Bild ein. Es kann dann länger betrachtet oder ausgemessen werden. Während der Untersuchung sollte zweckmäßigerweise ein Finger auf dem Freeze-Knopf ruhen, um das Bild jederzeit stoppen zu können.
- **Caliper** (D): generiert Markierungskreuze, die mit dem Trackball in die gewünschte Position gebracht werden, um dann mit gerätespezifischen Programmen Messungen vorzunehmen.
- **Bodymarker** (E): fügen die Schallkopfposition als kleines Piktogramm in das Ultraschallbild ein.
- **Tiefenausgleich (Depth,** F): bestimmt die Größe des Bilds. Dabei sollte der Bildausschnitt möglichst klein gewählt werden, da sich hierdurch die Bildqualität erhöht (höhere Impulsfrequenz).
- **Fokusregler** (G): definiert die Tiefe der stärksten lateralen Auflösung. Es ist möglich, mehrere Fokuszonen gleichzeitig auszuwählen. Dadurch verlangsamt sich jedoch der Bildaufbau, was bei der Beurteilung von bewegten Befunden hinderlich sein kann.

Weitere Einstellungen

Manche Geräte besitzen die Möglichkeit zur **Panoramadarstellung.** Dabei wird der Schallkopf kontinuierlich langsam über den untersuchten Bereich verschoben. Der Prozessor rechnet die verschiedenen Schallkopfpositionen in ein zusammenhängendes Bild um.

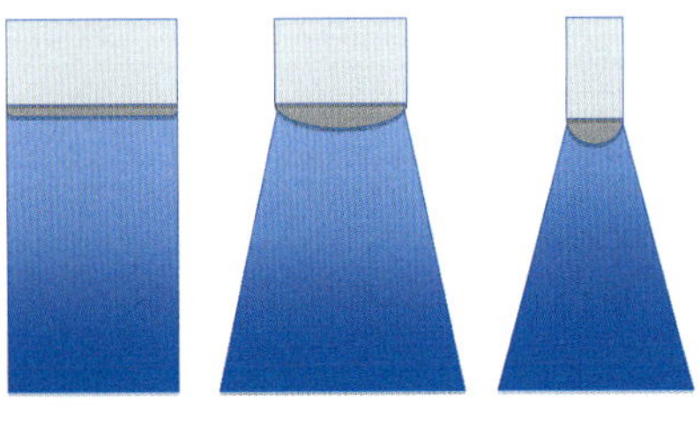

Abb. 2.1 Linearschallkopf (links), Konvexschallkopf (Mitte) und Sektorschallkopf (rechts) [M512]

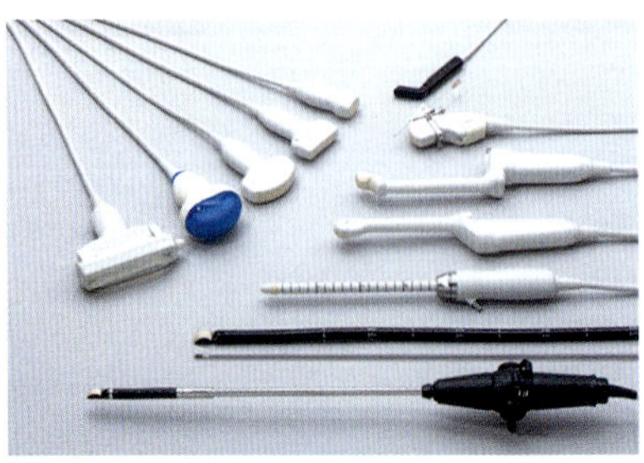

Abb. 2.2 Schallkopfsortiment (Hitachi) [V621]

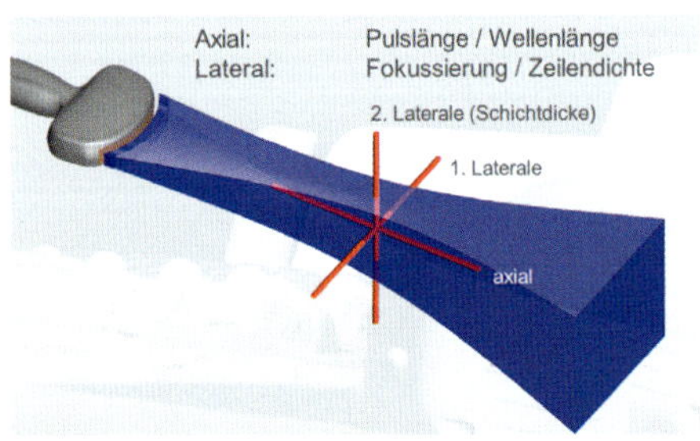

Abb. 2.3 Schallkeule mit Fokuszone: axiale und laterale Auflösung [V621]

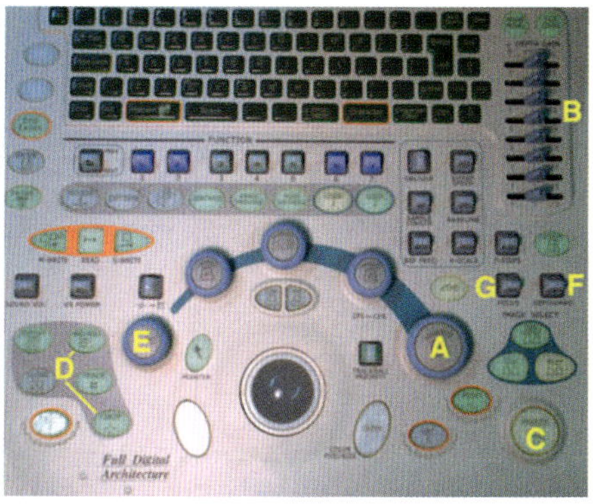

Abb. 2.4 Bedienfeld eines Ultraschallgeräts (Hitachi) [M512]

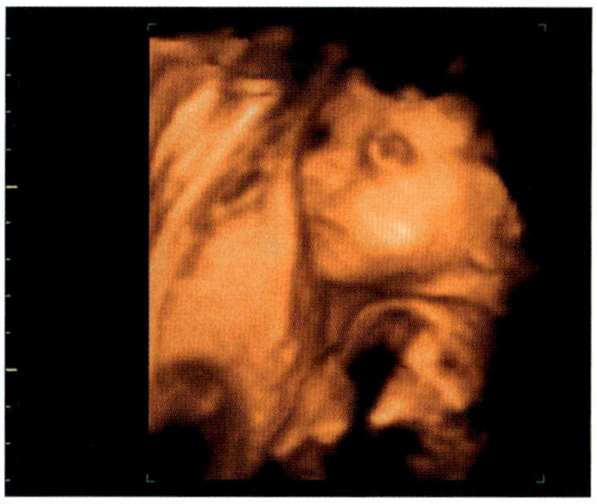

Abb. 2.5 3-D-Darstellung eines fetalen Gesichts in Echtzeit [M512]

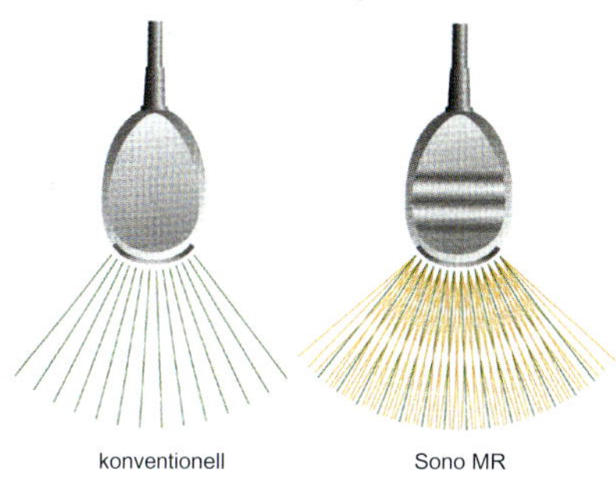

Abb. 2.6 Ultraschallgerät Hitachi Arietta 70 [V621]

Die **3-D-Darstellung** spielt v. a. in der pränatalen Diagnostik eine Rolle. Spezielle Hochleistungsgeräte stellen 3-D-Bilder inzwischen in Echtzeit (4D) dar (→ Abb. 2.5).

Das **Photoptic® Imaging** rechnet die Grauwerte in Farben um. Anstatt des relativ unempfindlichen skotopischen Sehens mithilfe der retinalen Stäbchen wird durch das photoptische Sehen über die Zäpfchen eine höhere Detailgenauigkeit erreicht. Darüber hinaus ist eine Abdunkelung des Untersuchungsraums nicht mehr notwendig.

Bei den Compound-Techniken **Sono CT® (Real-Time Compound Imaging)** oder **Sono MR® (Micro Resolution)** werden die einzelnen Bildzeilen aus verschiedenen Blickwinkeln erstellt, um präzisere Gewebsinformationen zu erhalten (→ Abb. 2.6).

Mit den folgenden drei Verfahren der **Artefaktunterdrückung** werden auf unterschiedliche Weise die störanfälligen Grundsignale vermindert, und die weniger störanfälligen harmonischen Oberschwingungen zur Bildentstehung genutzt. Dabei müssen gewisse Nachteile in Kauf genommen werden, z. B. eine verringerte Eindringtiefe oder Kontrastauflösung.

Tissue harmonic Imaging (THI) Es dient der Verringerung der Bildartefakte. Zur Bildentstehung werden nur ganzzahlige Vielfache der ursprünglich gesendeten Grundfrequenz der reflektierten Wellen verwendet. Es handelt sich dabei um die Obertöne oder harmonischen Schwingungen, die sich erst in der Tiefe aufbauen und deshalb weniger den schallkopfnahen Störechos unterliegen. Der Nachteil besteht in einer geringeren Eindringtiefe, da die Signalintensität der harmonischen Wellen niedriger ist.

Second harmonic Imaging Dabei werden nur die doppelten Frequenzen des Grundsignals ausgewertet. Gerade bei adipösen Patienten vermindert man dadurch Störechos im Nahbereich und erreicht eine artefaktfreiere Darstellung der Organe. Da ein schmalbandiges Signal verwendet werden muss, um Signalüberlappungen zu vermeiden, sind Kontrast und räumliche Auflösung etwas vermindert.

Phaseninversionstechnik Als Sendesignal werden zwei phaseninvertierte Signale benutzt. Die Addition der Signale ergibt die Summe Null, d. h., die (häufig gestörten) Grundechos werden unterdrückt. Die zweiten harmonischen Schwingungen werden dagegen verstärkt. Dadurch gewinnt man ein kontrastreicheres und rauschärmeres Bild mit guter Auflösung, jedoch halbierter Bildrate.

Ultraschall-Elastografie

Eine neue Methode ist die Ultraschall-Elastografie, mit der Elastizitätsveränderungen des Gewebes farbig dargestellt werden können. Sie bietet einen Vorteil bei der Erkennung von nicht tastbaren indurierten malignitätsverdächtigen Läsionen (z. B. in Schilddrüse, Prostata, Mamma, Pankreas), bei der Bestimmung des Fibrosierungsgrades der Leber und der Differenzierung von entzündlichen und fibrotischen Wandverdickungen. Inwieweit sich für die einzelnen Organe daraus ein zusätzlicher klinischer Nutzen ergibt, ist derzeit Gegenstand von Studien.

Zusammenfassung

- Je nach Anwendungsbereich stehen unterschiedlich geformte Schallköpfe zur Verfügung. Für die Abdomensonografie werden v. a. Konvexschallköpfe mit einer Frequenz um 3,5 MHz eingesetzt.
- Höherfrequente Schallköpfe (5–13 MHz) lösen höher auf und dringen weniger tief ein. Sie eignen sich v. a. für Weichteiluntersuchungen (z. B. Schilddrüse, Lymphknoten, Gelenke).
- Zur Optimierung der Bildqualität gibt es mehrere Verfahren der Artefaktunterdrückung, die jedoch auf Kosten der Eindringtiefe gehen.

Farbmodus

Farbkodierte Duplexsonografie (FKDS), Color Flow Mapping (CFM), Color Velocity Imaging (CVI), Farbdopplersonografie

Aus der Akustik kennen wir das Phänomen, dass eine Schallquelle (z. B. die Sirene eines Krankenwagens), die sich auf uns zu bewegt, höherfrequent wahrgenommen wird als eine, die sich von uns weg bewegt. Diese Frequenzverschiebung, die als Dopplereffekt bekannt ist, wird in der Ultraschalltechnologie verwendet, um bewegte Reflektoren (z. B. den Blutstrom) richtungsabhängig farbig darzustellen.

Strömungen, die dem Schallkopf entgegenfließen, werden üblicherweise rot, Strömungen vom Schallkopf weg dagegen blau kodiert. Je schneller die Fließgeschwindigkeit, desto heller wird die Farbe abgebildet. Die Farbkodierung hängt außerdem von der Einstellung des Geräts und vom Einfallswinkel des Schallstrahls zur Flussrichtung des Reflektorstroms ab. So wird z. B. ein gleichmäßig durchströmtes gewundenes Gefäß je nach Einfallswinkel des Schallstrahls rot oder blau kodiert (→ Abb. 3.1).

Mittels FKDS können durchströmte von nicht durchströmten Gefäßen (z. B. bei Thrombosen) unterschieden und durch Stenosen verursachte Geschwindigkeitserhöhungen und Turbulenzen lokalisiert werden. Sie erleichtert die Orientierung unter schwierigen anatomischen Verhältnissen und bietet zusätzliche Kriterien zur Einschätzung von Organläsionen. Weitere Informationen zum Einsatz von Dopplertechniken siehe auch → Kap. 7.

Grenzen der Methode

Die farbkodierten Systeme geben nur einen intensitätsgemittelten Geschwindigkeitswert wieder. Sehr langsame Geschwindigkeiten können nicht dargestellt werden.

Wird am Gerät die Pulsrepetitionsfrequenz (PRF) zu klein eingestellt (PRF > 2-mal Signalfrequenz), kommt es zu einem charakteristischen Farbumschlag, und der z. B. ursprünglich rote Fluss wird fälschlicherweise im Blau der Gegenrichtung dargestellt.

Dieses Artefakt täuscht eine Stromumkehr bzw. Turbulenz vor und wird **Aliasing** genannt. Die halbe Abtastfrequenz wird auch **Nyquist-Frequenz** oder **Nyquist-Grenze** genannt.

Trifft der Schallstrahl senkrecht auf ein durchströmtes Gefäß, so entstehen keine Farbsignale. Dies darf nicht zur Fehlinterpretation eines thrombotischen Verschlusses führen.

Für einen differenzierten Einsatz der Doppler- und Farbdopplertechnologie ist das Studium entsprechender angiologischer Lehrbücher erforderlich.

Amplitudendopplerverfahren (Power-Doppler, Angio Mode)

Beim Power-Doppler-Verfahren wird die Amplitude des Doppler-Shift-Signals farbig kodiert und nicht, wie bei der FKDS, die mittlere Frequenzverschiebung in beide Richtungen. Da die Flussrichtung nicht in unterschiedlichen Farben dargestellt wird, sind Flusseigenschaften und Geschwindigkeiten nicht beurteilbar. Die fast fehlende Winkelabhängigkeit und die verbesserte Sensitivität für langsame Flussgeschwindigkeiten sind jedoch von Vorteil (→ Abb. 3.2).

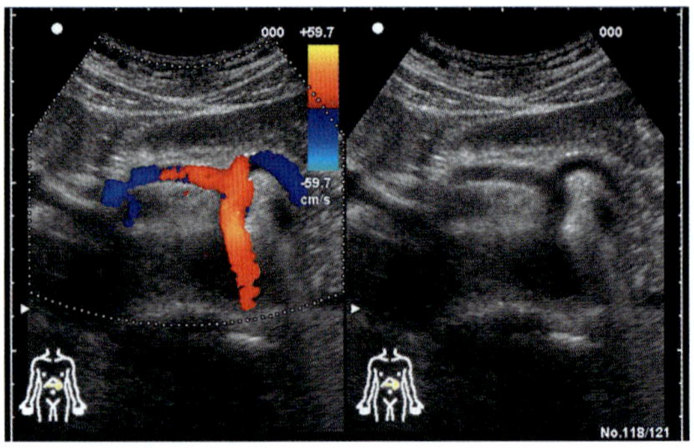

Abb. 3.1 Der gleichmäßig durchströmte Truncus coeliacus wird wegen seines gewundenen Verlaufs unterschiedlich farbig kodiert (rot = zum Schallkopf, blau = vom Schallkopf weg). [M512]

Kontrastmittelsonografie

Ein Kontrastmittelverstärker der zweiten Generation (Sonovue®) besteht aus einer wässrigen Lösung von Schwefelhexafluorid. Durch Schütteln der Lösung bilden sich kleinste Gasbläschen, die von einer Phospholipidschicht umgeben sind.

Zur Untersuchung werden 1–5 ml intravenös als Bolus verabreicht. Danach kann das An- und Abfluten der Kontrastmittelbläschen über mehrere Minuten in Echtzeit beobachtet werden (z. B. Leber: arteriell: < 30 s, portal: > 40 s).

Die spezifischen Flussmuster ermöglichen die Beurteilung der Dignität von Raumforderungen oder eine definitive Artdiagnose. Zudem nimmt die Erkennbarkeit von Raumforderungen zu. Sie liegt im vergleichbaren Bereich von Kontrastmittel-CT und -MRT.

Die Kontrastmittelsonografie hat gegenüber dem CT einige Vorteile: Die Strahlenbelastung fehlt und sie ist gut verträglich bei gleichzeitig geringeren Kosten.

Zur Detektion sind High-End-Ultraschallgeräte mit einem speziellen kontrastspezifischen Bildgebungsverfahren notwendig. Durch unterschiedliche gerätespezifische Verfahren gelingt es, die nichtlinearen Echos der Mikrobläschen zu verstärken und das lineare Gewebsecho zu unterdrücken.

Um die Bläschen nicht zu zerstören, wird mit sehr niedriger Sendeleistung untersucht (mechanischer Index < 0,1, **Low MI Imaging**). Dadurch entsteht ein nahezu schwarzes Monitorbild, in dem fast keine Parenchymechos zu sehen sind, sondern nur das echoreich anflutende Kontrastmittel. Optional kann zur Orientierung ein ebenfalls mit niedriger Sendeleistung erstelltes Nativbild danebengelegt werden.

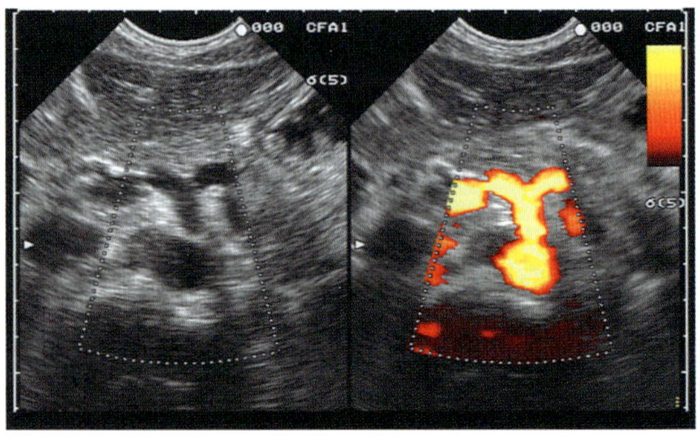

Abb. 3.2 Im Power-Doppler-Verfahren (Amplitudendopplerverfahren) ist der Blutfluss unabhängig von seiner Richtung einfarbig kodiert. [M512]

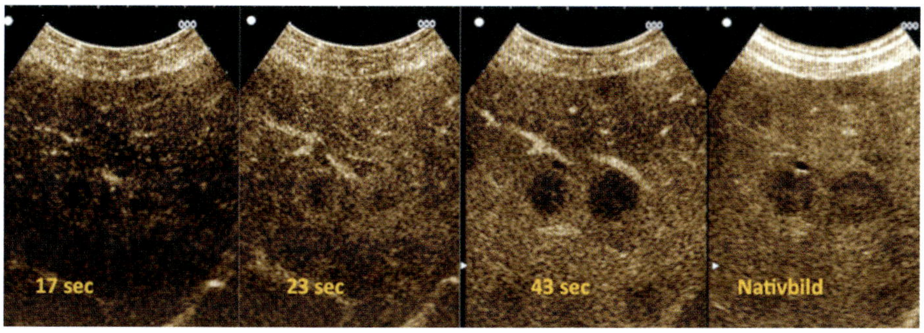

Abb. 3.3 Metastasen. Kontrastmittelanflutung nach 17, 23 (arteriell) und 43 s. In der Portalphase (43 s) charakteristische Auswaschung der Metastasen (Black Spots). [M512]

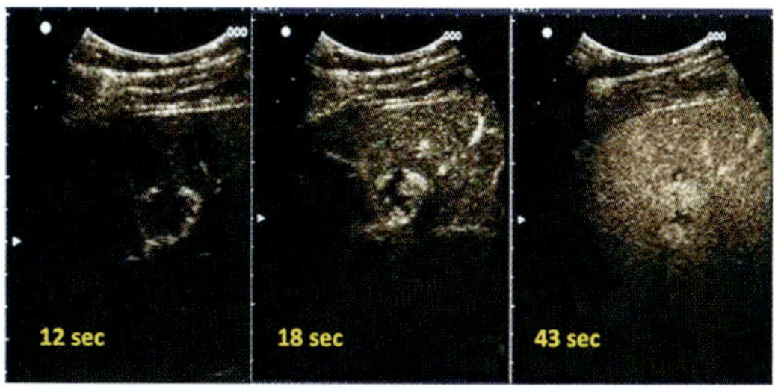

Abb. 3.4 Hämangiom. Irisblendenzeichen: In der arteriellen Frühphase ringförmige Anreicherung (12 s), danach zentripetale Auffüllung (18 s). In der Portalphase (43 s) vollständige Auffüllung („verschwindende Läsion"). [M512]

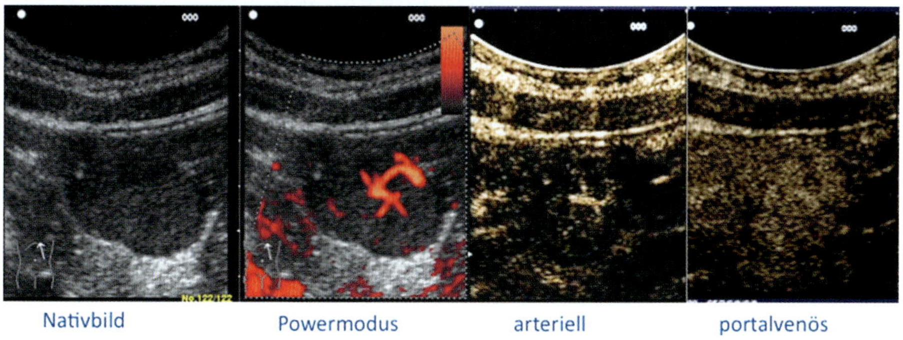

Abb. 3.5 Fokal noduläre Hyperplasie. Im Farbmodus und in der früharteriellen Phase zentraler Arterienstern. In der Portalphase Isoechogenität („verschwindende Läsion"). [M512]

Nativbild- und Kontrastmitteldarstellung häufiger Raumforderungen der Leber

Metastasen sind nativ meist rund, häufig mit echoarmem Halo. Nach Verabreichung von Kontrastmittel stellen sie sich in der arteriellen Phase echoreich (hypervaskuliert) oder mit einem diskreten Kontrastmittelring dar. In der portalen Phase kommt es zu einer charakteristischen Auswaschung des Kontrastmittels in den Metastasen und damit zur Ausbildung von **Black Spots** (→ Abb. 3.3).

Leberhämangiome sind im Nativbild meist echoreich. Sie bilden in der arteriellen Phase einen Kontrastmittelring, der sich zentripetal ausbreitet **(Irisblendenzeichen)** und zu einer isoechogenen Anfärbung in der Portalphase führt („verschwindende Läsion", → Abb. 3.4).

Fokal noduläre Hyperplasien (FNH) sind gelegentlich schon im B-Bild, häufiger in der Farbdarstellung an ihrem charakteristischen zentralen Arterienstern zu erkennen. Nach Kontrastmittelgabe kommt es früharteriell zu einer nur sekundenlangen Anfärbung des Arteriensterns und zu einer schnellen Anreicherung in der gesamten Raumforderung, die in der Portalphase isoechogen zum umgebenden Leberparenchym bleibt („verschwindende Läsion", → Abb. 3.5).

Zusammenfassung

- Mit der farbkodierten Dopplersonografie (FKDS) werden Bewegungen zum Schallkopf hin rot und vom Schallkopf weg blau kodiert. Langsame Flüsse und solche, die im rechten Winkel getroffen werden, werden nicht farbig dargestellt.
- Das Power-Doppler-Verfahren hängt weniger vom Einschallwinkel ab und stellt auch langsame Strömungen dar. Flussrichtung, -eigenschaften und Geschwindigkeit können nicht beurteilt werden.
- Kontrastmittel (Sonovue®) ermöglicht durch sein Anflutverhalten die Artdiagnose von Raumforderungen, die Beurteilung der Dignität und verbessert die Detektion von kleinen Tumoren.
- Vorteil gegenüber CT und MRT ist die Darstellung der Kontrastmitteldynamik in Echtzeit, vorteilhaft gegenüber dem CT sind die fehlende Strahlenbelastung und die gute Kontrastmittelverträglichkeit.

Artefakte

Ultraschallartefakte sind Echos, die keinen anatomischen Strukturen entsprechen. Manche Artefakte sind störend, manche hilfreich. Sie können durch Änderung der Geräteeinstellung oder der Schallkopflage beseitigt werden. Artefakte kommen sowohl in der B-Bild-Darstellung als auch im Farbmodus vor.

Schallauslöschung, Schallschatten

Werden Schallwellen, z. B. durch Steine, vollständig zurückgeworfen, so entsteht ein heller Reflex. Dahinter ist die Schallenergie völlig ausgelöscht (→ Abb. 4.1). Diese Schallschatten sind einerseits störend, da sie den Blick auf darin liegende Strukturen verhindern. Andererseits können sie hilfreich sein, da z. B. kleine Konkremente anhand von Schallschatten leichter aufgefunden werden.

Dorsale Schallverstärkung

Regionen hinter einem liquiden Gebilde (z. B. Zyste) werden echoreicher als umgebendes Gewebe in gleicher Tiefe abgebildet (→ Abb. 4.2). Diese dorsale Schallverstärkung entsteht, weil Flüssigkeiten weniger Schallenergie absorbieren. Der Schallstrahl verlässt deshalb den liquiden Bereich mit höherer Energie und bildet die dahinterliegenden Strukturen echoreicher ab. Es handelt sich also in Wirklichkeit nicht um eine Schallverstärkung, sondern um eine fehlende Schallabschwächung.

Zystenrandschatten, Randschattenartefakt

Am lateralen Rand von liquiden Strukturen entsteht durch Beugungs- und Streuungseffekte das Randschattenartefakt (Zystenrandschatten, → Abb. 4.2).
Der Zystenrandschatten kann hilfreich sein bei der Identifizierung von Zysten, darf aber z. B. in der Gallenblase nicht mit einem Steinschatten verwechselt werden.

Bogenartefakt (Nebenkeulenartefakt)

Neben den geradlinig ausgesandten Schallstrahlen (Hauptkeulen) senden Schallköpfe unerwünschte schräg nach lateral verlaufende sog. Nebenkeulen aus. Der Rechner verarbeitet die Echos der Nebenkeulen, als wenn sie geradlinig ausgesandt worden wären und bildet sie je nach verwendetem Schallkopf als band- oder bogenförmige Echos an falscher Stelle als **Nebenkeulen- oder Bogenartefakte** ab. Nebenkeulenartefakte treten v. a. in Flüssigkeiten auf, die sich neben stark reflektierenden Strukturen befinden (→ Abb. 4.3).

Reverberation, Wiederholungsartefakt, Kometenschweifartefakt, Ring-down-Artefakt

Schallwellen werden an stark reflektierenden Grenzflächen auch auf dem Rückweg zurückgeworfen, sodass der Schall mehrmals hin und her läuft, bevor er den Schallkopf wieder erreicht. Auf dem Monitor entsteht für jeden Durchlauf eine weitere Grenzlinie, weshalb mehrere parallele Linien abgebildet werden. Solche **Wiederholungsechos** oder **Reverberationen** treten v. a. hinter sehr starken Echos, z. B. hinter Luft oder Kristallen, auf (→ Abb. 4.4).

Hinter kleinen Echos, wie Luftbläschen, entstehen Reverberationen, die sich nach distal verjüngen, sodass ein **kometenschweifartiges** Bild erscheint (→ Abb. 4.5).
An der Lungen-Zwerchfell-Grenze bilden sich bogenförmige Wiederholungsechos, die **Ring-down-Artefakte** genannt werden.

Spiegelartefakt

Werden an stark reflektierenden gebogenen Grenzflächen (z. B. Zwerchfell) Schallwellen abgelenkt und gespiegelt, so kann es zu täuschenden Doppelbildern kommen. Ein Teil der Schallwellen läuft dann zwischen einer reflektierenden Struktur (z. B. Leberhämangiom) und dem Zwerchfell hin und her, bevor er wieder vom Schallkopf aufgefangen wird. Der Computer berechnet aus der verlängerten Laufzeit und der abweichenden Richtung des Schallstrahls das zusätzliche Bild (→ Abb. 4.6). Dieses Phänomen kommt auch im Farbmodus zustande (→ Abb. 4.7).

Schallkopfnahes Rauschen

In liquiden echofreien Strukturen beobachtet man oft gerätebedingt schallkopfnah einen echogenen Grauschleier (→ Abb. 4.3). Dies kann z. B. bei kleineren oberflächennahen Zysten zu Verwechslungen mit soliden Raumforderungen führen. Abhilfe schafft eine Änderung der Schallkopflage, um die Zyste aus der Nahzone zu bringen, oder eine Reduktion der Gesamtverstärkung (Gain).

Schichtdickenartefakt

Die Schallkeule einer Schnittebene besitzt eine gewisse Breite, innerhalb derer die Elektronik nicht zwischen zwei unterschiedlich hellen Punkten unterscheiden kann. Sie bildet einen Mittelwert. Dies führt zu einer relativ schlechten Auflösung **(laterale Auflösung)**, wenn feine Strukturen im Lateralbereich dargestellt werden. Besonders störend wirkt das Schichtdickenartefakt, wenn ein Schallstrahl in einer Flüssigkeit schräg auf eine helle Wand trifft. In den wandnahen Bereichen der Flüssigkeit entstehen dann echogene Begleitstreifen, die solides Material, Thromben oder dergleichen vortäuschen können (→ Abb. 4.8). Abhilfe bringt eine Änderung der Schallkopflage.

> Die axiale Auflösung ist besser als die laterale. Feine Strukturen sollten daher senkrecht mit dem Schallstrahl angezielt werden, um eine höhere Auflösung zu erhalten.

Streulinsenartefakt

Die Oberfläche eines Organs wird in Abhängigkeit von der Schallleitungsgeschwindigkeit näher oder entfernter vom Schallkopf abgebildet. Dadurch kommt es zu geometrischen Verzerrungen. Liegt ein Teil des Organs hinter einer schnell leitenden Struktur (z. B. Rippenknorpel), so wird dieser Teil als Vorwölbung dargestellt (→ Abb. 4.9).

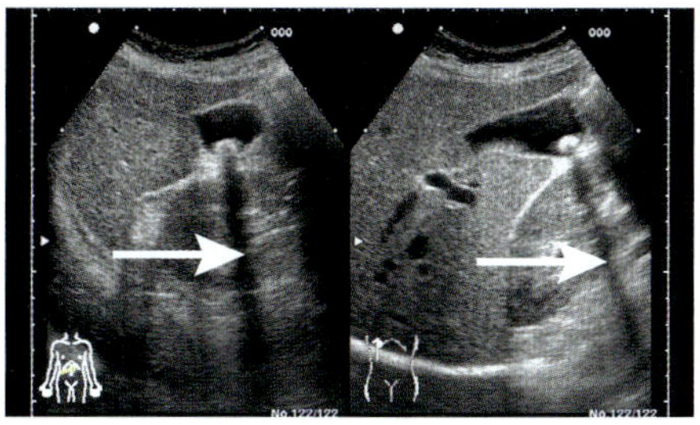

Abb. 4.1 Echoreicher Gallenstein mit distalem Schallschatten (Pfeil) [M512]

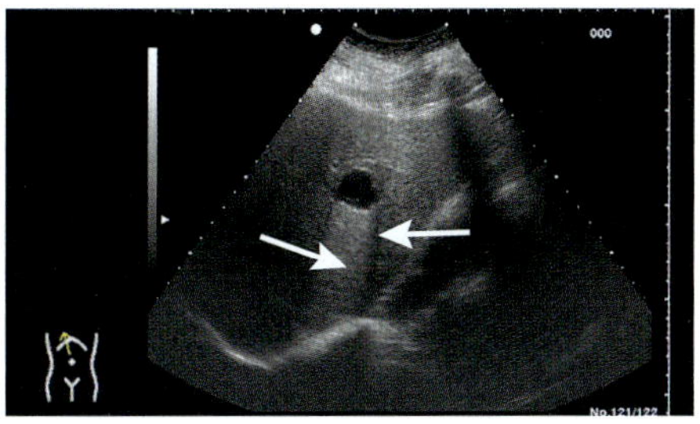

Abb. 4.2 Echofreie Leberzyste mit dorsaler Schallverstärkung (schräger Pfeil) und Zystenrandschatten (waagrechter Pfeil) [M512]

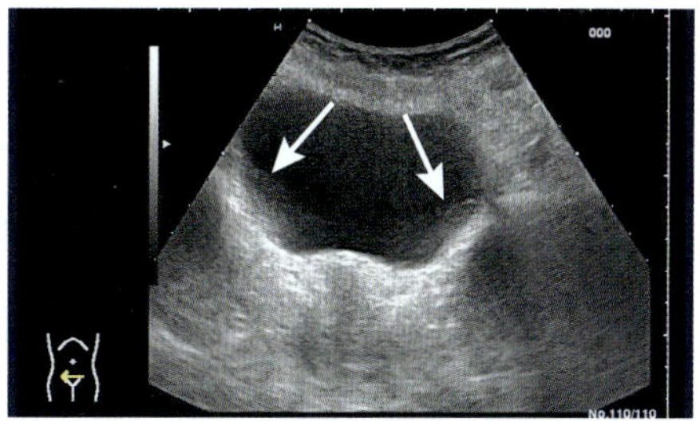

Abb. 4.3 Harnblase mit schallkopfnahem Rauschen und zusätzlich lateral beidseits bogenförmigen Nebenkeulenartefakten (Pfeile) [M512]

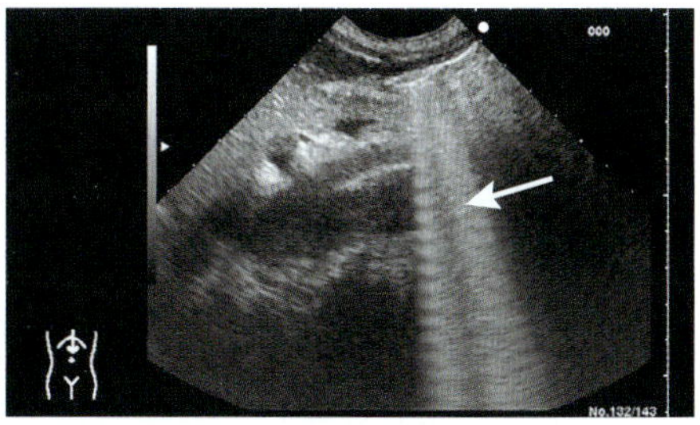

Abb. 4.4 Luftblase im Darm mit dorsalen Wiederholungsechos (Reverberationen, Pfeil) [M512]

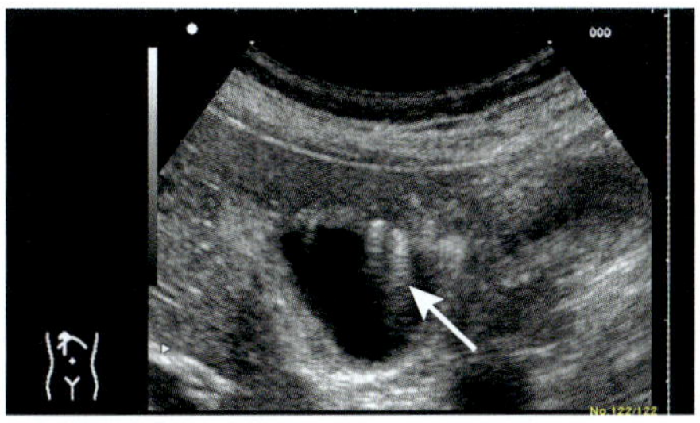

Abb. 4.5 Kometenscheifartige Wiederholungsechos (Pfeil) bei Cholesteatose der Gallenblasenwand [M512]

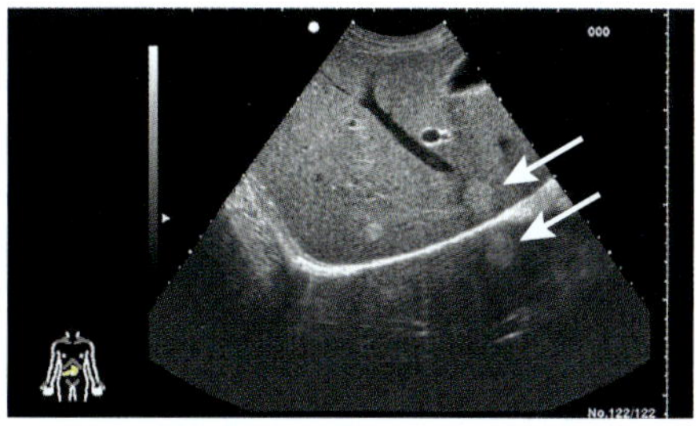

Abb. 4.6 Echoreiches Hämangiom in der Leber mit Spiegelung in den Thoraxraum, wo ein Lungentumor vorgetäuscht wird (Pfeile) [M512]

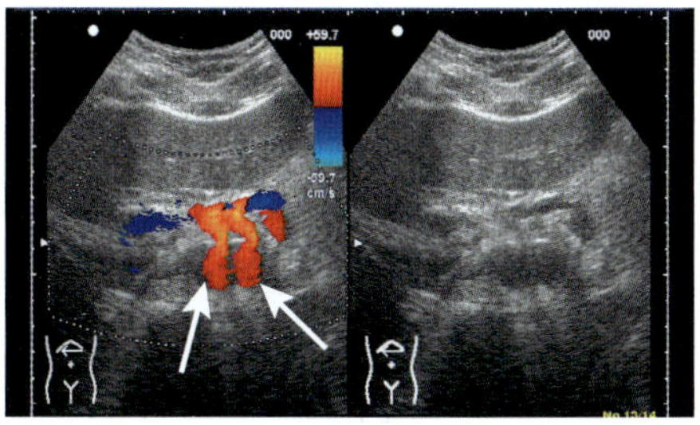

Abb. 4.7 Spiegelartefakt mit vorgetäuschter doppelter Aorta (Pfeile) und doppeltem Truncus coeliacus [M512]

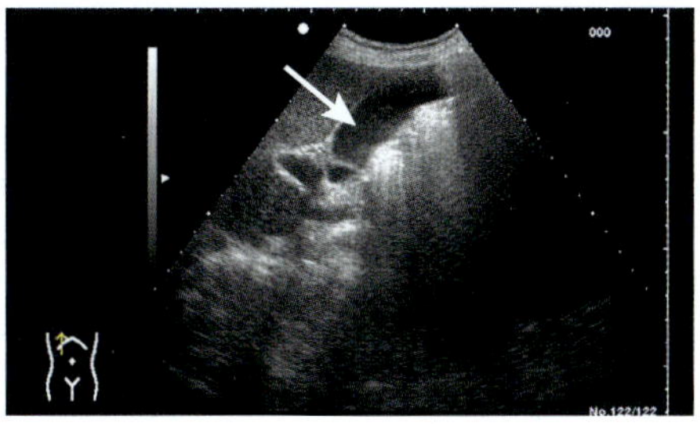

Abb. 4.8 Schichtdickenartefakt. Helle Darmluftechos werden in das Gallenblasenlumen reflektiert (Pfeil). [M512]

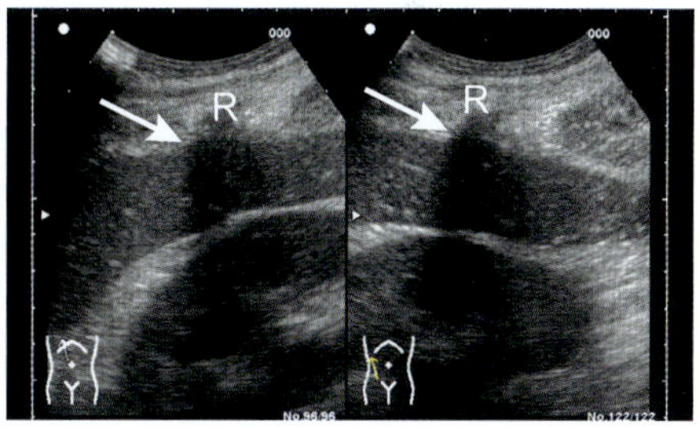

Abb. 4.9 Streulinsenartefakt. Scheinbare Vorwölbung der Leberoberfläche (Pfeile) im Rippenschatten (R). [M512]

Resonanzartefakte (Twinkling-Artefakte)

Ähnlich wie Kometenschweifartefakte im B-Bild, entstehen in der Farbduplexdarstellung an stark reflektierenden Strukturen, z. B. Nierensteinen, sog. Twinkling-Artefakte. Diese sind hilfreich beim Auffinden von kleinen Konkrementen (→ Abb. 24.6).

Aliasing

Eine pathologische turbulente Strömung, z. B. hinter einer arteriellen Stenose, erkennt man in der Farbduplexdarstellung an gleichzeitig vorhandenen roten und blauen Farbsignalen. Eine turbulente Strömung kann aber durch das Aliasing-Artefakt vorgetäuscht werden. Es entsteht, wenn die Geräteeinstellung für die messbare Fließgeschwindigkeit zu niedrig eingestellt ist.

Zusammenfassung

- Artefakte sind Echos, die keinen anatomischen Strukturen entsprechen. Sie können beim Auffinden von Strukturen hilfreich sein, aber auch die Untersuchung behindern.
- Es ist notwendig, sich mit dem Entstehungsmechanismus von Artefakten auseinanderzusetzen, um Verwechslungen zu vermeiden. So können sie ggf. durch eine veränderte Geräteeinstellung oder eine andere Schallkopfhaltung beseitigt werden.

Untersuchungsablauf

Die Untersuchung erfolgt am besten am nüchternen Patienten. Notfälle werden jederzeit untersucht. Der Patient befindet sich in Rückenlage. Grundsätzlich können mit dem Schallkopf unendlich viele Schnittebenen eingestellt werden. Für die Orientierung ist es jedoch sinnvoll, die Untersuchung in bestimmten **Standardschnittebenen** zu beginnen (→ Kap. 6) und sich für den Untersuchungsgang eine **feste Reihenfolge** anzugewöhnen, um nichts zu vergessen. In diesen Standardschnittebenen prägt man sich die Lage der verschiedenen Organe zueinander und den Verlauf von bestimmten **Leitstrukturen** als **„Landmarken"** ein, um sie später auch unter schwierigen Sichtbedingungen wieder auffinden zu können. Hat man sich dabei mit dem Schallkopf „verirrt", so zieht man sich am besten wieder auf eine bekannte Schnittebene zurück und verfolgt die gesuchte Struktur erneut.
Jedes Organ wird in Längs- und Querschnitten **eingestellt** und anschließend durch Verschieben bzw. Kippen Scheibe für Scheibe vollständig **„durchgemustert".**
Pathologische Befunde werden zuletzt befundadaptiert durch Kippen und Drehen so eingestellt, dass ein möglichst übersichtliches artefaktfreies Bild entsteht.

Längsschnitte

Sie werden stets so eingestellt, dass auf dem Monitor links die kraniale und rechts die kaudale Seite des Patienten gelegen ist. Oben befindet sich der schallkopfnahe, unten der schallkopfferne Abbildungsbereich (→ Abb. 5.1). Schallköpfe besitzen eine Markierung, die „oben" anzeigt. Sie kann allerdings am Gerät variabel eingestellt werden.

Querschnitte

Der Schallkopf wird so positioniert, dass man von unten auf die Schnittfläche des Patienten sieht (→ Abb. 5.2).

Im Längsschnitt ist links kranial und rechts kaudal.

Im Querschnitt blickt man von unten auf die Schnittfläche. Die rechte Niere ist also links auf dem Bild.

Als **Orientierungshilfe** kann man sich vorstellen, dass der Schallkopf im Längsschnitt auf 12 Uhr gerichtet ist und für den Querschnitt nach 9 Uhr gedreht werden muss. Längs- und Querschnitte werden also im Bereich zwischen **9 und 12 Uhr** untersucht (→ Abb. 5.3).
Schallhindernisse, wie Luft oder Knochen, werden durch Atemmanöver, unterschiedlichen Schallkopfdruck oder Umlagerung des Patienten umgangen (→ Abb. 5.4).
Große homogene Organe und Flüssigkeiten, z. B. in der Harnblase und im Magen, dienen als **„Schallfenster"**, hinter denen Strukturen oft besser abgebildet werden. Dazu kann man den Patienten auffordern, ein Glas Wasser zu trinken.
Ein großer Vorteil gegenüber anderen bildgebenden Methoden, wie CT und MRT, ist die Untersuchung in Echtzeit. Dadurch können Verschieblichkeit und Verformbarkeit von Organen und Bewegungen (z. B. Darmperistaltik) beurteilt werden. Darüber hinaus besteht die Möglichkeit der **ultraschallgezielten Einfingerpalpation.** Dabei werden Schmerzpunkte und unklare Resistenzen mit dem Finger getastet und dann mit dem Schallkopf gezielt aufgesucht.

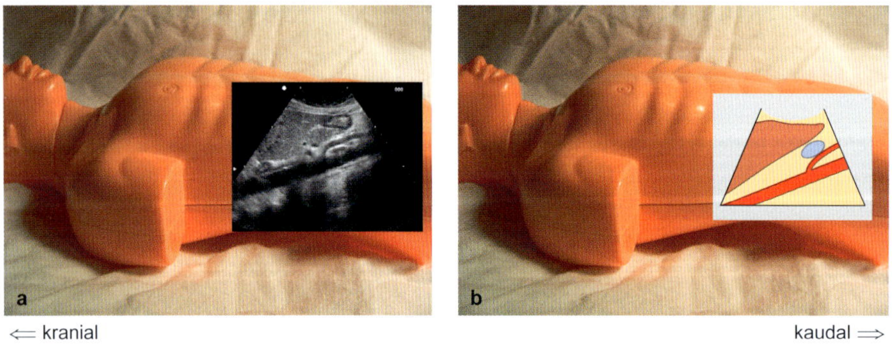

Abb. 5.1 Oberbauchlängsschnitt. Entstehung der Schnittbilder: B-Bild (a) und Grafikschnitt (b) [a: M512, b: M512/L231]

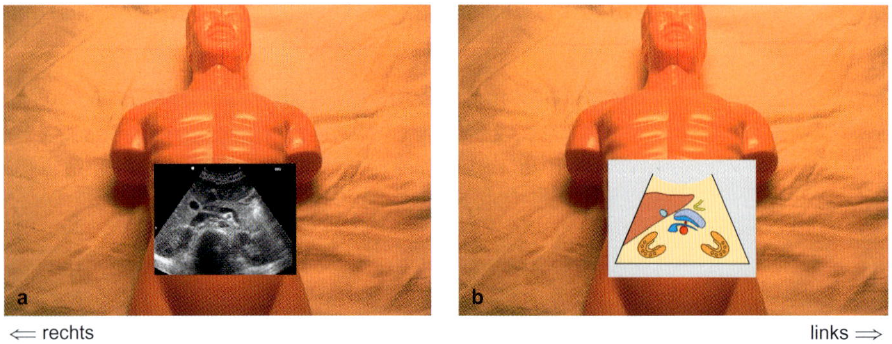

Abb. 5.2 Oberbauchquerschnitt. Entstehung der Schnittbilder: B-Bild (a) und Grafikschnitt (b). [a: M512, b: M512/L231]

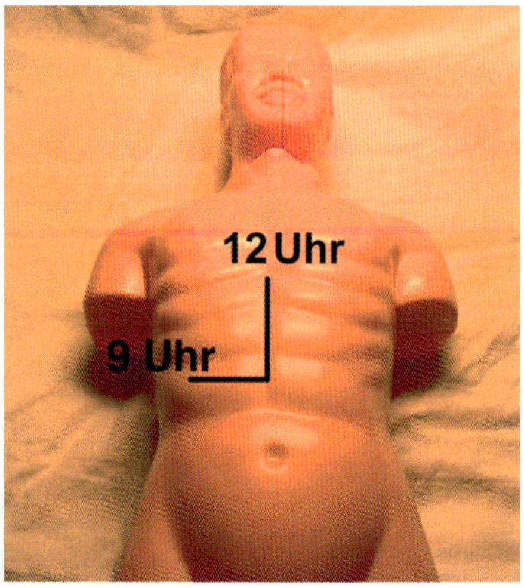

Abb. 5.3 Der Schallkopf wird für Längsschnitte bei 12 Uhr, für Querschnitte bei 9 Uhr positioniert. [M512]

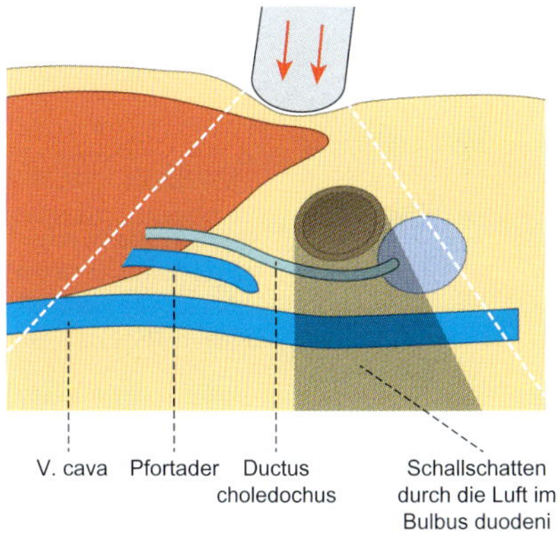

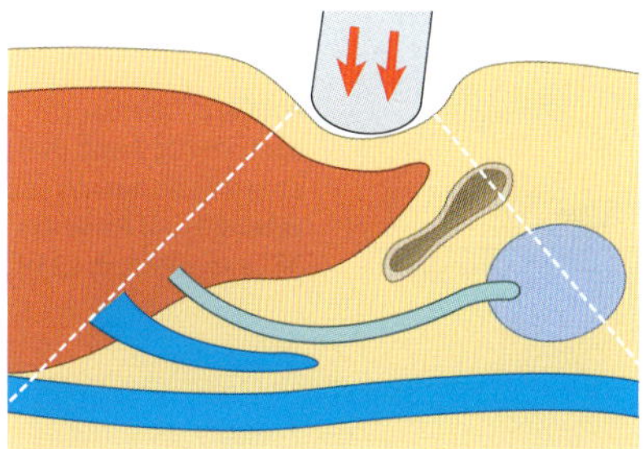

Abb. 5.4 Durch dosierte Kompression wird Luft aus dem Duodenum verdrängt. Die Sicht auf dahinterliegende Strukturen wird frei. [L231]

Vorschlag für einen möglichen Untersuchungsgang

Die Untersuchung beginnt mit der Darstellung der großen Bauchgefäße und ihrer Äste in einem **Oberbauchlängsschnitt** (→ Abb. 6.1). Links der Medianlinie wird die Aorta bis zur Bifurkation verfolgt, von der in einem spitzen Winkel die beiden Iliakalarterien abgehen. Rechts der Medianlinie stellt man in gleicher Weise die V. cava dar. Danach werden die Gefäße, beginnend am Xyphoid von kranial nach kaudal, durchgemustert und die verschiedenen abzweigenden Äste und kreuzenden Gefäße in optimierten Querschnitten nacheinander eingestellt. Da die Gefäßabgänge variabel sind, müssen die Querschnitte durch leichte Kipp- oder Drehbewegungen an den Gefäßverlauf angepasst werden.
Man achtet bei der Untersuchung der Bauchgefäße nicht nur auf pathologische Veränderungen an den Gefäßen selbst, sondern auch auf umgebende Strukturen, wie pathologisch vergrößerte Lymphknoten.
Die V. lienalis im **Oberbauchquerschnitt** (→ Abb. 6.2) und die V. mesenterica superior im Längsschnitt dienen als Leitstrukturen beim Auffinden des Pankreas.

Im **rechten subkostalen Schrägschnitt** (→ Abb. 6.3) werden Leber und Gallenblase durchgemustert, indem der Schallkopf zunächst sehr flach aufgelegt wird und anschließend in eine zunehmend steile Position gekippt wird (→ Kap. 11). Liegt eine große Leber vor, muss der Schallkopf nicht nur gekippt, sondern gleichzeitig nach kaudal verschoben werden. Anschließend erfolgt die Durchmusterung von Leber und Gallenblase in **Längsschnitten** (→ Abb. 6.4). Die Gallenblase wird zusätzlich von lateral in einem Flankenschnitt oder Interkostalschnitt untersucht, um das Infundibulum besser einzusehen (→ Kap. 15).
Im **Schulter-Nabel-Schnitt (CPC-Schnitt)** werden die Leberhilusgefäße mit dem Ductus hepatocholedochus eingestellt (→ Abb. 6.5). Die Nieren werden im linken und rechten **Flankenschnitt** und den dazugehörigen **lateralen Querschnitten** dargestellt (→ Abb. 6.6 und → Abb. 6.7).
In einem **linken Interkostalschnitt** auf Höhe der zehnten oder elften Rippe, etwas kranial der Niere, findet man die Milz im Längsschnitt. Der Milzquerschnitt liegt im 90°-Winkel dazu (→ Abb. 6.7 und → Abb. 6.8).
Das Kolon wird entlang seines Verlaufs in **Flanken- und Querschnitten** aufgesucht (→ Kap. 30).
Die Unterbauchorgane werden in **Unterbauchlängs- und -querschnitten** durch die gefüllte Harnblase untersucht (→ Abb. 6.9 und → Abb. 6.10).

Befunddokumentation

Befunddokumentationen müssen sofort niedergeschrieben bzw. diktiert werden. Es hat sich bewährt, dazu standardisierte Befundbögen zu verwenden, in denen untersuchte Organe und pathologische Veränderungen angekreuzt werden können, ergänzt durch einen Freitext. Bilder werden i. d. R. mit einem Videoprinter ausgedruckt und dem Befund beigefügt. In zahlreichen Zentren lassen sich Bilder inzwischen digital speichern und können in den Befund eingefügt und zentral abgerufen werden.
Die schriftliche Dokumentation sollte immer aus einer möglichst genauen Befundbeschreibung und der daraus abgeleiteten Verdachtsdiagnose oder Diagnose bestehen. Fotos sind so anzufertigen, dass spätere Untersucher die genaue Schnittebene nachvollziehen können, indem z. B. charakteristische Gefäßstrukturen mitangeschnitten werden.

Zusammenfassung

- Bei der Ultraschalluntersuchung werden in bestimmten Standardschnittebenen Leitstrukturen aufgesucht, von denen aus man sich befundadaptiert weiterorientiert.
- Schallhindernisse, wie Luft und Knochen, werden durch Variierung des Schallkopfdrucks, Atemmanöver und Umlagerung des Patienten umgangen.
- Flüssigkeitsgefüllte Hohlorgane, wie Magen, Darm und Harnblase, dienen als „Schallfenster".

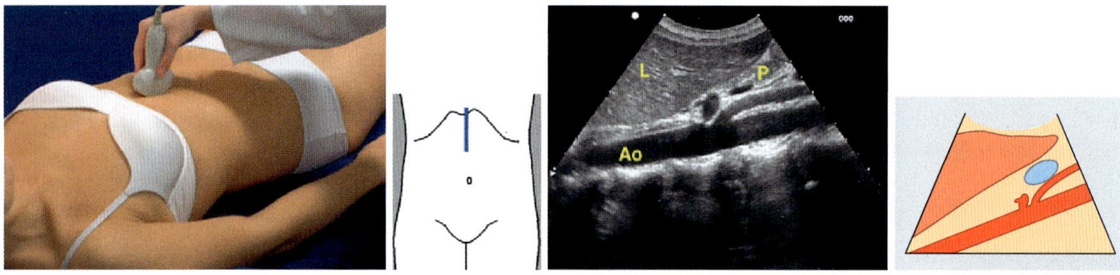

Abb. 6.1 Oberbauchlängsschnitt: Aorta (Ao), Leber (L) und Pankreas (P) [a–c: M512, d: L231]

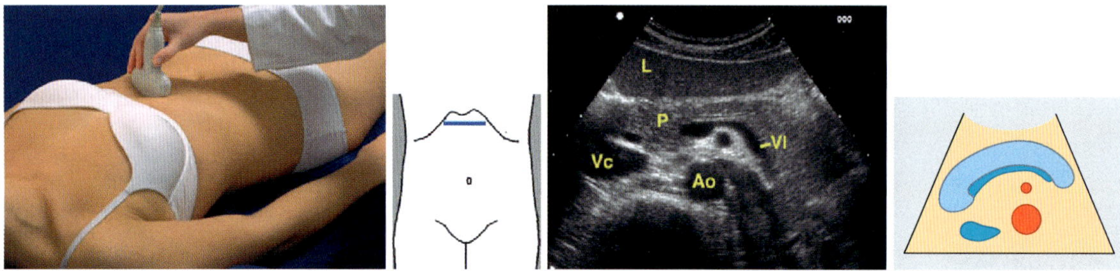

Abb. 6.2 Oberbauchquerschnitt: Aorta (Ao), V. cava (Vc), V. lienalis (Vl), Leber (L) und Pankreas (P) [a–c: M512, d: L231]

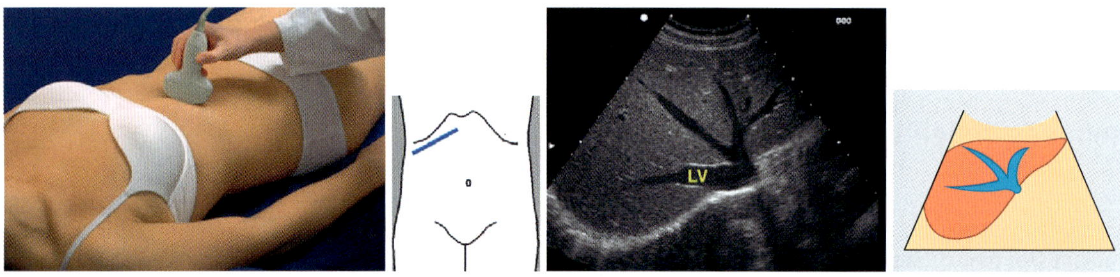

Abb. 6.3 Subkostaler Schrägschnitt: Lebervenenstern (LV) [a–c: M512, d: L231]

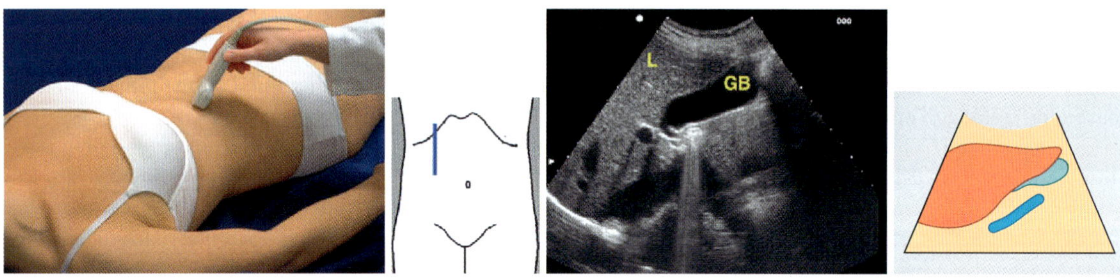

Abb. 6.4 Paramedianer Längsschnitt: Leber (L) und Gallenblase (GB) [a–c: M512, d: L231]

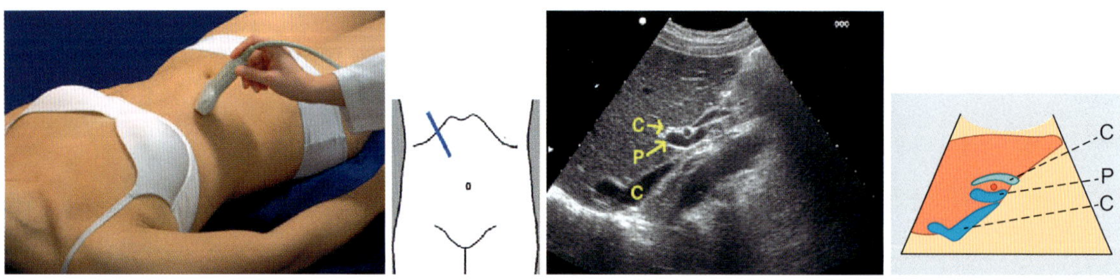

Abb. 6.5 Schulter-Nabel-Schnitt (CPC-Schnitt): V. cava (C), V. portae (P) und Ductus hepatocholedochus (C) [a–c: M512, d: L231]

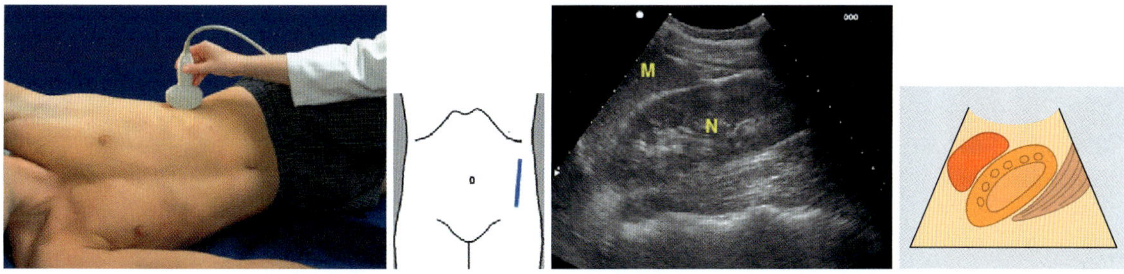

Abb. 6.6 Flankenschnitt links: Milz (M) und Niere längs (N) [a–c: M512, d: L231]

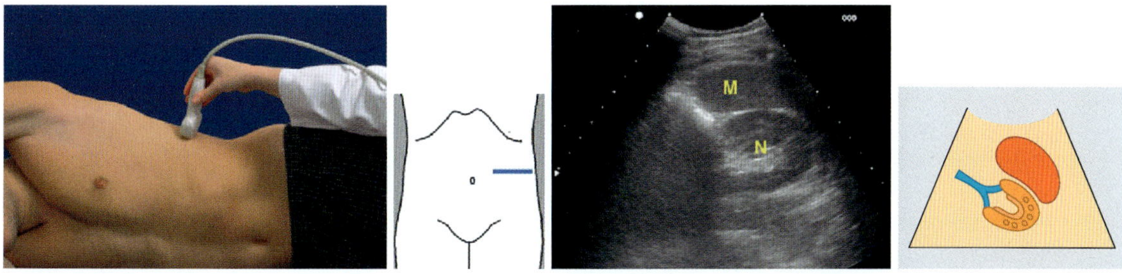

Abb. 6.7 Mittelbauchquerschnitt links: Niere quer (N) und Milz (M) [a–c: M512, d: L231]

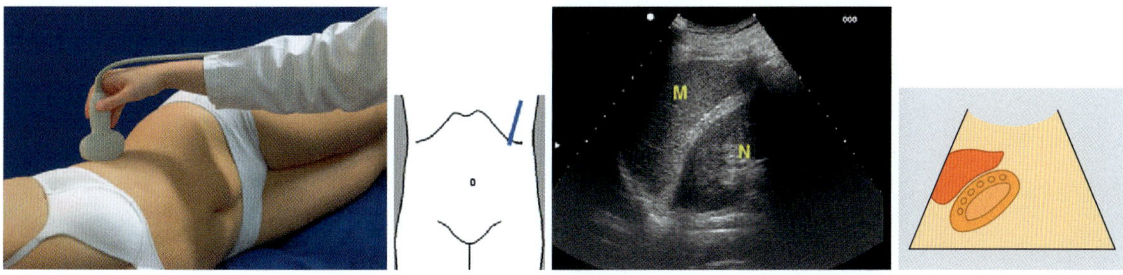

Abb. 6.8 Interkostalschnitt links: Milz längs (M) und Niere (N) [a–c: M512, d: L231]

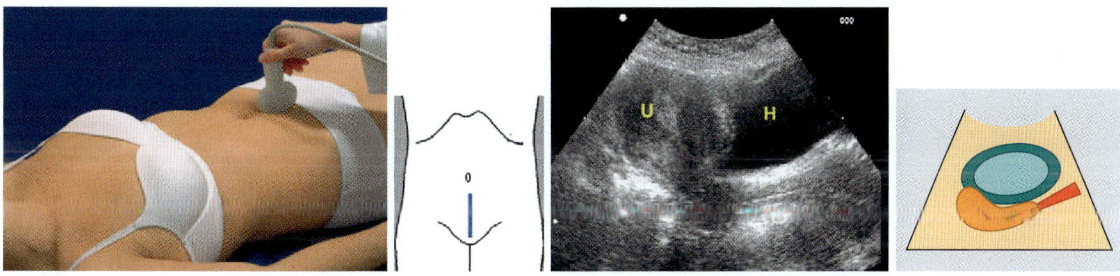

Abb. 6.9 Unterbauchlängsschnitt: Uterus (U) und Harnblase (H) [a–c: M512, d: L231]

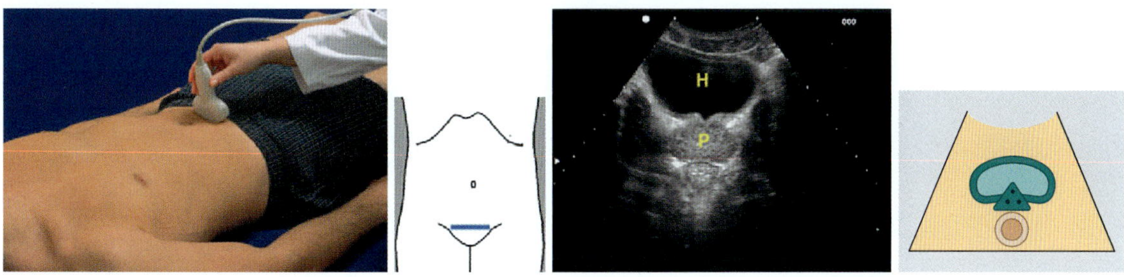

Abb. 6.10 Unterbauchquerschnitt: Harnblase (H) und Prostata (P) [a–c: M512, d: L231]

Spezieller Teil

BASICS

Gefäße

Leber

Gallenblase

Gallenwege

Pankreas

Nieren

Nebennieren

Milz

Magen-Darm-Trakt

Unterbauch

Lymphknoten

FAST

Thorax

Schilddrüse

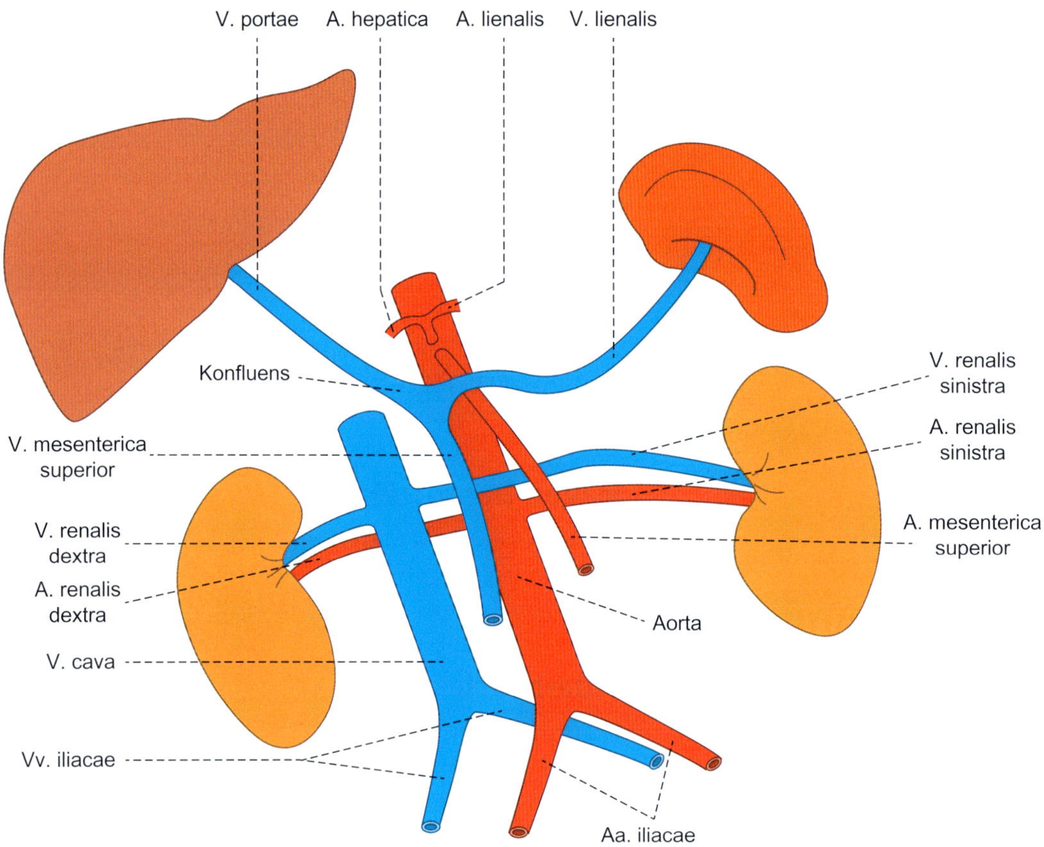

Abb. 7.1 Anatomie der abdominellen Gefäße [L231]

Schon im B-Bild-Modus lassen sich zahlreiche pathologische Veränderungen an den Gefäßen erkennen und beurteilen. Im Farbmodus wird ferner das durchströmte Gefäßlumen farbig sichtbar gemacht. Für eine genauere quantitative Beurteilung der Strömungsverhältnisse in Gefäßen, z. B. in arteriellen Stenosen, sind zusätzlich dopplersonografische Messungen notwendig. Darüber hinaus bildet die Aorta mit ihren Ästen zusammen mit benachbarten Venen und Portalgefäßen charakteristische Schnittbilder, die als Leitstrukturen zur Orientierung im Abdomen dienen. Es ist daher unumgänglich, sich den genauen Verlauf der Gefäße zu vergegenwärtigen und die verschiedenen Schnittbilder genau einzuprägen.

Anatomie

Die **Aorta** lässt sich in ihrem abdominellen Verlauf im Ultraschall ab ihrem Durchtritt durch das Zwerchfell am Hiatus aorticus verfolgen (→ Abb. 7.1). Unmittelbar danach entspringt nach ventral der Truncus coeliacus, der sich in die A. hepatica und die A. lienalis teilt. Die ebenfalls hier entspringende A. gastrica sinistra ist nicht regelmäßig sichtbar. Dicht unter dem Truncus coeliacus verläuft in einem spitzen Winkel nach ventral kaudal die A. mesenterica superior. Etwas kaudal von ihrem Ursprung gehen die beiden Nierenarterien nach lateral ab. Die weiter distal nach ventral entspringende A. mesenterica inferior wird nicht regelmäßig dargestellt. Die Aorta teilt sich an der Bifurkation in die beiden Aa. iliacae. Die **V. cava inferior** entsteht durch den Zusammenfluss der beiden **Vv. iliacae** communes. Sie verläuft rechts der Aorta und nimmt von lateral die beiden **Nierenvenen** und kranial unmittelbar vor ihrem Durchtritt durch das Zwerchfell von ventral die **Lebervenen** auf. Venöses mit Nahrungsbestandteilen angereichertes Blut aus dem Darm sammelt sich in der **V. mesenterica superior,** die zwischen V. cava und Aorta etwas ventral der beiden großen Gefäße nach kranial verläuft. Die V. mesenterica superior vereinigt sich im **Konfluens** mit der **V. lienalis** und verläuft ab hier als **V. portae** schräg in Richtung Leberhilus.

Untersuchungstechnik

Zur **Längsschnittuntersuchung der Aorta** wird der Schallkopf in Höhe des Xyphoids links paramedian aufgesetzt (**Schnittebene 1,** → Abb. 7.3) und anschließend nach kaudal verschoben (→ Abb. 7.2). Nacheinander werden **Truncus coeliacus, A. mesenterica superior,** die **Bifurkation** und schließlich nach einer leichten Drehung des Schallkopfs die **Aa. iliacae** aufgesucht (**Schnittebene 3,** → Abb. 7.4). Störende Darmluft wird durch ausreichenden Schallkopfdruck beiseite gedrückt.
In gleicher Weise wird anschließend die **V. cava** rechts paramedian (**Schnittebene 2**) von kranial nach kaudal aufgesucht. Die normale V. cava ist unregelmäßig begrenzt und komprimierbar. Sie wird von der **rechten A. renalis** unterkreuzt und dient hier als Schallfenster zum Auffinden des Gefäßes (→ Abb. 7.5).

> Die rechte Nierenarterie unterkreuzt die V. cava und imprimiert sie von dorsal.

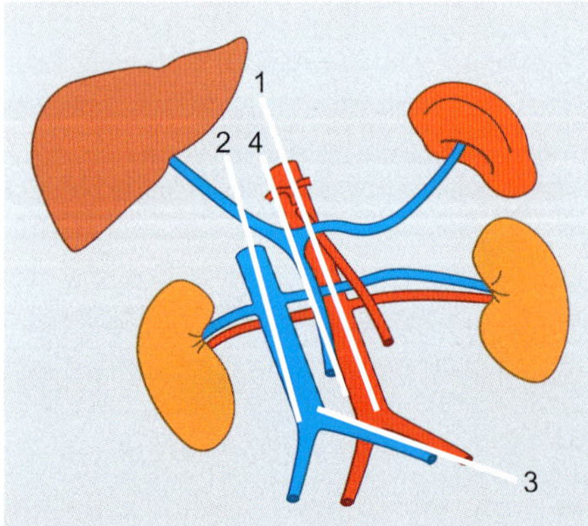

Abb. 7.2 Schallkopflagen zur Untersuchung der großen Gefäße: Längsschnitte. Aorta (1), V. cava (2), A. und V. iliaca (3), V. mesenterica superior (4). [L231]

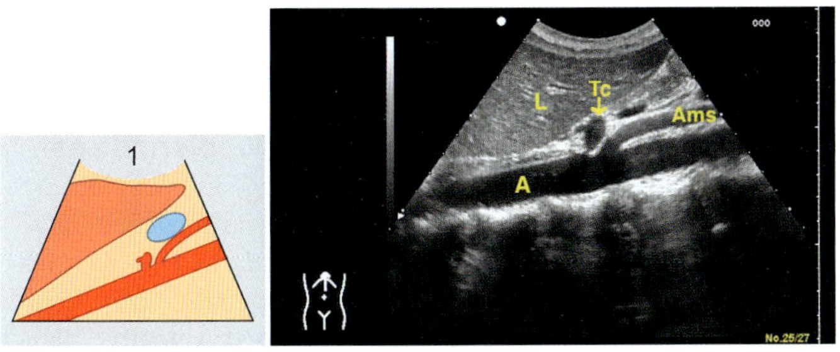

Abb. 7.3 Schnittebene 1: links paramedianer Längsschnitt durch Leber (L), Aorta (A), Truncus coeliacus (Tc) und A. mesenterica superior (Ams) [a: L231, b: M512]

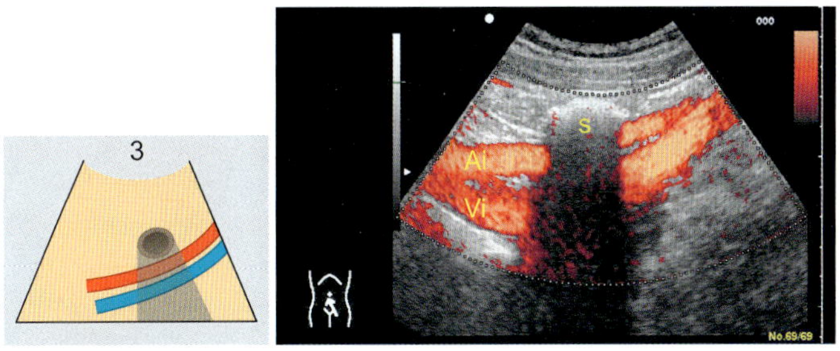

Abb. 7.4 Schnittebene 3: Unterbauchschrägschnitt links. A. (Ai) und V. iliaca (Vi) werden vom lufthaltigen Colon sigmoideum (S) überkreuzt. [a: L231, b: M512]

Zur vollständigen Untersuchung der V. cava gehört die Überprüfung der respiratorischen Lumenschwankung. Die V. cava kollabiert in tiefer Inspiration, wenn keine Druckerhöhung im venösen Kreislauf vorliegt.
Im Längsschnitt lässt sich ventral von Aorta und V. cava die **V. mesentererica superior** (→ Abb. 7.6) darstellen. Nach ihrer Vereinigung mit der **V. lienalis** im **Konfluens** zieht sie als **V. portae** schräg zum Leberhilus.
Die **Querschnittuntersuchung** beginnt in Höhe des Xyphoids. In tiefer Inspiration wird die Aorta mit dem Abgang des **Truncus coeliacus** eingestellt (**Schnittebene 1,** → Abb. 7.7), der sich T-förmig in **A. hepatica communis** und **A. lienalis** aufzweigt (→ Abb. 7.8). Rechts neben der Aorta liegt die V. cava.
Verschiebt man den Schallkopf nach kaudal, taucht die nächste charakteristische Schnittebene **(Schnittebene 2)** auf (→ Abb. 7.9). Es handelt sich um die **V. lienalis,** die einen Bogen um die Aorta bildet und dabei die quer angeschnittene punktförmige A. mesenterica superior umfängt, sodass sich der Eindruck eines „Auges" ergibt, das auch zum Aufsuchen des Pankreas im Oberbauchquerschnitt hilfreich ist.
Die V. lienalis ist Teil des **Portalsystems.** Die V. lienalis und die von kaudal vom Darm herkommende **V. mesenterica superior** vereinigen sich im **Konfluens** zur **V. portae,** die schräg in Richtung Leberhilus weiterverläuft.
In der gleichen Ebene oder wenig kaudal davon münden die **Nierenvenen** in die V. cava **(Schnittebene 3).** Die **linke Nierenvene** überkreuzt bogenförmig die Aorta im aortomesenterialen Winkel. Sie wird hier häufig komprimiert und ist dann links der Aorta weit gestellt, was zu Verwechslungen mit einem Aneurysma oder einer Raumforderung führen kann. Sie mündet nach der Engstelle als schmales Gefäß in die V. cava (→ Abb. 7.10).

> Die linke Nierenvene überkreuzt die Aorta im aortomesenterialen Winkel. Sie ist proximal der Kreuzung häufig erweitert und kann dann mit Lymphknoten oder einem Aneurysma verwechselt werden.

Fast in der gleichen Ebene entspringen die beiden **Nierenarterien (Schnittebene 4).** Die rechte Nierenarterie unterkreuzt die V. cava (→ Abb. 7.11).
Durch kleine Änderungen der Schnittführung oder kleine Variationen im Gefäßverlauf können Gefäße der verschiedenen Schnittebenen auch in einer einzigen Ebene abgebildet werden (→ Abb. 7.12).
Die Aorta teilt sich an der **Bifurkation (Schnittebene 5)** in die beiden Aa. iliacae communes (→ Abb. 7.13).

Zur **Farbdopplerdarstellung** der Gefäße siehe auch → Kap. 3.

Dopplersonografie

Der **Dopplereffekt** ermöglicht die Bestimmung von Richtung und Geschwindigkeit des Blutflusses und damit auch die Darstellung und eine gewisse Quantifizierung von Strömungshindernissen.
Der **CW-Doppler** sendet kontinuierlich mit einem Kristall und empfängt gleichzeitig mit einem zweiten Kristall. Vorteil ist, dass auch sehr hohe Geschwindigkeiten sicher abgeleitet werden können (fehlendes Aliasing). Nachteil ist, dass die Tiefe der Echos nicht bestimmt werden kann.
Der **PW-(Pulsed Wave-)Doppler** sendet und empfängt abwechselnd kurz dauernde Ultraschallimpulse mit nur einem Quarzkristall (gepulst). Aus der Laufzeit der Schallwellen wird die Tiefe der Echos berechnet. Dies ist Voraussetzung, um ein zweidimensionales Bild in der farbkodierten Dopplersonografie (FKDS) zu erhalten. Am Gerät wird ein Messfenster für die Farbdarstellung **(Sample Volume)** ausgewählt, das möglichst klein sein sollte, um eine hohe Auflösung zu erreichen.
Beste Dopplerergebnisse werden mit einem **Einschallwinkel** von < 60° erreicht. Konvexsonden können dazu entsprechend gekippt werden. An Linearsonden lässt sich

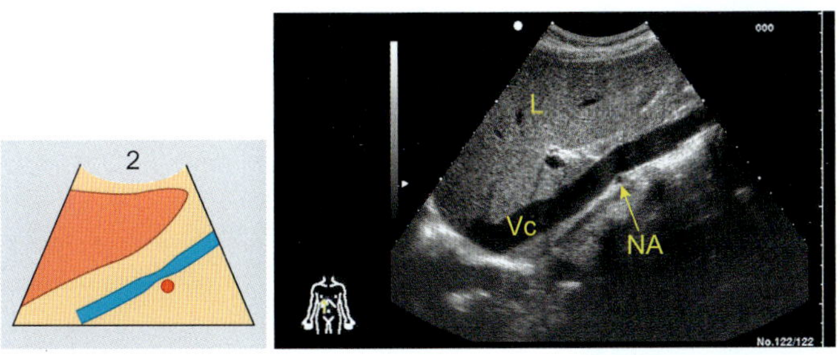

Abb. 7.5 Schnittebene 2: rechts paramedianer Längsschnitt durch Leber (L) und V. cava (Vc). Die rechte Nierenarterie (NA) unterkreuzt die V. cava. [a: L231, b: M512]

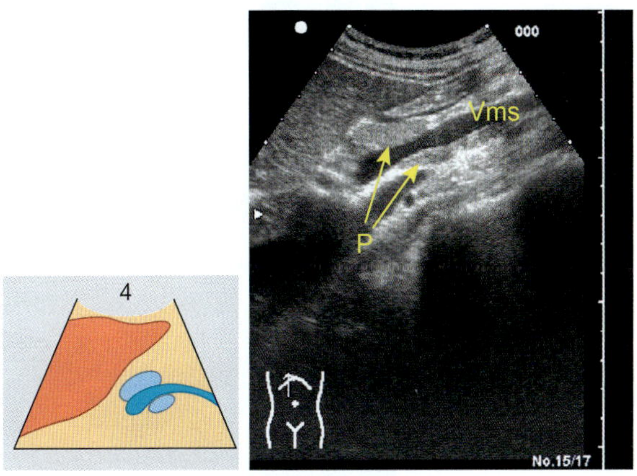

Abb. 7.6 Schnittebene 4: Längsschnitt durch die V. mesenterica superior (Vms). Sie endet kranial im Konfluens, da die V. portae schräg zum Leberhilus verläuft und damit aus der Schnittebene verschwindet. Die V. mesenterica dient als Leitstruktur für das Pankreas (P). [a: L231, b: M512]

der Einschallwinkel elektronisch kippen **(Beam Steering),** sodass ein flacherer Einschallwinkel entsteht (→ Abb. 7.14). Aus der gemessenen Frequenzverschiebung berechnet das Gerät die **Flussgeschwindigkeit** (V).

Strömungen, die auf den Schallstrahl zufließen, werden gewöhnlich rot, vom Schallstrahl weg blau kodiert (→ Abb. 3.1). Je schneller das Blut fließt, umso heller wird die Farbe. Diese Farbzuordnung ist jedoch am Gerät umkehrbar und wird durch einen Farbbalken an der Seite des Bildschirms angezeigt (→ Abb. 7.14). Senkrechter Einstrahl ergibt keine Färbung. Dies darf nicht mit einem Thrombus verwechselt werden.

Die Zahl der ausgesendeten Impulse pro Sekunde wird als **Pulsrepetitionsfrequenz (PRF)** oder als Pulswiederholungsfrequenz bezeichnet. Ist die PRF zu niedrig eingestellt, kommt es zum Farbumschlag in die Gegenrichtung (**Aliasing,** → Kap. 3). Zur optimalen Einstellung wird die PRF deshalb vom Untersucher zunächst übersteuert und dann zurückgedreht, sodass gerade noch kein Aliasing auftritt und eine homogene Farbkodierung zu sehen ist. Eine zu hoch gewählte PRF führt zu einer mangelhaften Farbdarstellung. Die Einstellung orientiert sich an der zu erwartenden Flussgeschwindigkeit. Für Arterien mit schneller Durchflussgeschwindigkeit muss der Geschwindigkeits- bzw. PRF-Bereich höher, für Venen niedriger eingestellt sein. Aliasing kann auch durch Verschiebung der **Nulllinie** (→ Abb. 7.14, Pfeil) am Gerät beseitigt werden, damit die Hauptflussrichtung einen höheren Geschwindigkeits- bzw. Frequenzbereich zur Verfügung hat.

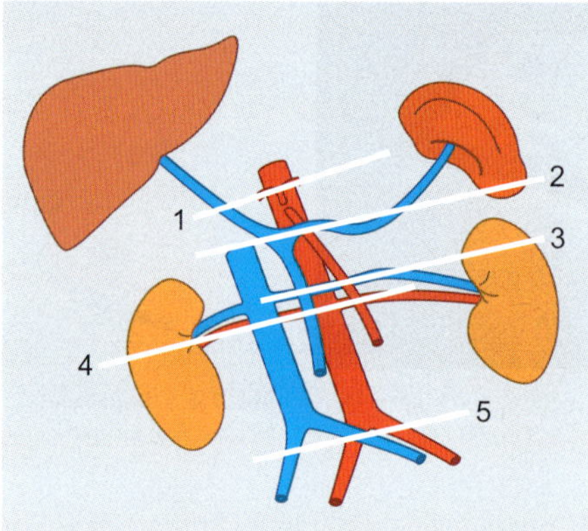

Abb. 7.7 Schallkopflagen zur Untersuchung der abdominellen Gefäße: Querschnitte [L231]

> Aliasing wird begünstigt durch niedrige PRF, großes Sample Volume, hohe Flussgeschwindigkeit, große Eindringtiefe.

Niederfrequente **Störechos,** z. B. von Wandbewegungen, werden durch die Funktion **Wandfilter** eliminiert. Dies geschieht in modernen Geräten automatisch. Die Sendeleistung **Colour Gain** wird so eingestellt, dass sie in einem normal durchströmten Gefäßsegment zunächst übersteuert ist. Danach wird sie so weit reduziert, bis keine wandüberschreitenden Farbsignale mehr vorhanden sind.

Dopplerspektren, Dopplerindices

Stellt man die Strömungsgeschwindigkeiten auf einer Zeitachse dar, so entstehen unterschiedliche charakteristische **Dopplerspektren** (→ Abb. 7.14). Aus dem Geschwindigkeitsmaximum V_{max} **(Peak Velocity),** diastolischer Geschwindigkeit (V_{diast}) und der mittleren Geschwindigkeit (V_{mittel}) berechnet das Gerät die **Dopplerindices,** den **Pulsatilitätsindex (PI) nach Gosling** und den **Resistance-Index (RI) nach Pourcelot** (→ Tab. 7.1). Sie bilden ein winkelunabhängiges Maß für die Flussgeschwindigkeit.

Zur Erzeugung von Spektren wird das **Messvolumen (Gate)** im Zentrum des Gefäßes positioniert. Es soll etwa zwei Drittel des Gefäßdurchmessers betragen. Danach wird die Markierungslinie für den Gefäßverlauf im Gefäßlumen so lange gedreht **(Drehknopf: Angle),** bis sie in der Gefäßlängsachse liegt und das Gerät die korrekte Geschwindigkeit berechnen kann (→ Abb. 7.14).

Tab. 7.1 Berechnung der Dopplerindices

Index	Berechnung
Pulsatilitätsindex (PI) nach Gosling	$\frac{V_{max} - V_{diast}}{V_{mittl}}$
Resistance Index (RI) nach Pourcelot	$\frac{V_{max} - V_{diast}}{V_{max}}$

Duplex und Triplex

Als **Duplexsonografie** wird die gleichzeitige Durchführung zweier Methoden bezeichnet, z. B. B-Bild und Farbe **(Farbduplexsonografie, FKDS)** oder B-Bild mit Extrabild für Spektrum.

Von **Triplex-Darstellung** spricht man, wenn eine dritte Methode hinzugefügt wird, hier z. B. ein Dopplerspektrum (→ Abb. 7.14).

Mit **Farbdoppler** (nicht gleich Farbduplex!) wird lediglich die farbkodierte Frequenzanalyse bezeichnet, d. h. die farbige Darstellung unterschiedlicher Frequenzen bzw. Geschwindigkeiten.

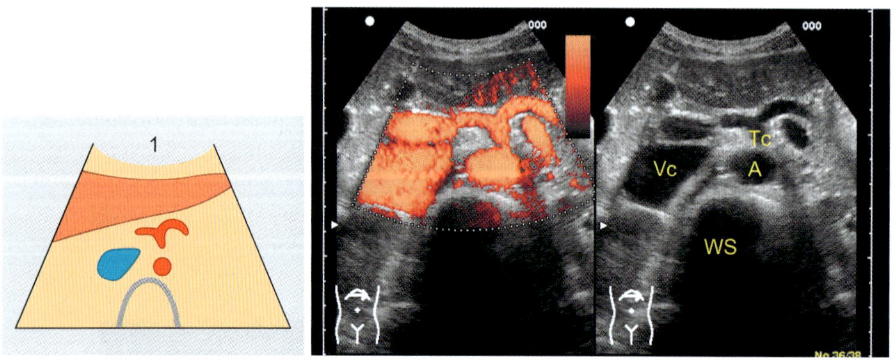

Abb. 7.8 Schnittebene 1: Truncus coeliacus (Tc), Aorta (A), V. cava (Vc), Wirbelsäule (WS) [a: L231, b: M512]

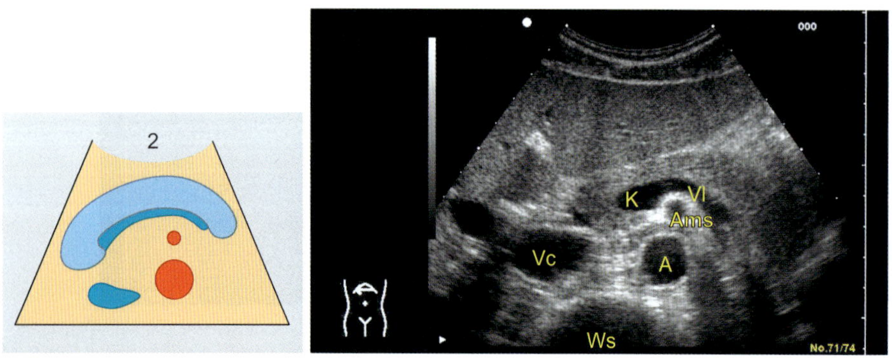

Abb. 7.9 Schnittebene 2 dient auch zum Aufsuchen des Pankreas im Oberbauchquerschnitt. V. lienalis (Vl), Konfluens (K). A. mesenterica superior (Ams), Aorta (A), V. cava (Vc), Wirbelsäule (WS). [a: L231, b: M512]

Interpretationen der Spektren, Beurteilung des Stenosegrads

Venöse Thrombosen werden an den typischen Thrombosezeichen (→ Kap. 9) erkannt. **Arterielle Stenosen** oder Verschlüsse zeigen im B-Bild echogenes Material im Gefäßlumen. Weitere Stenosezeichen sind Flussbeschleunigung und Aliasing im Stenosebereich und entsprechende Veränderungen der Dopplerindizes.

Arterien und Venen weisen unterschiedliche charakteristische Dopplerspektren auf. Zur differenzierten Interpretation von pathologischen Veränderungen ist weiterführende angiologische Literatur und entsprechende Erfahrung erforderlich.

Normalwerte

- **Aorta abdominalis:** Lumenweite suprarenal < 25 mm, Lumenweite infrarenal < 2 cm. Ektasie 2,5–3 cm. Aneurysma > 3 cm.
- **V. cava inferior:** Lumenweite < 2 cm (bis 2,5 cm bei jungen sportlichen Menschen). Durchmesserreduktion > ⅔ in tiefer Inspiration.
- **V. portae:** Lumenweite < 1,3 cm (Graubereich 1,3–1,5 cm). Verdacht auf portale Hypertension > 1,5 cm, Flussgeschwindigkeit < 10 cm/s.
- **Nierenarterie:** Flussgeschwindigkeit: V_{max} 180–250 cm/s, PI in den Interlobararterien 0,5–0,8. Differenz RI re/li < 0,05.

Varianten und Fehlerquellen

Varianten des Gefäßverlaufs sind häufig. Das Beispiel zeigt eine arterielle **Dreifachversorgung** der rechten Niere (→ Abb. 7.15). Eine Schlängelung **(Kinking)** der Aorta kommt z. B. bei ausgeprägter Skoliose der Wirbelsäule vor und darf nicht mit einem Aneurysma verwechselt werden (→ Abb. 7.16).

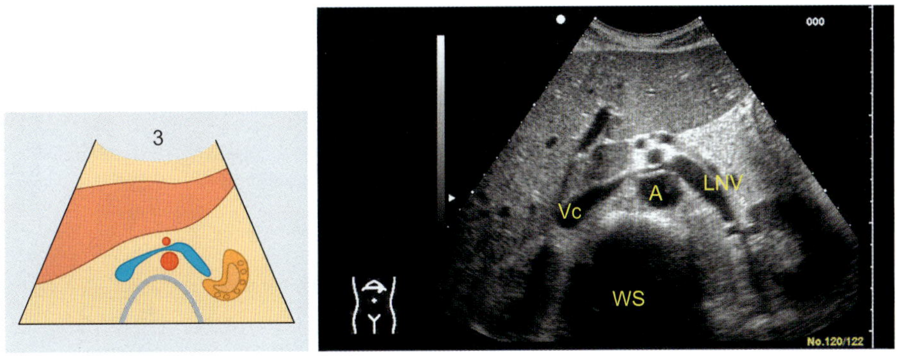

Abb. 7.10 Schnittebene 3: Die linke Nierenvene (LNV) überquert die Aorta (A) im aortomesenterialen Winkel und mündet in der V. cava (Vc); Wirbelsäule (WS). [a: L231, b: M512]

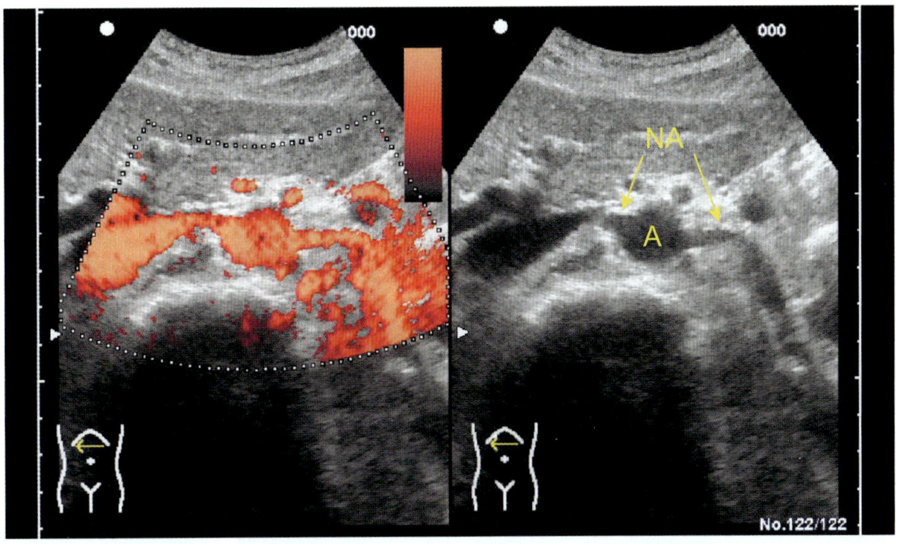

Abb. 7.11 Schnittebene 4: Aorta (A) mit den Abgängen beider Nierenarterien (NA). Die rechte A. renalis unterkreuzt die V. cava. [M512]

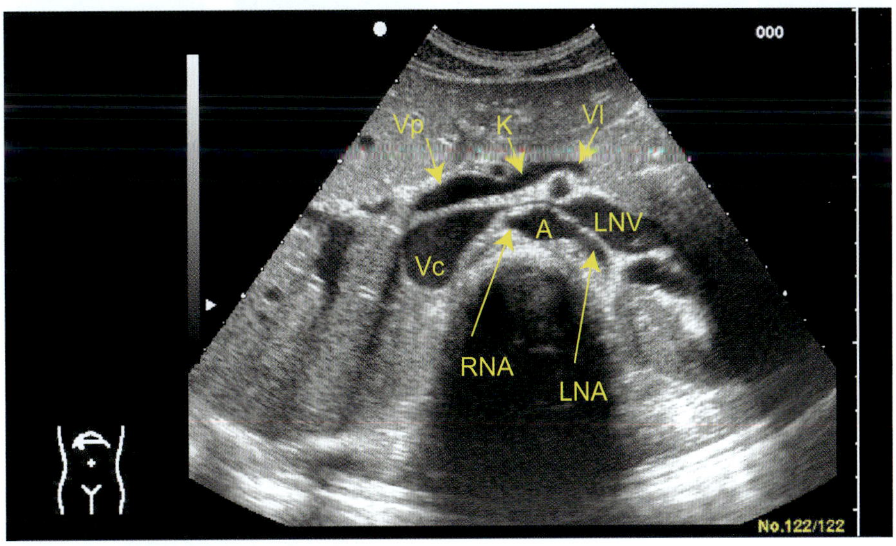

Abb. 7.12 Gleichzeitige Darstellung von V. lienalis (Vl), Konfluens (K), V. portae (Vp). Darunter linke Nierenvene (LNV), V. cava (Vc). Darunter Aorta (A) mit linker Nierenarterie (LNA) und Abgang der rechten Nierenarterie (RNA). [M512]

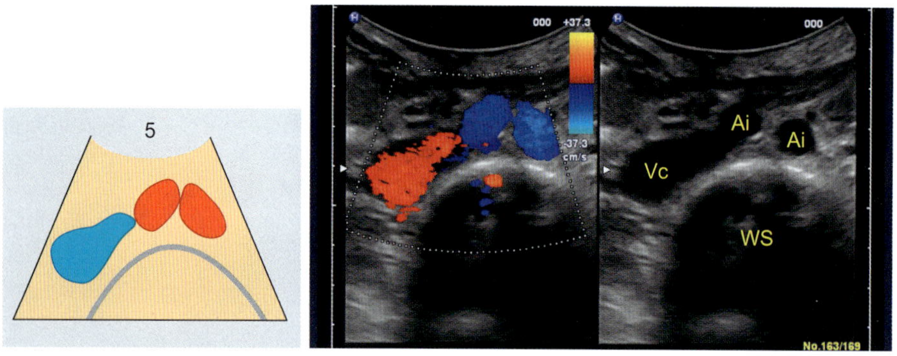

Abb. 7.13 Schnittebene 5: Querschnitt durch V. cava (Vc) und die Aa. iliacae (Ai) auf Höhe der Aortenbifurkation. Wirbelsäule (WS). [a: L231, b: M512]

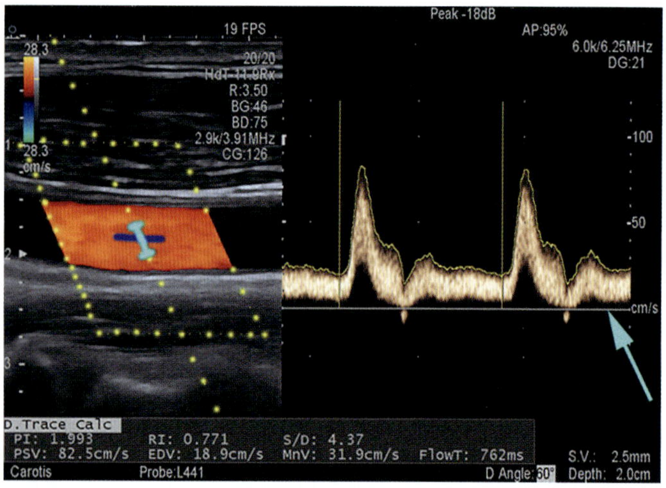

Abb. 7.14 Triplex-Darstellung der A. carotis: gleichzeitig B-Bild, Farbkodierung und Dopplerspektrum (rechts). Nulllinie siehe Pfeil. Der Schallstrahl und die Seitenwände des Sample Volume sind elektronisch schräg abgelenkt = Beam Steering (gepunktete Linien im linken Bild), um den Einschallwinkel zu optimieren (60°). Die Gefäßachse ist entsprechend dem Gefäßverlauf winkelkorrigiert und als dunkelblaue Linie im Gefäßlumen markiert. Die hellblaue Linie im Kreuzungsbereich entspricht dem Messvolumen **(Gate)**, das optimal auf zwei Drittel des Gefäßlumen eingestellt ist. Aus dem Spektrum berechnet der Computer die Dopplerindizes RI und PI. Farbbalken für Flussrichtungszuordnung links oben. [M512]

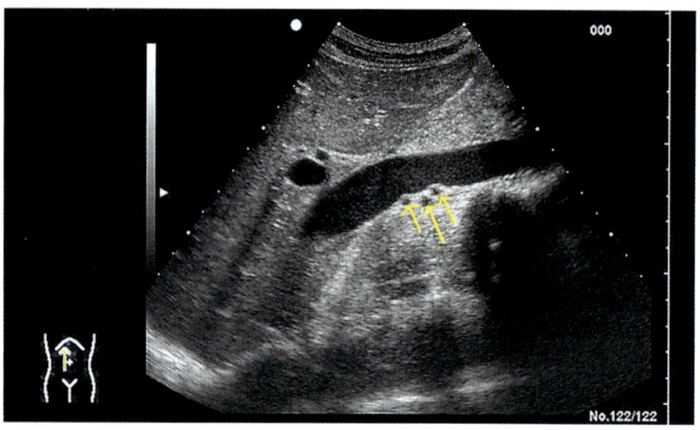

Abb. 7.15 Die V. cava wird von einer dreifach angelegten rechten Nierenarterie unterkreuzt (Pfeile). [M512]

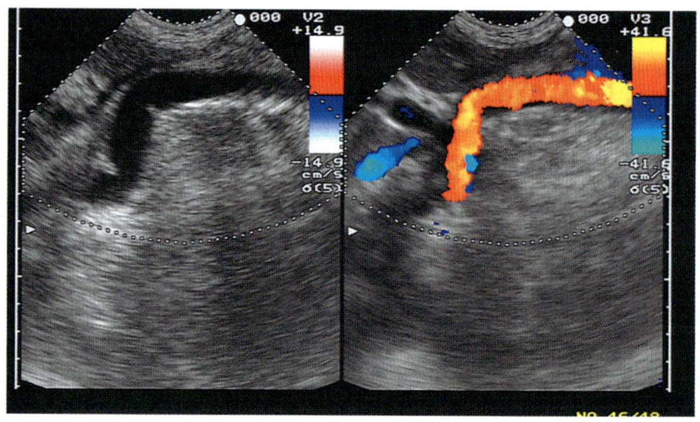

Abb. 7.16 Kinking der Aorta bei Patienten mit ausgeprägter Skoliose. Bei schrägem Anschnitt kann durch Fehlmessungen ein Aneurysma vorgetäuscht werden. [M512]

Zusammenfassung

- Viele Gefäßerkrankungen sind bereits im B-Bild erkennbar. Der Farbmodus ermöglicht zusätzlich die Darstellung des Blutflusses. Für eine genauere Quantifizierung der Durchblutung sind dopplersonografische Messungen notwendig.
- In Standardschnittebenen lassen sich die Gefäße anhand ihres charakteristischen Verlaufs auffinden und identifizieren.
- Darüber hinaus dienen die Bauchgefäße als Leitstrukturen, um benachbarte Organe oder pathologische Lymphknoten gezielt aufzufinden und abzugrenzen.
- Die Kenntnis der Anatomie der abdominellen Gefäße ist deshalb eine wichtige Grundlage zur Orientierung bei der Ultraschalluntersuchung.

Pathologische Veränderungen an der Aorta

Arteriosklerotische Veränderungen der Aorta sind als mäßig echogene fibröse Plaques oder als echoreiche Verkalkungen mit distalem Schallschatten oder distalen Wiederholungsechos (Reverberationen, Kometenschweifechos) zu erkennen (→ Abb. 8.1). In der Farbdarstellung zeigen sich Plaques als fokale Aussparungen (→ Abb. 8.2).
Mit zunehmender Wandverdickung kommt es zur **Stenosierungen,** die sich am besten duplex- und farbdopplersonografisch beurteilen lassen. Der thrombotische **Verschluss der Aorta** entsteht fast immer langsam auf dem Boden einer Arteriosklerose und ist deshalb gut kompensiert (→ Abb. 8.3). Er wird gewöhnlich im Rahmen der Abklärung einer Claudicatio intermittens oder einer Impotenz diagnostiziert.
Die **dilatierende Form der Arteriosklerose** führt zu Kaliberschwankungen und Lumenerweiterung. Die normale Weite der Aorta beträgt suprarenal bis 25 mm, infrarenal bis 20 mm. Bis zu einer Weite von 30 mm spricht man von einer **Aortenektasie.** Wegen der günstigeren Prognose sollte sie nicht mit einem Aneurysma verwechselt werden (→ Abb. 8.4). Meistens geht die Ektasie mit einer Schlängelung der Aorta **(Kinking)** einher (→ Abb. 8.5).
Ein **Aortenaneurysma** ist durch eine umschriebene Lumenerweiterung auf mehr als das 1,5- bis 2-Fache der normalen Weite in der jeweiligen Höhe definiert. Ursache ist fast immer eine Arteriosklerose. Pathologisch anatomisch handelt es sich meist um ein Aneurysma verum mit einer Aussackung aller drei Wandschichten. Die meisten Aneurysmen sind fusiform oder sackförmig und liegen infrarenal (→ Abb. 8.6). Je nach Ausprägung erkennt man eine echoarme thrombotische Wandverdickung oft mit zwiebelschalenartiger Schichtung und Verkalkungen (→ Abb. 8.7). Selten lassen sich chronisch rupturierende Aortenaneurysmen mit zwiebelschalenförmig thrombosierten Wänden mit liquiden Defekten und lokalen exzentrischen Hämatomen darstellen (→ Abb. 8.8). Kleinere asymptomatische Aortenaneurysmen müssen vierteljährlich ausgemessen und dokumentiert werden, ggf. in Absprache mit einem Gefäßchirurgen. Bei Auftreten von Beschwerden (z. B. ziehende Rückenschmerzen) ist eine absolute Operationsindikation gegeben. Wegen der wesentlich besseren Prognose sollte eine Elektivoperation bei erhöhtem Rupturrisiko (s. Kasten) angestrebt werden.

Erhöhte Rupturgefahr besteht unter folgenden Bedingungen:
- Exzentrisches Lumen
- Sackform
- Rasches Wachstum (> 4 mm pro Jahr)
- Auftreten von Symptomen (Schmerz)
- Lumenweite > 5 cm

Infektiöse, mykotische oder inflammatorische Aortenaneurysmen sind selten und müssen bei entsprechender klinischer Konstellation (z. B. Sepsis, bakterielle Endokarditis) in Betracht gezogen werden, da sie andere therapeutische Konsequenzen erfordern.
Falsche Aneurysmen **(Pseudoaneurysmen, Aneurysma spurium)** sind eigentlich perfundierte Extravasate und kommen nach Traumata (z. B. Gefäßpunktionen) vor. Im B-Bild handelt es sich um echofreie pulsierende Raumforderungen. Im Farbmodus lassen sich der jetförmige systolische Einstrom und die kreisende Strömung darstellen (→ Abb. 8.9)
Bei der **Aortendissektion** liegt ein Einriss der Intima mit Separierung der Wandschichten vor, der meist im Bereich der Aorta thoracica beginnt und sich nach kaudal ausdehnt. Eine Dissektion kann im weiteren Verlauf thrombosieren oder rupturieren. Sonografisch sieht man die flottierende Intima im Gefäßlumen der Aorta abdominalis als echoreiches Band (→ Abb. 8.10). Der Durchmesser der Aorta kann dabei normal weit sein. Farbdopplersonografisch lässt sich das durchströmte falsche Lumen darstellen. Wegen der schlechten Prognose ist umgehend weitere Diagnostik (KM-CT, transösophageale Echokardiografie) erforderlich.
Gefäßprothesen werden an ihrer echoreichen Wandbegrenzung erkannt. Sie sind meist umgeben von einem echoarmen thrombosierten Aneurysmasack (→ Abb. 8.11). Durch Farbdopplersonografie kann man die Durchgängigkeit der Prothese und ein eventuelles Auftreten von Leckagen erkennen.

Verwechslungsmöglichkeiten

Aortenaneurysmen können gewöhnlich eindeutig dargestellt werden. Unter schlechten Sichtbedingungen besteht eine gewisse Verwechslungsmöglichkeit mit paravasalen Lymphomen oder einer Hufeisenniere. Eine seltene Differenzialdiagnose ist die retroperitoneale Fibrose. Eine geschlängelte Aorta (Kinking der Aorta) kann bei falscher Messtechnik (schräger Anschnitt) ein Aneurysma vortäuschen (→ Abb. 18.9).

Pathologische Veränderung an den Aortenästen

Arteriosklerose und **Stenosen der Aortenäste** kommen bei einer arteriellen Verschlusskrankheit vor. Sie spielen im Rahmen der Oberbauchsonografie v. a. eine Rolle bei **mesenterialen Verschlüssen,** wo Veränderungen an den Gefäßen und am Darm dargestellt werden konnen.
Um z. B. die Ursache einer Hypertonie zu klären, untersucht man auf **Nierenarterienstenosen.** Der Stenosegrad wird dann dopplersonografisch quantitativ bestimmt. Indirekte Hinweise auf eine relevante Nierenarterienstenose sind eine einseitige Verkleinerung der Niere und eine Verschmälerung des Parenchyms.

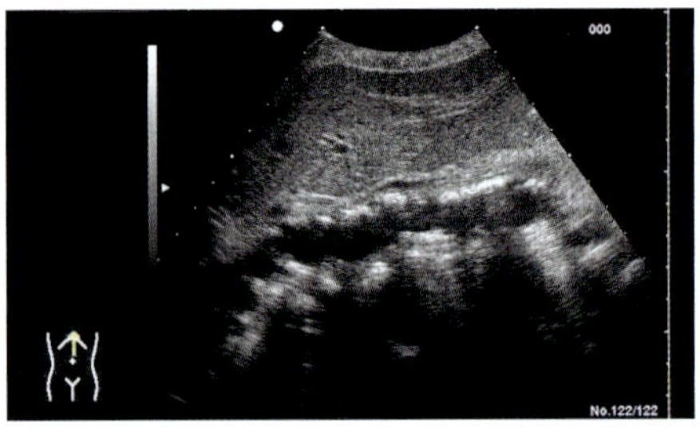

Abb. 8.1 Arteriosklerose der Aorta mit zahlreichen echoreichen Kalkplaques, z. T. mit Schallschatten oder dorsalen Wiederholungsechos [M512]

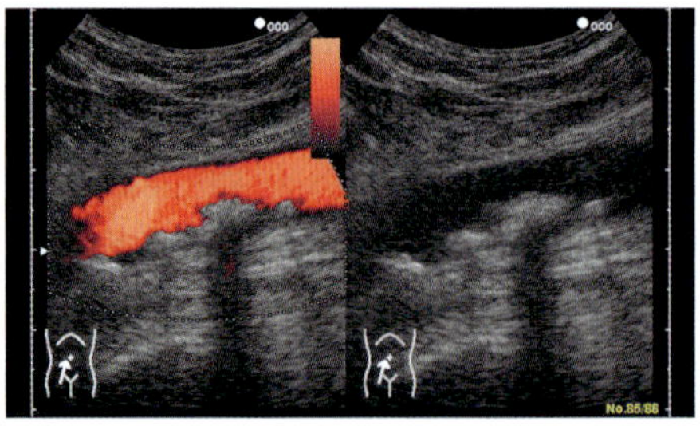

Abb. 8.2 Fibröse Plaques, im Farbmodus als Aussparungen des Gefäßlumens [M512]

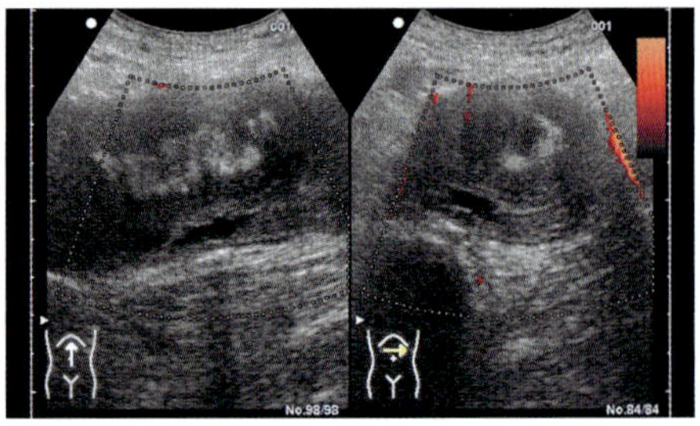

Abb. 8.3 Vollständiger thrombotischer Verschluss der Aorta. Kein Fluss im Farbmodus. [M512]

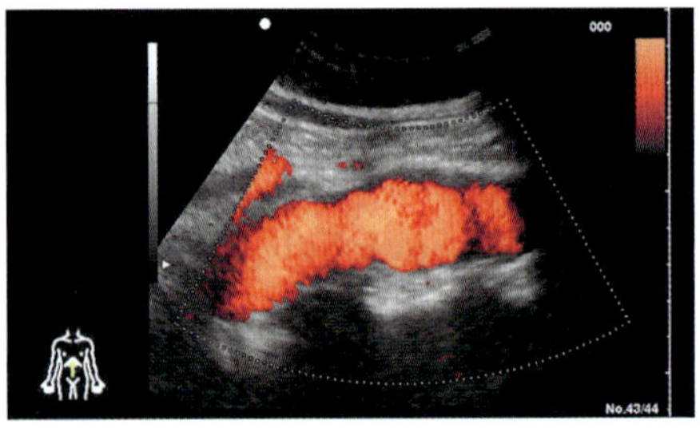

Abb. 8.4 Aortenektasie bei dilatierender Arteriosklerose [M512]

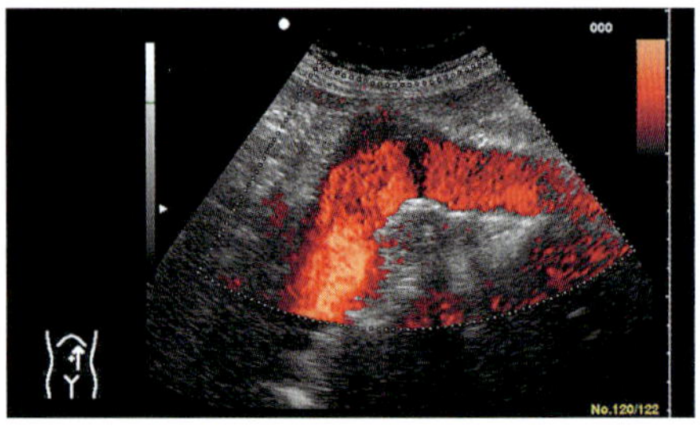

Abb. 8.5 Dilatierende Angiopathie mit thrombotischen Wandanteilen, Schlängelung (Kinking) der Aorta [M512]

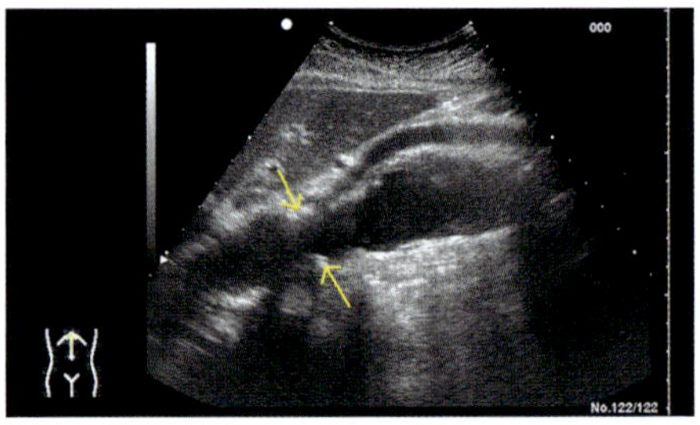

Abb. 8.6 Spindelförmige aneurysmatische Auftreibung der Aorta kaudal der A. mesenterica superior etwa in Höhe der Abgänge der Nierenarterien. Einzelne arteriosklerotische Plaques in der Aortenwand (Pfeile). [M512]

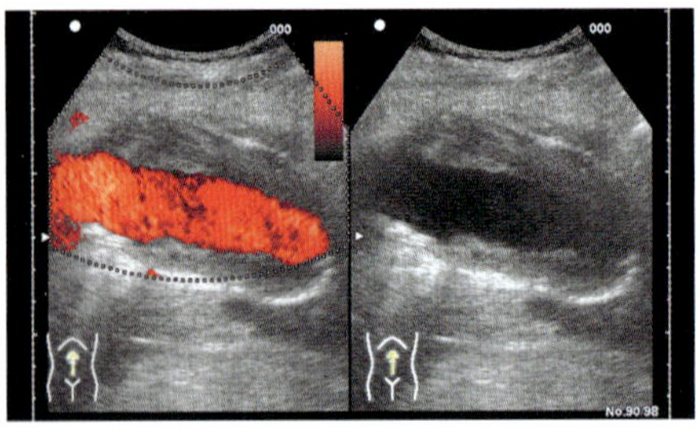

Abb. 8.7 Partiell thrombosiertes Aortenaneurysma mit zwiebelschalenartiger Wandschichtung. Links ist das durchströmte Lumen farbig dargestellt. [M512]

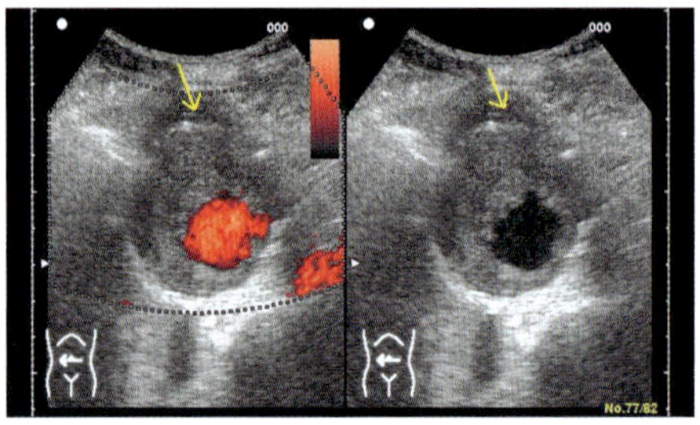

Abb. 8.8 Partiell thrombosiertes Aortenaneurysma. Im Querschnitt wird ventral ein kleines Wandhämatom sichtbar (Pfeil). [M512]

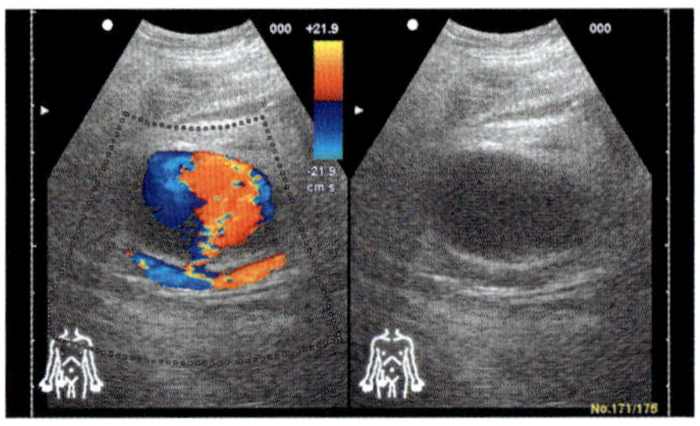

Abb. 8.9 Aneurysma spurium nach Punktion der Femoralarterie. Nur im Farbmodus erkennt man den systolischen Einstrom und die kreisende Strömung. [M512]

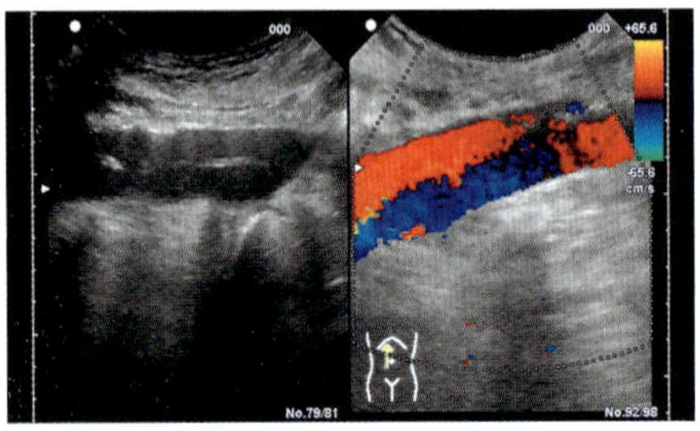

Abb. 8.10 Aortendissektion. Im B-Bild abgelöste Intima als echoreiches Band im Aortenlumen. Im Farbmodus sind echtes und falsches Lumen unterschiedlich farbig kodiert. [M512]

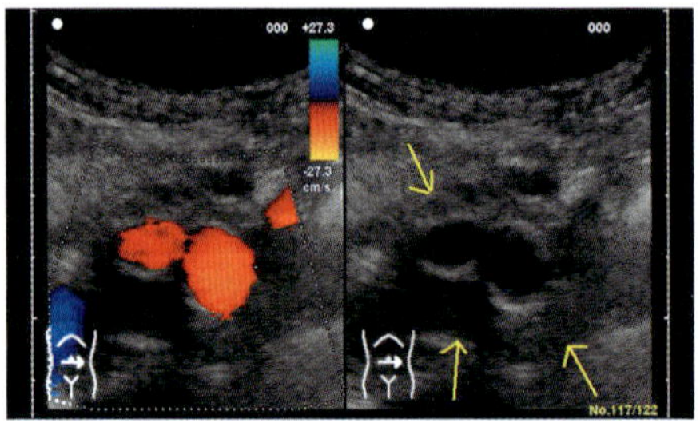

Abb. 8.11 Aortenprothese im Bereich der Bifurkation. Echoreiche Begrenzung der Prothese, die von echoarmem thrombotischem Material umgeben ist (Pfeile). [M512]

Zusammenfassung

- Eine Aortenektasie ist durch eine Lumenaufweitung auf bis zu 30 mm definiert.
- Aortenaneurysmen sind meistens arteriosklerotisch bedingt. Beim Aneurysma verum kommt es zu einer Aussackung aller drei Wandschichten. Das Aneurysma spurium (falsches Aneurysma) ist ein posttraumatisch entstandenes Hämatom, das ein Aneurysma vortäuschen kann.
- Eine Aortendissektion entspricht einer Intimaablösung. Die Lumenweite kann normal oder erweitert sein.

Pathologische Veränderungen der V. cava

Eine **Dilatation der V. cava** auf über 2,5 cm ist ein Indiz für einen erhöhten zentralen Venendruck, z. B. bei Rechtsherzinsuffizienz, Pericarditis constrictiva oder arteriovenösen Shunts. Wichtiger als die absolute Weite des Gefäßes ist die **fehlende inspiratorische Lumenabnahme** (→ Abb. 9.1). Bei langsamem Blutfluss kann es zu echogenen **Verwirbelungen** im Venenlumen kommen, die nicht mit Thrombosen verwechselt werden dürfen (→ Abb. 9.2).

Thrombosen der V. cava inferior sind meist Appositionsthromben bei tiefen Becken- und Beinvenenthrombosen. Differenzialdiagnostisch kommen Tumorthromben (z. B. bei Nieren-, Nebennieren-, Leberkarzinomen, retroperitonealen Sarkomen) infrage. Es müssen deshalb bei Nachweis einer Kava-Thrombose auch Leber-, Nieren-, Becken- und Beinvenen mitbeurteilt werden. Die Umgebung der Gefäße muss nach Raumforderungen abgesucht werden, welche die Venen von außen pelottieren (→ Abb. 9.3). Lymphome respektieren dabei die Gefäßgrenzen, während maligne Raumforderungen die Gefäße infiltrieren und vollständig zerstören können (→ Abb. 9.4).

Tumorzapfen können intraluminal bis in die V. cava und den rechten Herzvorhof wachsen.

Thrombosen stellen sich als mehr oder weniger echogenes Material im Lumen dar (→ Abb. 9.5). Auffällig sind v. a. die Zunahme der Gefäßweite und die fehlende Komprimierbarkeit. Frische Thromben sind eher echoarm, mit zunehmendem Alter werden sie inhomogen und nehmen an Echogenität zu. Ältere Thromben können verkalken. Das Ausmaß einer Thrombosierung und das durchströmte Restlumen bzw. eine beginnende Rekanalisierung lassen sich oft nur in der Farbdarstellung erkennen (→ Abb. 9.6).

Flottierende Thromben weisen auf die Gefahr einer Lungenembolie hin (→ Abb. 9.7). Die Lage eines zur Embolieprophylaxe eingelegten **Kava-Schirms** kann sonografisch überprüft werden (→ Abb. 9.8).

Ein kompletter **Verschluss der V. cava** verläuft oft asymptomatisch (→ Abb. 9.9). Man findet häufig Kollateralgefäße extremen Ausmaßes, die sich farbdopplersonografisch gut zuordnen lassen.

Nierenvenen

Die linke Nierenvene wird normalerweise schon beim Durchtritt durch den aortomesenterialen Winkel komprimiert, was zu einer prästenotischen Erweiterung führt. Treten zusätzlich klinische Beschwerden wie eine Hämaturie auf, spricht man von einem **„Nussknackersyndrom"**.

Nierenvenenthromben und -tumoren lassen sich häufig anhand der intraluminalen Echos und der Erweiterung des Gefäßlumens schon im B-Bild sehen (→ Abb. 9.10). In der Farbdarstellung können die Ausdehnung des Thrombus und das durchströmte Lumen mit hoher Sensitivität erkannt werden.

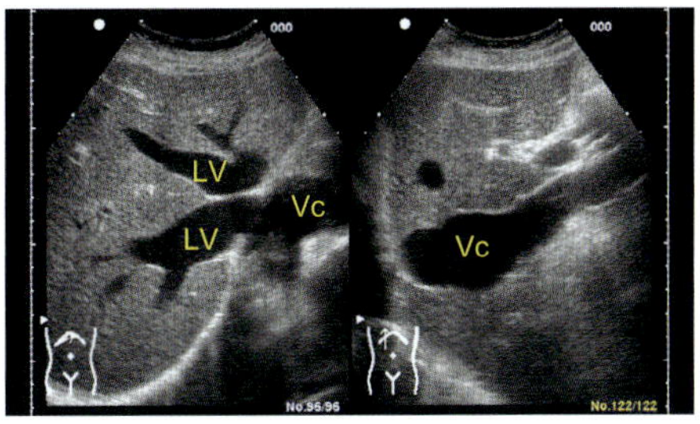

Abb. 9.1 Rechtsherzinsuffizienz mit erweiterten Lebervenen (LV) bei Stauungsleber. V. cava (VC) im Längs- und Querschnitt auch in tiefer Inspiration stark erweitert (fehlender inspiratorischer Kollaps). [M512]

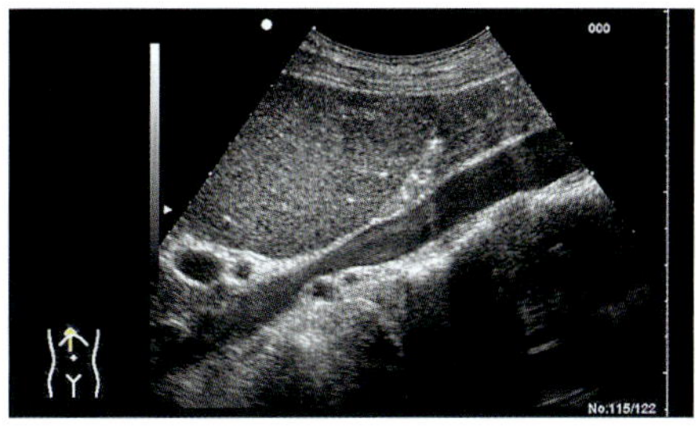

Abb. 9.2 V. cava kranial echogen. Im bewegten Bild werden Verwirbelungen sichtbar, die eine Unterscheidung von einer Thrombosierung im B-Bild ermöglichen. [M512]

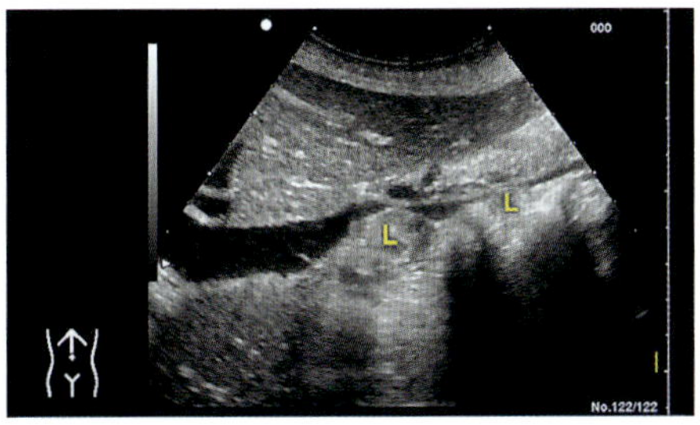

Abb. 9.3 Die V. cava wird von dorsal von zwei Lymphknotenmetastasen (L) eines Nierenkarzinoms imprimiert. [M512]

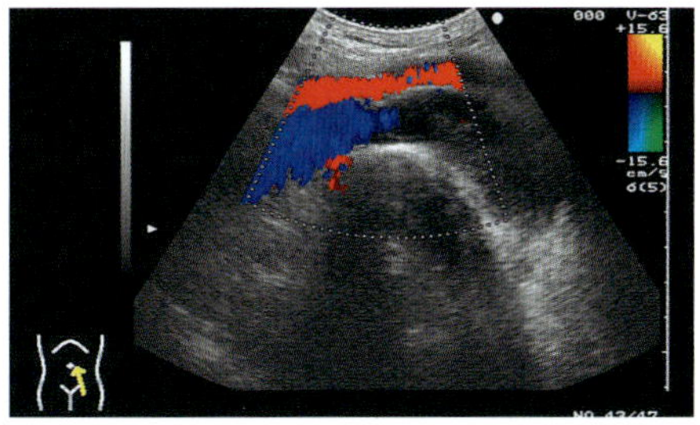

Abb. 9.4 Große Melanommetastase, welche die V. iliaca vollständig infiltiert und verschlossen hat. [M512]

Zweipunktsonografie bei Verdacht auf tiefe Beinvenenthrombose (TBVT)

Anatomie und Untersuchungstechnik

Standardmethode bei Verdacht auf TBVT ist die vollständige sonografische Untersuchung der Oberschenkel- und Unterschenkelvenen. Eine TVBT lässt sich damit weitgehend sicher ausschließen. Die Methode bleibt jedoch erfahrenen Untersuchern vorbehalten und ist nicht überall und zu jeder Zeit verfügbar. Die **Zweipunktsonografie** kann auch von weniger erfahrenen Untersuchern angewandt werden und eingebunden in einen festen Untersuchungsalgorithmus eine akut behandlungsbedürftige lebensbedrohliche TBVT mit ausreichender Sicherheit nachweisen oder ausschließen.

Zur Untersuchung der Beinvenen werden Schallköpfe mit 3–8 MHz verwendet. Bei der Zweipunktmethode wird die V. femoralis unterhalb des Leistenbands im Querschnitt aufgesucht (→ Abb. 9.11). Der Patient liegt dazu auf dem Rücken. Die normale Vene lässt sich durch Schallkopfdruck vollständig komprimieren (→ Abb. 9.12, → Abb. 9.13). Erkennt man Thrombosezeichen, wie ein erweitertes echogenes Lumen und fehlende Komprimierbarkeit (→ Abb. 9.14), wird der Schallkopf gedreht und die Thrombose im Längschnitt dargestellt (→ Abb. 9.15). Die Kniekehle wird im Sitzen im Querschnitt aufgesucht (→ Abb. 9.11). Das Bein wird dazu auf einem Schemel aufgestützt. Alternativ kann die V. politea auch in Bauchlage oder in Rückenlage mit aufgestelltem Bein untersucht werden. Thrombosen der Unterschenkelvenen können damit nicht erkannt werden. Deswegen muss 5–7 Tage nach einer unauffälligen Zweipunktsonografie eine Kontrolluntersuchung zum Ausschluss einer Aszension aus den Unterschenkelvenen durchgeführt werden.

Die klinische Wahrscheinlichkeit einer TBVT kann mithilfe des **Wells Score** (→ Tab. 9.1) eingeschätzt werden. Ist die klinische Wahrscheinlichkeit gering, wird das **D-Dimer** bestimmt. Ist das D-Dimer nicht erhöht, lässt sich eine TBVT ausschließen. Weitere bildgebende Diagnostik ist dann nicht erforderlich. Ist das D-Dimer erhöht und/oder ist die klinische Wahrscheinlichkeit hoch, muss eine TBVT sonografisch ausgeschlossen werden. Eine D-Dimer-Erhöhung ist nicht für eine Thrombose beweisend, da sie auch durch Operationen, Traumata, Schwangerschaft, Infektionen, maligne Erkrankungen und Blutungen verursacht sein kann.

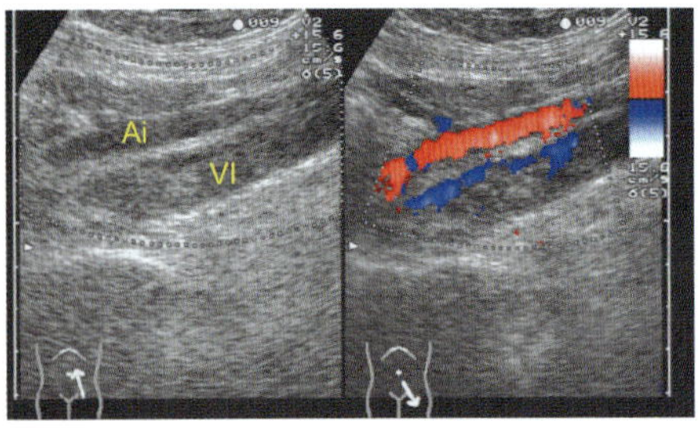

Abb. 9.5 Erweiterte V. iliaca (VI) mit inhomogenen Binnenechos. Nur in der Farbdarstellung werden die schmalen reperfundierten Lumenanteile sichtbar. Daneben die durchströmte A. iliaca (Ai). [M512]

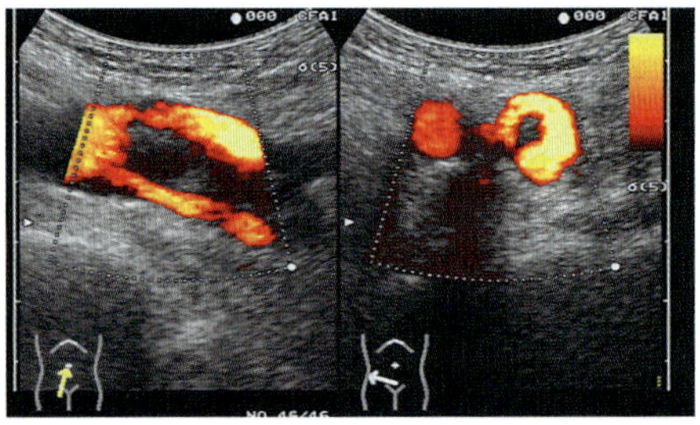

Abb. 9.6 Umspülter Thrombuszapfen in der V. iliaca [M512]

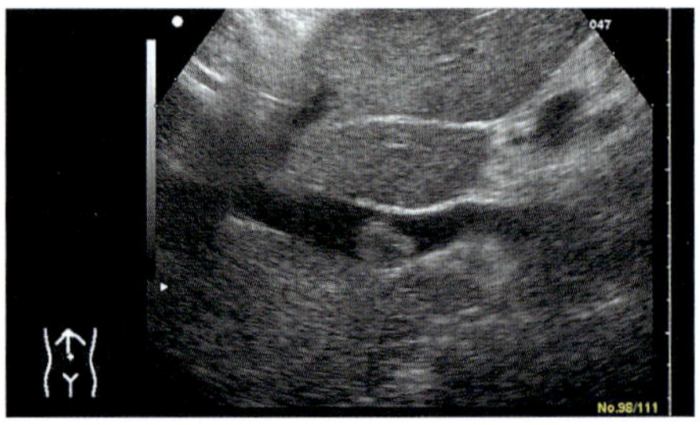

Abb. 9.7 Flottierender Kava-Thrombus mit hohem Risiko für eine Lungenembolie [M512]

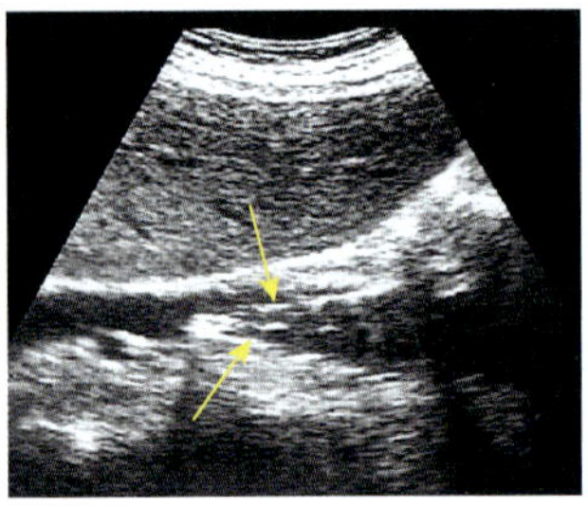

Abb. 9.8 Kava-Schirm als Embolieprophylaxe (Pfeile) [M512]

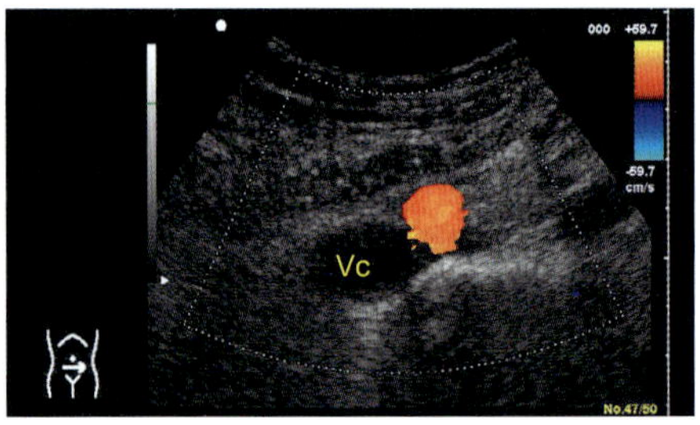

Abb. 9.9 Vollständiger Verschluss der V. cava (Vc): erweitertes Lumen ohne Farbsignal. Die Aorta ist farbig kodiert. [M512]

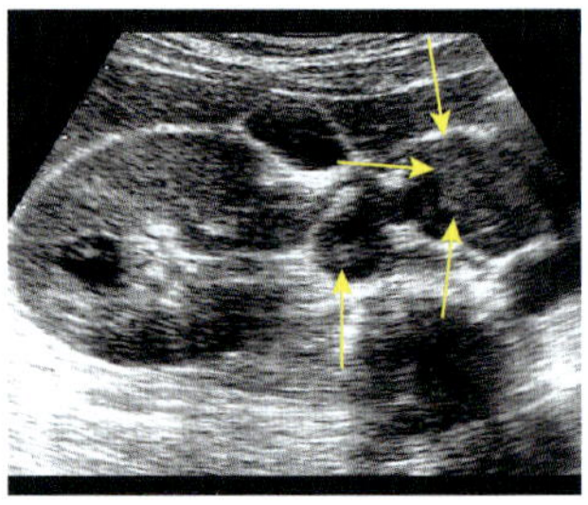

Abb. 9.10 Querschnitt durch die Niere mit nur teilweise angeschnittener Nierenvene. Sie ist erweitert und geschlängelt und enthält wie die V. cava polypös geformtes echogenes Material, das Tumorzapfen und/oder thrombotischem Material (Pfeile) entspricht. [M512]

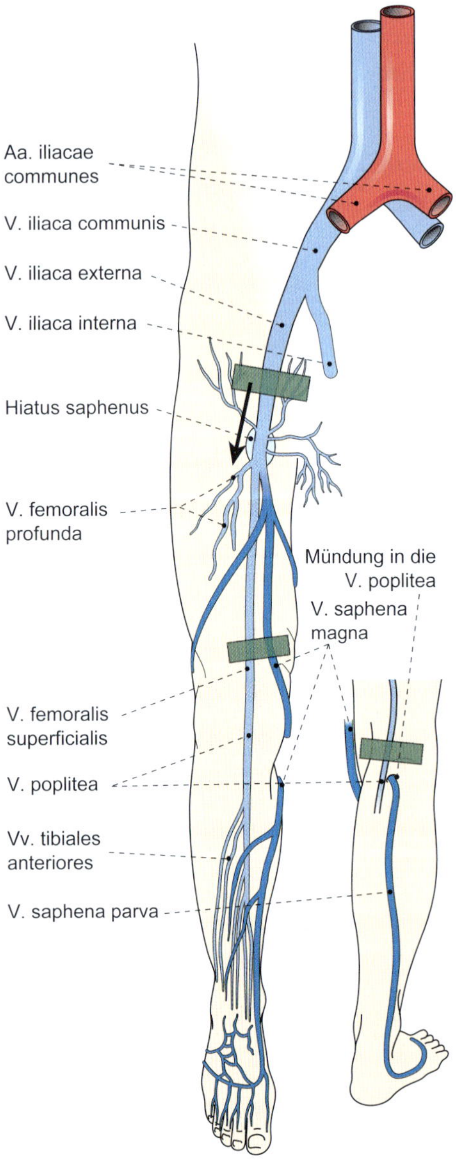

Abb. 9.11 Venenanatomie und Schallkopflage bei Zweipunktsonografie [L106]

Ist das D-Dimer nicht erhöht, lässt sich eine TBVT ausschließen. Umgekehrt ist eine D-Dimer-Erhöhung unspezifisch und nicht beweisend für eine TBVT.

Mit der **Zweipunktsonografie** lässt sich eine akut behandlungsbedürftige lebensbedrohliche TBVT mit ausreichender Sicherheit ausschließen. Allerdings ist **nach 5–7 Tagen eine Kontrollsonografie obligat,** um eine aszendierende Thrombose aus dem Unterschenkelbereich auszuschließen.
Im klinischen Zweifelsfall wird trotz negativer Zweipunktsonografie eine Therapie mit niedermolekularem Heparin und Kompressionsverband eingeleitet. Eine vollständige Kompressionssonografie muss dann allerdings **schon in den folgenden Tagen** durchgeführt werden, da sich Thrombosen unter Therapie schnell zurückbilden können und deshalb später nicht mehr festgestellt werden kann, ob eine therapiebedürftige Thrombose vorgelegen hat oder nicht. Bei Thoraxschmerzen muss zusätzlich eine Thoraxsonografie zur Suche nach einer Lungenembolie durchgeführt werden (→ Kap. 37).

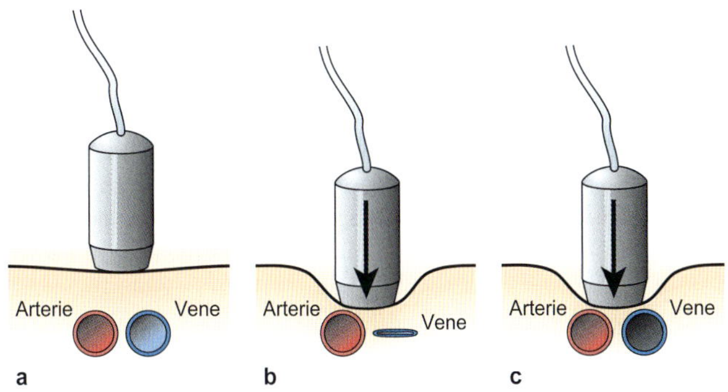

Abb. 9.12 Schematische Darstellung der Kompressionssonografie. Die normale Vene (a) lässt sich durch Schallkopfdruck komprimieren (b). Die thrombosierte Vene ist erweitert und nicht komprimierbar (c). [L106]

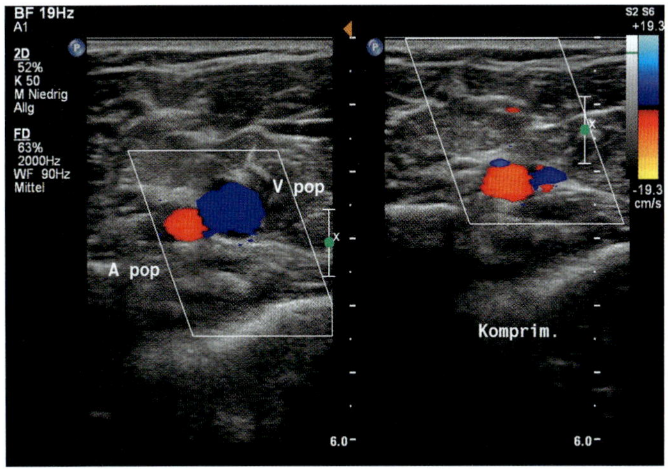

Abb. 9.13 Die normale V. poplitea (blau kodiert) ist im Gegensatz zur A. poplitea (rot kodiert) durch Schallkopfdruck komprimierbar (rechtes Bild). Eine Farbdarstellung ist zur Beurteilung der Komprimierbarkeit nicht notwendig, aber hilfreich. [T770]

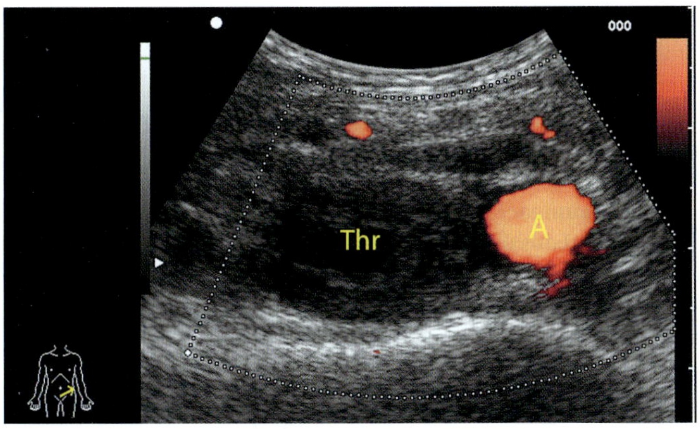

Abb. 9.14 Thrombose der V. femoralis. Die Arterie ist farbig durchflossen. Die Vene (Thr) ist erweitert, nicht komprimierbar und enthält echogenes Material. Keine farbigen Flusssignale in der Vene. [M512]

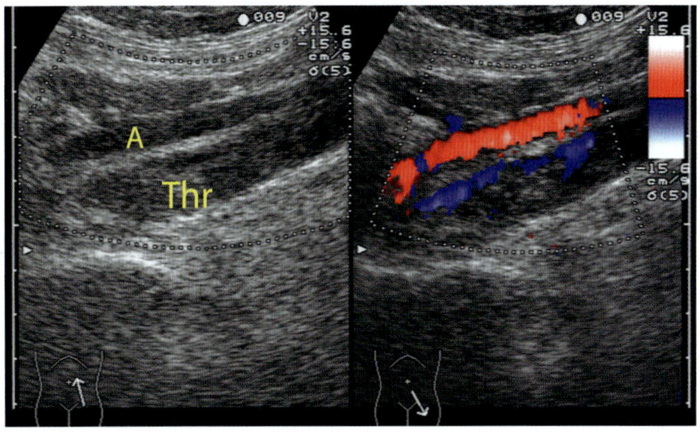

Abb. 9.15 Venenthrombose im Längsschnitt. Der Fluss in der A. femoralis (A) ist auf dem rechten Bild rot kodiert. Der Thrombus in der Vene ist wegen Artefaktechos nur im Farbmodus vom durchströmten Lumen (blau) zu unterscheiden. [M512]

Tab. 9.1 Wells Score zur Einschätzung der Wahrscheinlichkeit einer TBVT [F782-001]

Klinische Charakteristik	Score
aktive Krebserkrankung	1
Lähmung oder kürzliche Immobilisation der Beine	1
Bettruhe über 3 Tage oder großer chirurgischer Eingriff in den letzten 12 Wochen	1
Schmerzen/Verhärtung entlang der tiefen Venen	1
Schwellung des ganzen Beins	1
Umfangsvermehrung des Unterschenkels zur Gegenseite › 3 cm	1
eindrückbares Ödem	1
sichtbare Kollateralvenen	1
frühere tiefe Beinvenenthrombose	1
alternative Diagnose ebenso wahrscheinlich wie TVT	−2
Beurteilung	
Score › 2: Wahrscheinlichkeit für TVT hoch Score ‹ 2: Wahrscheinlichkeit für TVT nicht hoch	

Zusammenfassung

- Eine Erweiterung der V. cava mit fehlender oder verminderter inspiratorischer Lumenverminderung spricht für eine Druckerhöhung im venösen Kreislauf.
- Venöse Thrombosen sind an einer Erweiterung des Gefäßlumens erkennbar, das echogenes thrombotisches Material enthält, sowie an einer fehlenden Komprimierbarkeit des Gefäßes.
- Mit der Zweipunkt-Kompressionssonografie lässt sich eine lebensbedrohliche TBVT mit ausreichender Sicherheit nachweisen oder ausschließen.
- Bei Thoraxschmerzen ist zusätzlich eine Thoraxsonografie zur Suche nach einer Lungenembolie indiziert (→ Kap. 37).
- Eine sichere Beurteilung des thrombotischen Materials und des durchströmten Lumens sowie ggf. die Darstellung von Kollateralgefäßen gelingen oft erst im Farbmodus.
- Wird eine Kava-Thrombose gefunden, muss gezielt nach ursächlich zugrunde liegenden Bein-, Beckenvenenthrombosen, Tumor- und Lymphomerkrankungen gesucht werden.

Portale Hypertension

Ursache einer portalen Hypertension ist eine Behinderung des Blutflusses durch die Leber. Grundsätzlich sind alle Ursachen und Folgen eines Pfortaderhochdrucks sonografisch erfassbar (→ Kap. 13). Eine Erweiterung des normalen Durchmessers ist ein diagnostisch unzuverlässiger Parameter. Etwas aussagekräftiger ist die fehlende respiratorische Kaliberschwankung in V. lienalis und V. mesenterica superior bei portaler Hypertension. Umgekehrt schließt eine inspiratorische Lumenerweiterung um > 50 % eine portale Hypertension aus. Mithilfe der Duplex- bzw. Farbduplexsonografie können eine Abnahme des zentripetalen Pfortaderflusses (< 10 cm/s), ein Pendelfluss, eine Stromumkehr und die Ausbildung von Kollateralen gut dargestellt werden. Insbesondere der Nachweis von portokavalen Anastomosen ist ein wichtiges Nachweiskriterium für eine portale Hypertension.

Portalvenenthrombose

Komplette oder inkomplette Portalvenenthrombosen stellen sich nur unter guten Sichtbedingungen im B-Bild als echogene intraluminale Strukturen im erweiterten Gefäß dar (→ Abb. 10.1). Dagegen sind in der Farbdarstellung durchströmtes Lumen und thrombotische Anteile sehr gut zu beurteilen (→ Abb. 10.2 und → Abb. 10.3). Ursache ist meist ein entzündlicher oder tumoröser Prozess in der Umgebung oder eine Gerinnungsstörung.
Tritt die Portalvenenthrombose als Folge einer entzündlichen Erkrankung (z. B. akute Pankreatitis) auf, so sind oft auch die V. lienalis und die V. mesenterica superior betroffen. Bei **Mesenterialvenenthrombose** (→ Abb. 10.4) muss nach einer symptomarmen Phase mit der Entwicklung eines akuten Abdomens gerechnet werden und gezielt nach ödematös geschwollenen Darmwänden gesucht werden (→ Kap. 31).
Ein chronischer Verschluss der Pfortader führt zur Ausbildung von Kollateralgefäßen unterschiedlicher Ausprägung.

Portale Kollateralen

Eine **Rekanalisierung der V. umbilicalis** kann man von ihrem intrahepatischen Ursprung aus dem linken Hauptstamm der Portalvene, im Verlauf des Lig. teres bis zur Bauchwand und korkenzieherartig gewunden innerhalb der Bauchwand bis zum Nabel verfolgen **(Cruveilhier-von-Baumgarten-Syndrom),** wo sie das **Caput medusae interna** bildet (→ Kap. 13).
Portokavale Anastomosen am Leberhilus verlaufen zur linken Magenkurvatur, die V. coronaria zum Ösophagus, wo sie **Ösophagusvarizen** ausbilden kann.
Im Lig. hepatoduodenale liegen vom Pankreaskopf und Duodenum ausgehende Kollateralen, die zur **kavernösen Transformation** bzw. zum **Pfortaderkavernom** führen.
Sonografisch sieht man im B-Bild anstatt der Pfortader ein auffälliges polyzystisch wirkendes Gebilde, das im Farbdoppler portalvenöse Farbsignale zeigt (→ Abb. 10.5). Weitere geschlängelte varikös erweiterte Gefäße entsprechen ektopen Varizen um Gallenblase und Duodenum (→ Kap. 16), den Vv. coronariae ventriculi oder Vv. gastricae breves im Bereich des Leberhilus und des Magens (→ Abb. 10.6). Nach kaudal verlaufen **mesenteriale splenorenale und splenolumbale Varizen** (→ Abb. 10.7 und → Abb. 10.8).

Budd-Chiari-Syndrom

Eine seltene posthepatische Ursache der portalen Hypertension ist das Budd-Chiari-Syndrom. Es handelt sich dabei um einen teilweisen oder vollständigen Verschluss der großen Lebervenen, z. B. als Folge von Gerinnungsstörungen oder Tumoren (→ Kap. 13).

Gas im Portalsystem

Gasblasen in den Portalvenen kommen bei nekrotisierenden Entzündungen, Dünndarmischämie, Ulkus- und Schleimhautperforation, Trauma oder gastrointestinaler Infektion mit gasbildenden Keimen vor (→ Kap. 14).

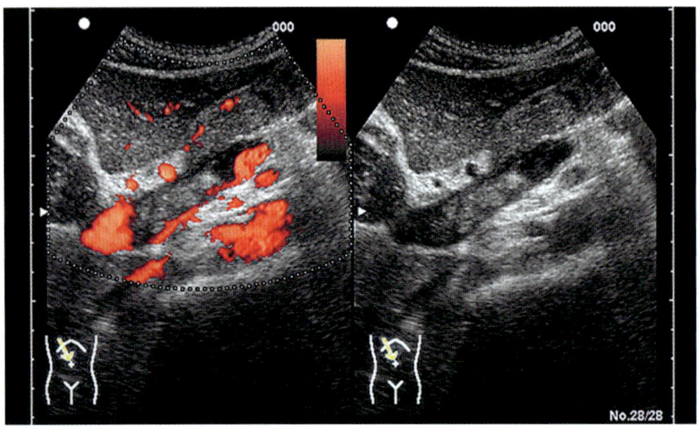

Abb. 10.1 Echogene Struktur im Lumen der erweiterten Pfortader. Im Farbmodus grenzt sich das farbig durchströmte Lumen deutlicher vom umspülten Thrombus ab. [M512]

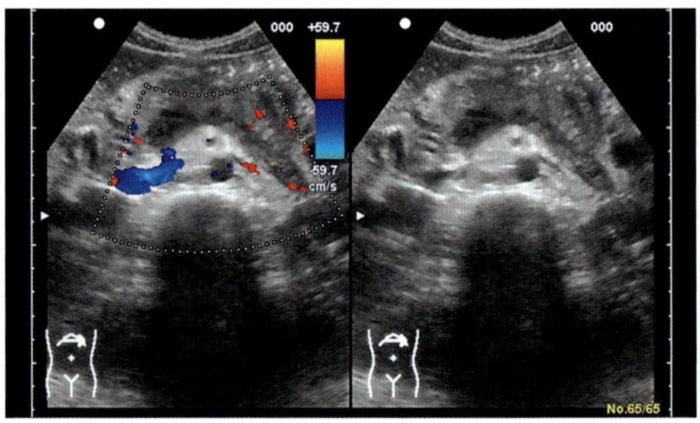

Abb. 10.2 Akute komplette Thrombosierung der V. lienalis. Sie ist vollständig mit echogenem Material ausgefüllt. Im Farbmodus kein Flusssignal (→ Abb. 10.3). [M512]

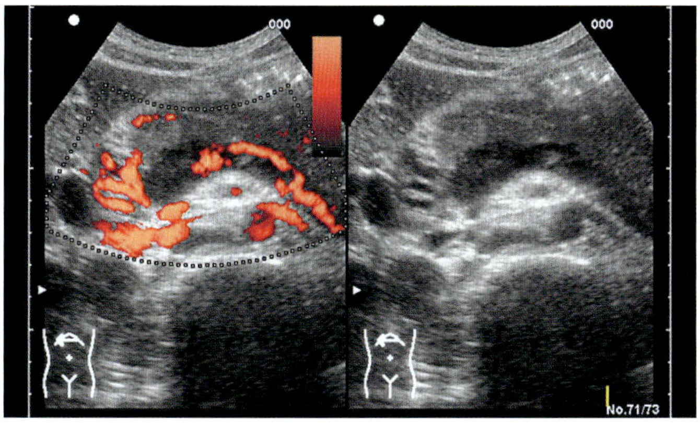

Abb. 10.3 Gleicher Patient wie in → Abb. 10.2, 3 Tage später. Nur im Farbmodus sind die Zeichen einer beginnenden Rekanalisation erkennbar. [M512]

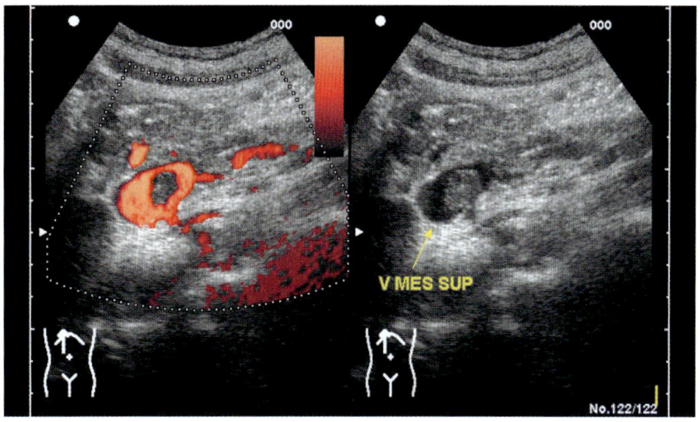

Abb. 10.4 Stark erweiterte V. mesenterica (V. MES SUP). Der thrombosierte Gefäßanteil ist im Farbmodus besser abgrenzbar. [M512]

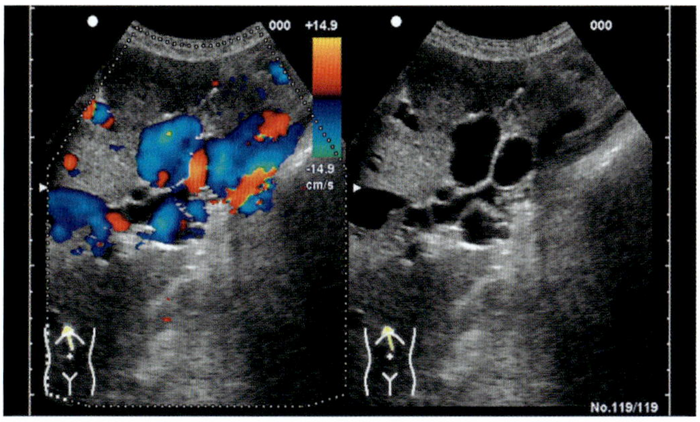

Abb. 10.5 Im B-Bild scheinbar polyzystisches Gebilde am Leberhilus: keine Pfortader, aber typische kavernöse Transformation. Im Farbmodus zeigt sich ein portalvenöser Fluss. [M512]

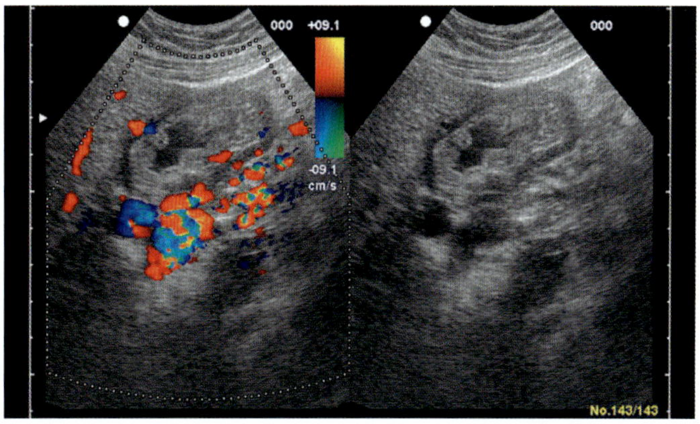

Abb. 10.6 Geschlängelte portokavale Varizen am Leberhilus dorsal des Magens. [M512]

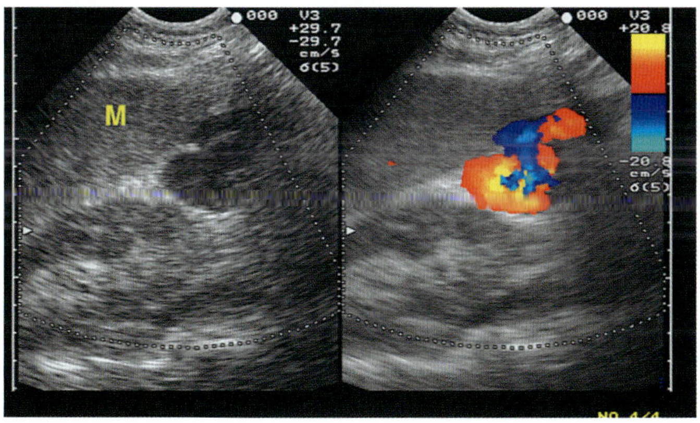

Abb. 10.7 Splenorenale Kollateralen kaudal der Milz (M) [M512]

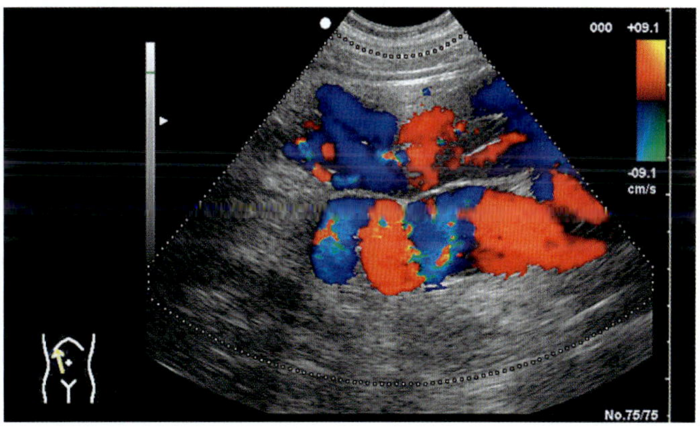

Abb. 10.8 Ausgeprägte portale Kollateralgefäße im rechten Mittelbauch [M512]

Zusammenfassung

- Veränderungen der Portalgefäße betreffen v. a. die portale Hypertension und Thrombosen im portalen System.
- Indirekte Zeichen der portalen Hypertension sind der Aszites und die Splenomegalie.
- Portale Kollateralen müssen gezielt gesucht werden, oder die oft auffälligen Gefäßkonvolute werden als Zufallsbefund aufgefunden.
- Viele Veränderungen des Portalsystems können mit der Farbdopplersonografie besser erkannt werden.

Leber: Anatomie und Untersuchungstechnik

Anatomie

Die Leber liegt im rechten Oberbauch kaudal des Zwerchfells. Sie grenzt an ihrer Unterseite an Niere, Nebenniere, Pankreas, Kolon und Magen. Gallenblasenbett, V. cava, Pfortader, Lig. teres und Lig. venosum bilden an der Unterseite der Leber eine H-förmige Figur (**Leber-H,** → Abb. 11.1 und → Abb. 11.10). Die Leber wird dadurch **nach anatomischen Gesichtspunkten** in den Lobus caudatus, den Lobus quadratus und den rechten und linken Leberlappen geteilt.
Für **chirurgische Belange** wird die Leber entsprechend ihrer Gefäßversorgung in Segmente eingeteilt. Die Grenze zwischen linkem und rechtem Leberlappen wird nach anatomischer Nomenklatur entlang des Lig. teres und Lig. venosum, nach chirurgischen Aspekten, durch eine Ebene aus mittlerer Lebervene und Gallenblase gebildet. Die Segmente I–IV gehören danach zum linken, die Segmente V–VIII zum rechten Lappen (→ Abb. 11.2). Segment I entspricht dem Lobus caudatus, Segment IV dem Lobus quadratus.

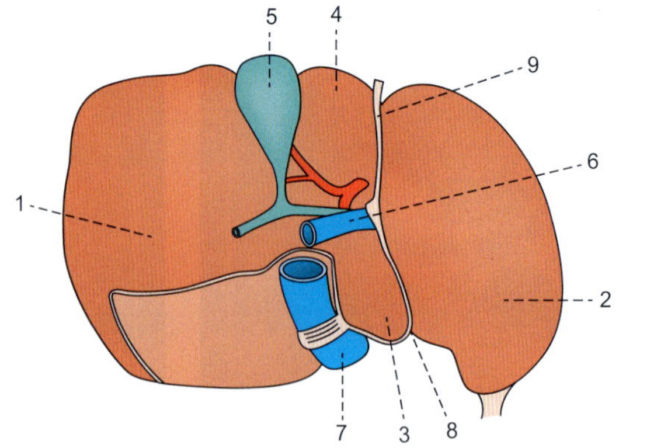

1 rechter Leberlappen
2 linker Leberlappen
3 Lobus caudatus
4 Lobus quadratus
5 Gallenblase
6 V. portae
7 V. cava inferior
8 Lig. venosum
9 Lig. teres hepatis

Abb. 11.1 Einteilung der Leber nach anatomischen Gesichtspunkten. Der rechte Hauptast der V. portae bildet den Querbalken des Leber-H. Der linke Längsbalken wird vom Lig. teres und Lig. venosum gebildet, der rechte Längsbalken von einer Linie durch Gallenblase und V. cava. [L231]

Normalbefunde

Die **Echostruktur** der Leber ist gleichmäßig harmonisch. Die Echodichte von Leber und Nieren ist nahezu identisch (→ Abb. 11.7).
Die **Kontur** der Ventralfläche ist leicht konvex, die der Kaudalfläche leicht konkav. Der **Leberrandwinkel** ist spitzwinklig und beträgt rechts < 45°, links < 30°. Die **Lebergröße** beträgt im Mittel < 13 cm in der Medioklavikularlinie. Im Flankenschnitt soll nicht mehr als zwei Drittel der Niere von der Leber überragt werden.
Die **Konsistenz** (Härte) der Leber kann im bewegten Bild beurteilt werden. Die normale Leber ist weich, verformt sich, und schmiegt sich bei Atembewegungen den angrenzenden Organen an. Eine pathologisch derbe Leber verformt sich nicht und schiebt angrenzende Strukturen weg.
Die **Lebervenen** konfluieren radspeichenartig in die V. cava **(Lebervenenstern).** Die maximale Weite an der Einmündung in die V. cava beträgt 1 cm. Sie haben keine echoreiche Begrenzung, außer dort, wo der Schallstrahl senkrecht auf die Gefäßwand trifft und ein Eintritts- und Austrittsecho entsteht (→ Abb. 11.9).
Die **Portalgefäße** verzweigen sich **hirschgeweihartig** und weisen eine echoreiche Begrenzung auf **(Uferbefestigung).** Der rechte Hauptast der V. portae bildet den Querbalken des **Leber-H.** Der Durchmesser der V. portae am Leberhilus beträgt ca. 13 mm.
Die intrahepatischen **Gallenwege** verlaufen entlang der Portalgefäße und sind nur sichtbar, wenn sie erweitert sind (Doppelflintenzeichen), ebenso wie die **intrahepatischen Arterien,** die z. B. bei Leberzirrhose und portaler Hypertonie verbreitert sind (Pseudodoppelflintenzeichen, → Kap. 17).

Untersuchungstechnik

Die Leber wird in Rückenlage oder in Linksseitenlage in tiefer Inspiration durchgemustert.
In **Längsschnitten** werden Struktur, Kontur und Größe beurteilt. Die → Abb. 11.3 bis → Abb. 11.7 zeigen vier charakteristische Längschnitte.
Die Untersuchung der Leber im **Querschnitt** erfolgt am Unterrand des rechten Rippenbogens in einem subkostalen Schrägschnitt (→ Abb. 11.8). Bei der Durchmusterung werden zunächst in flacher Schallkopflage die Lebervenen radspeichenartig dargestellt (**Schnittebene 1,** → Abb. 11.9). In immer steilerer Schallkopflage werden weitere Strukturen, wie Portalgefäße und Gallenblase **(Schnittebene 2 und 3)** sichtbar, die zusammen das Leber-H bilden (→ Abb. 11.1 und → Abb. 11.10). Da mit einer Kippbewegung nicht die gesamte Leber erfasst werden kann, muss sie entsprechend weiter lateral oder medial wiederholt werden.

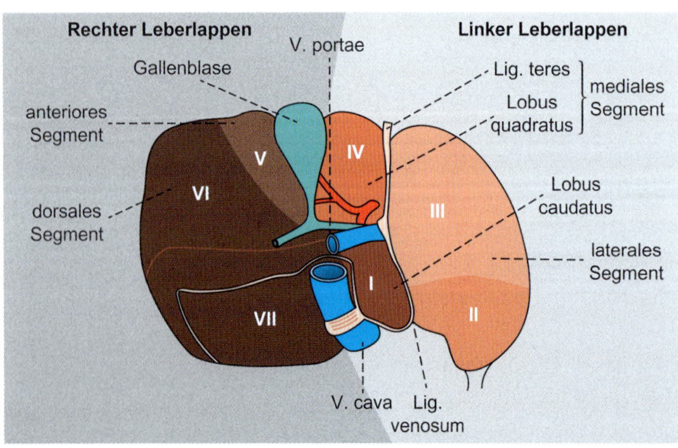

Abb. 11.2 Segmenteinteilung der Leber nach Couinaud. Segment VIII liegt zwerchfellnah und ist nicht abgebildet. [L231]

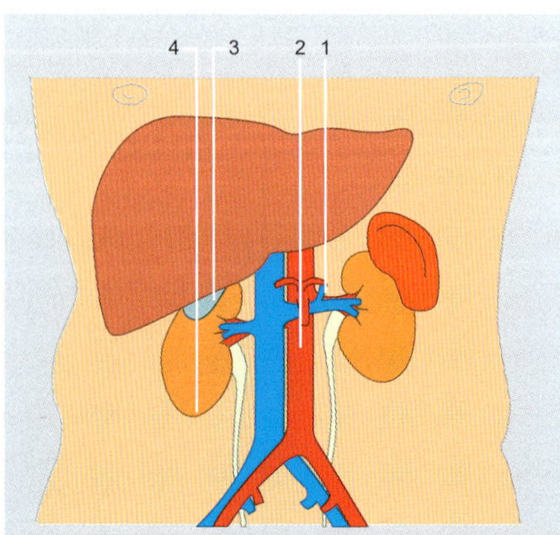

Abb. 11.3 Schallkopflagen zur Untersuchung der Leber: Längsschnitte [L231]

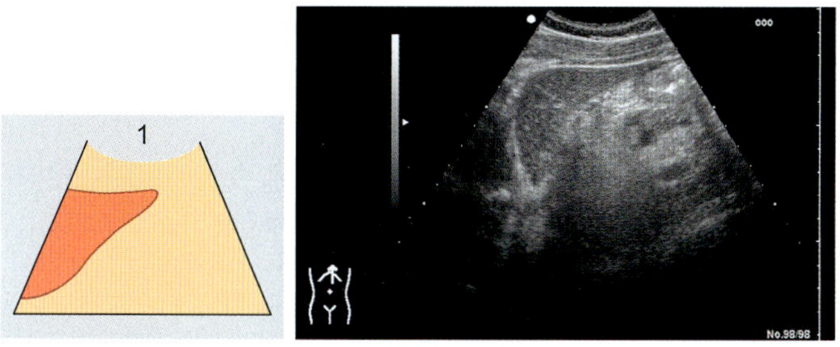

Abb. 11.4 Schnittebene 1: Leber im linken Paramedianschnitt [a: L231, b: M512]

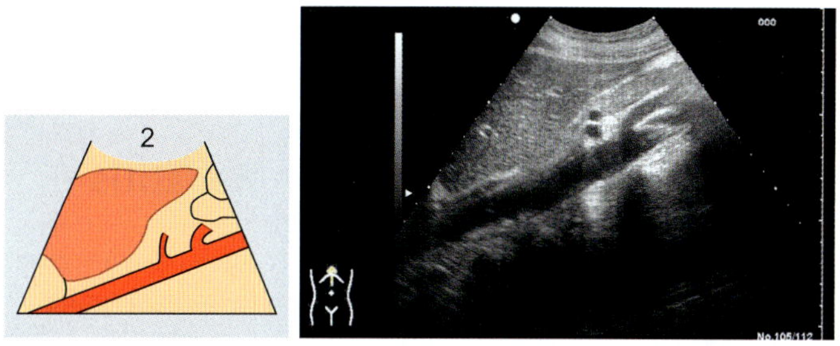

Abb. 11.5 Schnittebene 2: Leber in der Aortomesenterialebene [a: L231, b: M512]

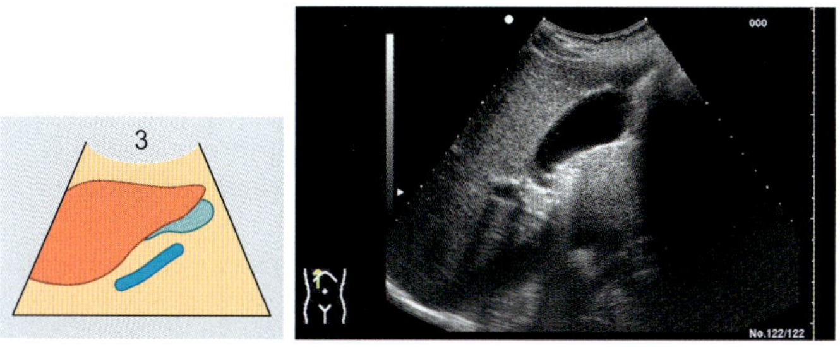

Abb. 11.6 Schnittebene 3: Leber in der Gallenblasenebene [a: L231, b: M512]

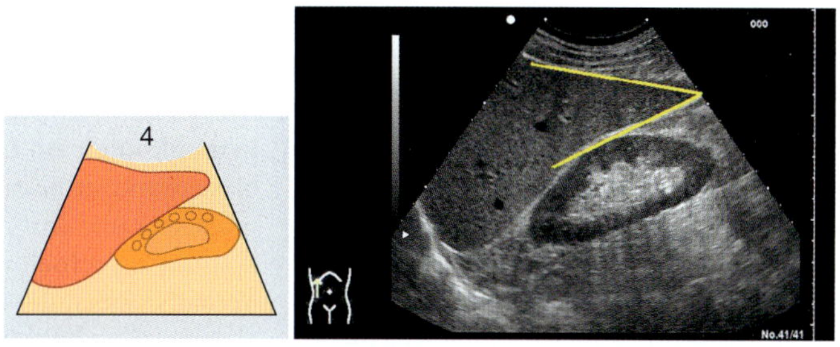

Abb. 11.7 Schnittebene 4: rechter Flankenschnitt. Der Leberrandwinkel beträgt < 45° (Linien). Die Echogenität von Leber und Nierenparenchym ist gleich. [a: L231, b: M512]

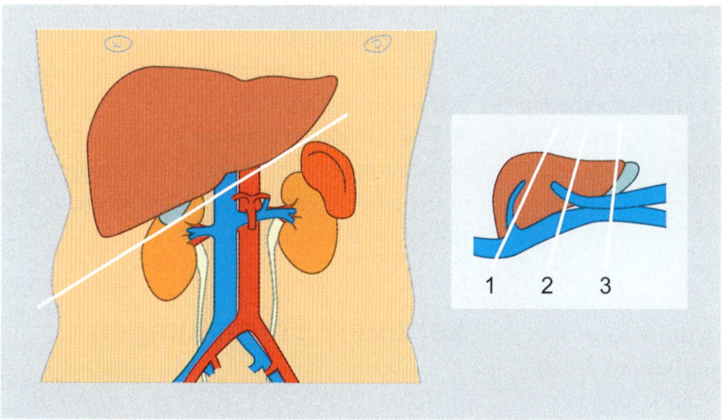

Abb. 11.8 Schallkopflagen zur Untersuchung der Leber: Querschnittsebenen. Subkostaler Schrägschnitt, flach (Schnittebene 1) und subkostaler Schrägschnitt, steil (Schnittebene 2 und 3). [L231]

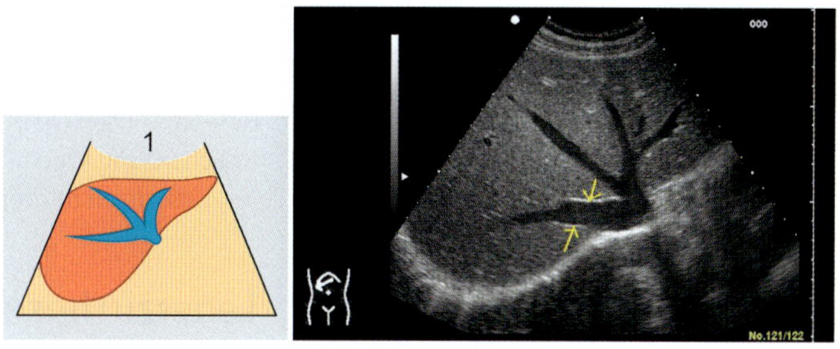

Abb. 11.9 Schnittebene 1: Lebervenenstern. Zu sehen sind die Ein- und Austrittsechos (Pfeile). [a: L231, b: M512]

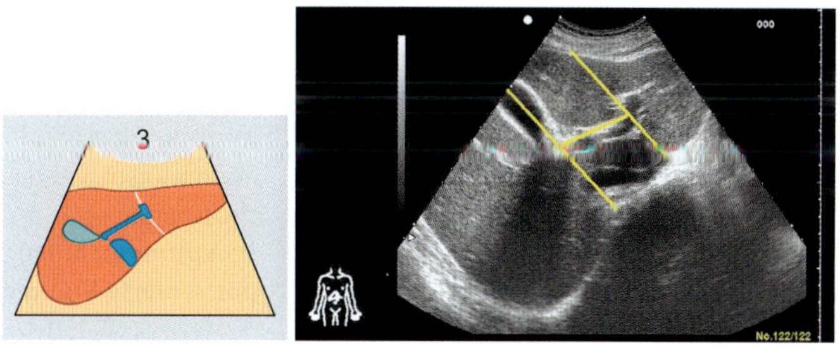

Abb. 11.10 Schnittebene 3: Leber-H (Linien) mit Gallenblase [a: L231, b: M512]

Zusammenfassung

- Die Leber wird nach anatomischen Kriterien durch Gallenblasenbett, V. cava, Pfortader, Lig. teres und Lig. venosum H-förmig gegliedert. Für chirurgische Belange wird sie entsprechend ihrer Gefäßversorgung in acht Segmente eingeteilt.
- Die normale Leber ist spitzrandig mit konkaver Unterfläche und homogen echoarm. Die Konsistenz ist weich.
- Eine pathologische Lebervergrößerung geht mit einer Verplumpung der Kontur einher.
- Die Lebervenen sind an ihrem sternförmigen Verlauf erkennbar. Portalgefäße werden durch ihren hirschgeweihartigen Verlauf und der echoreichen Begrenzung davon unterschieden.

Diffuse Leberparenchymveränderungen

Unter diffusen Leberparenchymveränderungen versteht man sonografische Abweichungen, denen metabolische, toxische, infektiöse oder hämatologische Ursachen zugrunde liegen. Sie sind unspezifisch und erlauben nur im Zusammenhang mit weiteren klinischen Befunden eine ätiologische Zuordnung. Häufigstes Zeichen ist die Organvergrößerung. Die absolute Größe der normalen Leber ist außerordentlich variabel und wenig aussagekräftig. Als Orientierung kann die rechte Niere dienen, die nicht mehr als zwei Drittel von der Leber überragt werden sollte. Da die Leber von einer Kapsel umgeben ist, führt eine relevante Volumenzunahme zu einer gut erkennbaren Vergrößerung und Abrundung des kaudalen Leberrandwinkels (→ Abb. 12.1), die Leberunterfläche verliert ihre konkave Form, die gesamte Leber nimmt eine bikonvexe Form an. Eine Zunahme der Leberkonsistenz (Härte) geht mit einem Verlust der Verformbarkeit der Leber bei Atemexkursionen einher.

Fettleber

Häufigste diffuse Leberveränderung ist die Fettleber. Man findet eine im Vergleich zum normalen Nierenparenchym echoreiche „weiße" Leber. Fern des Schallkopfes kommt es zu einer Schallabschwächung durch vermehrte Absorption. Die peripheren Gefäße sind schlechter abgrenzbar. Das Volumen nimmt mit zunehmendem Fettgehalt zu (→ Abb. 12.2).
In Abhängigkeit von Gefäßversorgung und Änderungen des Ernährungsverhaltens kommt es zu charakteristisch geformten echoarmen **regionalen Minderverfettungen** überwiegend entlang der Portalgefäße und im Gallenblasenlager, die gegenüber Raumforderungen abgegrenzt werden müssen (→ Abb. 14.19).

Hepatitis

Auch bei einer ausgeprägten akuten Hepatitis können sonografisch fassbare Veränderungen an der Leber fehlen oder das unspezifische Bild der diffusen Leberparenchymveränderung bieten. Diagnostisch wegweisend sind Sekundärveränderungen, wie die **Verdickung der Gallenblasenwand** (Abb. 14.22a) und die **Vergrößerung von Lymphknoten am Leberhilus.** Die Gallenblasenwandverdickung kann sehr ausgeprägt sein und darf nicht mit einer Cholezystitis verwechselt werden. Cholestatische Verlaufsformen der Hepatitis führen zum Sistieren der Galleproduktion und damit zur **leeren Gallenblase,** die zusammen mit der Wandverdickung einen tumorartigen Aspekt bieten kann (→ Abb. 16.22b).
Chronische Hepatitiden verursachen einen zunehmenden Umbau der Leber, sodass im fortgeschrittenen Stadium eine Unterscheidung vom Vollbild der Zirrhose sonografisch nicht möglich ist (→ Abb. 12.3).

Leberzirrhose

Eine beginnende Leberzirrhose kann sich hinter dem unspezifischen Befund der diffusen Leberparenchymveränderung verbergen. Erst in späteren Stadien kommt es zum Auftreten von charakteristischen Veränderungen, die eine mehr oder weniger sichere Zuordnung ermöglichen.
Sonografisch fassbare Zeichen der Leberzirrhose sind:

- **Volumen:** anfangs vergrößert, disproportionierte Volumenzunahme des linken Leberlappens und des Lobus caudatus (→ Abb. 12.3), später Schrumpfung (→ Abb. 12.4)
- **Form:** verplumpt, abgerundet
- **Kontur:** grobhöckerig (→ Abb. 12.5) oder feinhöckerig (diskontinuierliche Leberkapsel, Dachziegel-, Bürstenzeichen, → Abb. 12.6)
- **Konsistenz:** hart, respiratorische Bewegung „en bloc"
- **Homogenität:** grobkörnige ungleichmäßige Echos, scheckiges Muster (→ Abb. 12.5)
- **Echogenität:** geringgradig bis stark erhöht
- **Lebervenen:** unregelmäßig berandet, korkenzieherartig gewunden, rarefiziert (→ Abb. 12.7)
- **Portalvenen:** verbreiterte echoreiche Begleitstreifen (Uferbefestigung, → Abb. 12.8). Sprunghafte Verjüngung der Äste, scheinbare Verkürzung (gestutzter Portalbaum); später Erweiterung, Stromumkehr, Kollateralenbildung (rekanalisierte V. umbilicalis, → Abb. 12.9).
- **Arterien:** Kaliberzunahme (Pseudodoppelflinten, → Kap. 17)
- **Portale Hypertension:** Pfortaderverbreiterung (extrahepatisch > 13 mm), Splenomegalie, Aszites, Gallenblasenwandverdickung

Seltenere Erkrankungen

Speicherkrankheiten (z. B. Leberamyloidose, Morbus Wilson, Hämochromatose), Tuberkulose und Sarkoidose können sich ähnlich echoreich wie eine Steatosis hepatis darstellen. Eine spezifische Diagnose ist allein aus dem sonografischen Bild nicht möglich.

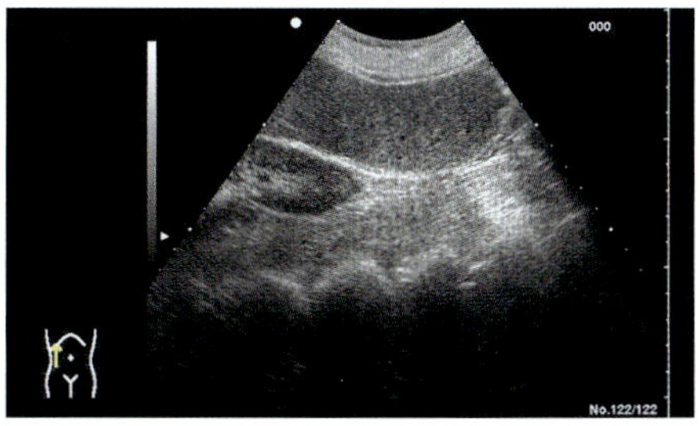

Abb. 12.1 Vergrößerte Leber, welche die Niere im Flankenschnitt überragt, mit abgerundetem kaudalem Randwinkel [M512]

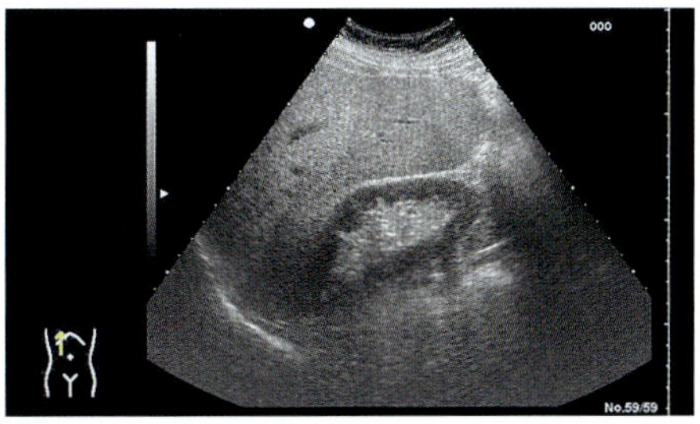

Abb. 12.2 Fettleber. Im Vergleich zum Nierenparenchym strukturverdichtet mit dorsaler Schallabschwächung und abgerundeter Kontur. [M512]

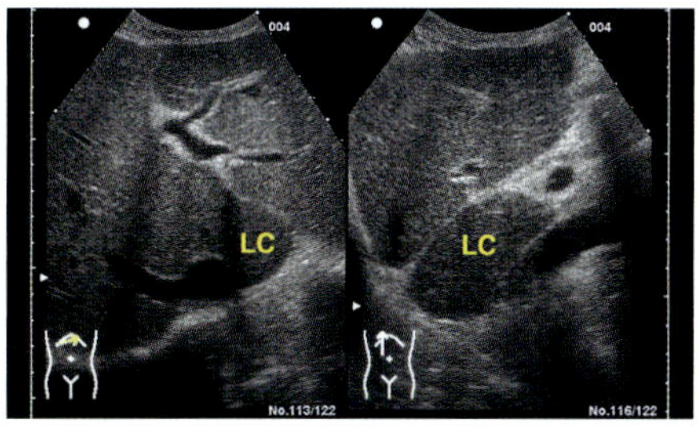

Abb. 12.3 Disproportionierte Volumenzunahme der Leber. Vergrößerter, abgesetzter Lobus caudatus (LC) bei chronischer Hepatitis mit Übergang zur Zirrhose. [M512]

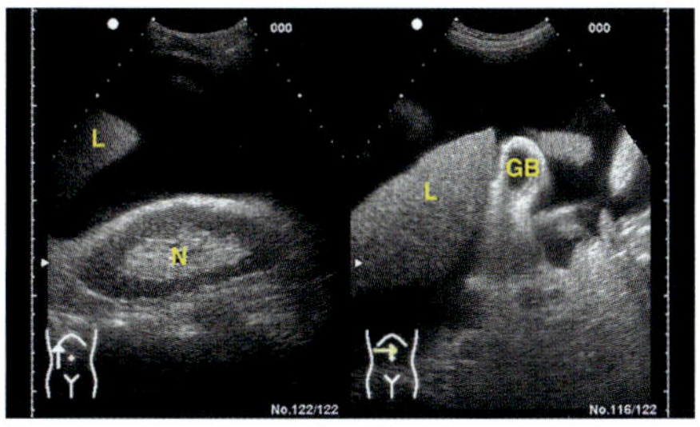

Abb. 12.4 Schrumpfleber (L) in Aszites. Gallenblasenwand (GB) verdickt bei Zirrhose. Niere (N). [M512]

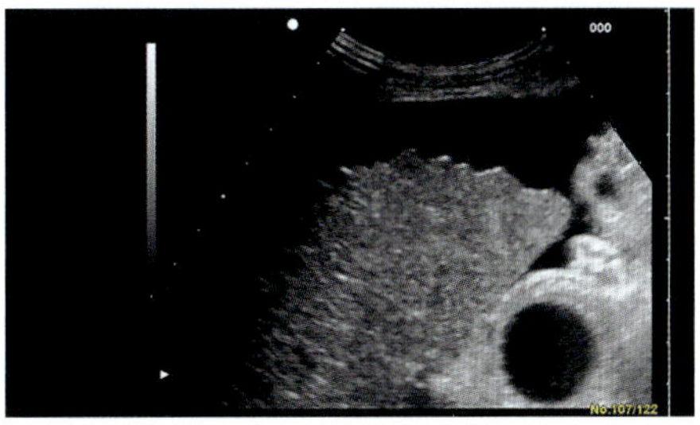

Abb. 12.5 Großknotige Leberzirrhose in Aszites. Die Gallenblasenwand ist verdickt. [M512]

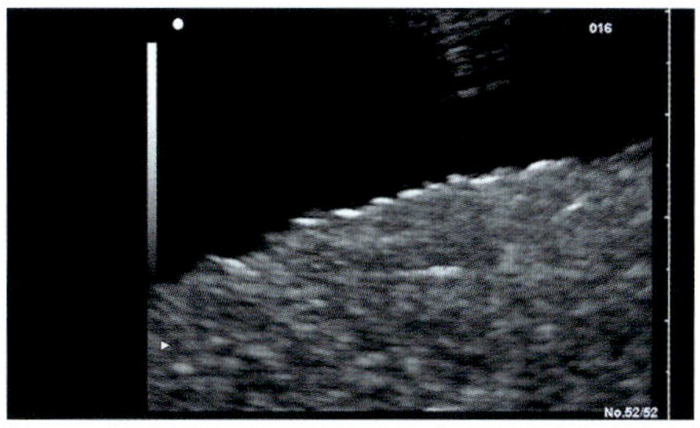

Abb. 12.6 Feinknotige Leberzirrhose. Im Aszites reflektieren nur die Höckerkuppen der Regeneratknötchen und bilden die Kapsel diskontinuierlich echoreich ab. Es entsteht ein löchriger, dachziegelartiger Eindruck. [M512]

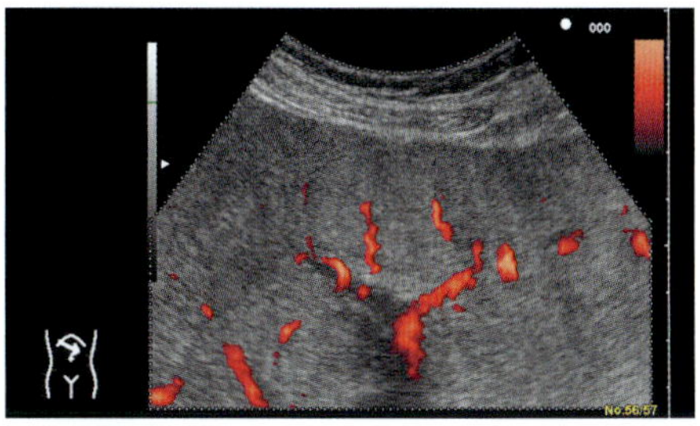

Abb. 12.7 Korkenziehervenen in der Leber. Feine Regeneratknoten sind oft nur anhand der Verdrängung von Lebervenen im Farbmodus erkennbar. [M512]

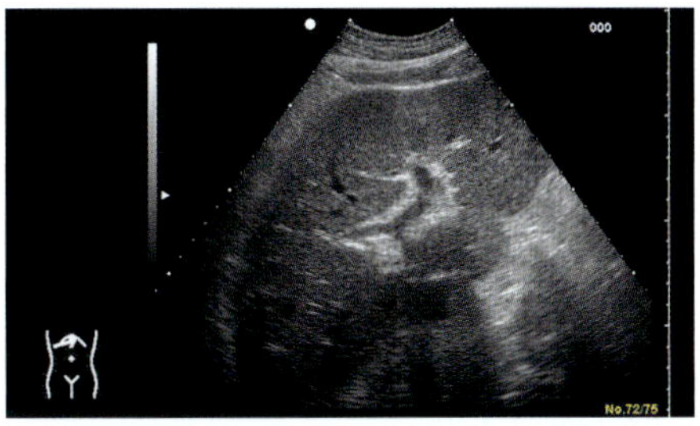

Abb. 12.8 Periportale Fibrose. Verbreiterter echoreicher Begleitstreifen entlang der Portalgefäße (Uferbefestigung). Diese verjüngen sich nach peripher (Kalibersprung), sodass sie kaum mehr sichtbar sind (gestutzter Portalbaum). [M512]

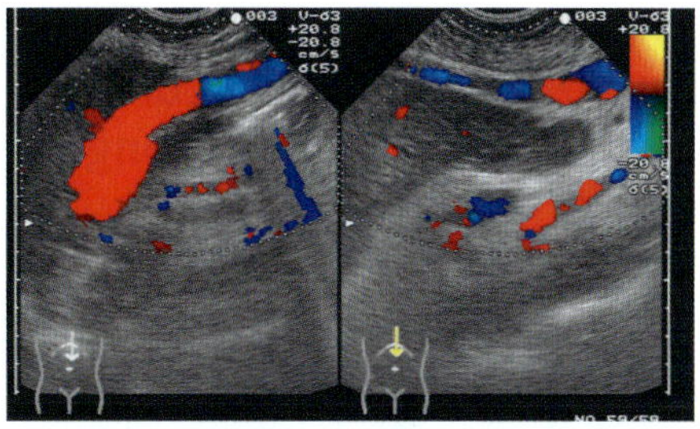

Abb. 12.9 Rekanalisierte V. umbilicalis bei portaler Hypertension. Sie verläuft vom linken intrahepatischen Hauptast der V. portae im Lig. teres zur Bauchwand und lässt sich als geschlängeltes Gefäß bis zum Nabel verfolgen (Caput medusae interna). [M512]

Zusammenfassung

- Unter dem Begriff „Leberparenchymschaden“ werden Veränderungen der Größe, Struktur und Kontur der Leber zusammengefasst. Er sollte nur als Befundbeschreibung, nicht als Diagnose verwendet werden, da er die gesunde Leber bis hin zur beginnenden Zirrhose umfassen kann.
- Beginnende Zirrhosen zeigen anfangs nur das uncharakteristische Zeichen des Leberparenchymschadens.
- Erst später lassen sich spezifische Zirrhosezeichen, z. B. eine höckerige Oberfläche oder eine portale Hypertension, nachweisen.
- Ausgeprägte akute Hepatitiden sind oft nur an indirekten Zeichen, wie Gallenblasenwandverdickung oder Lymphknoten am Leberhilus, erkennbar. Die Leber selbst kann sonografisch unauffällig sein.

Veränderungen der Lebervenen

Eine Rechtsherzinsuffizienz führt zum Rückstau von venösem Blut aus der V. cava inferior in die Lebervenen. Sonografische Zeichen der **Stauungsleber** sind eine Erweiterung des Lebervenendurchmessers auf > 1 cm (→ Abb. 13.1). Eine derartige Erweiterung kommt aber auch bei jungen sportlichen Erwachsenen vor. Wichtiger ist deshalb die **fehlende inspiratorische Lumenverminderung** bei Stauungsleber. Die Leber ist durch den hohen Flüssigkeitsgehalt echoarm vergrößert und schalltransparent, die Konturen sind abgerundet. Die echoreiche Begrenzung der Portalgefäße wird deutlicher sichtbar. Weitere Zeichen der Rechtsinsuffizienz, wie ein rechtsseitiger oder rechtsbetonter Pleuraerguss, eine Vergrößerung des rechten Vorhofs oder eine Verbreiterung der V. cava auf > 2 cm, sind ebenfalls sonografisch erfassbar.
Bei einer chronischen Leberstauung kommt es zu einem fibrotischen Umbau der Leber mit Verplumpung der Leberkontur im Sinne einer **Cirrhose cardiaque.**

Budd-Chiari-Syndrom und venookklusive Erkrankungen (VOD)

Beim **Budd-Chiari-Syndrom** werden die Lebervenen ganz oder teilweise von echogenem thrombotischem Material verschlossen. Die Ursachen sind vielfältig, z. B. Gerinnungsstörungen oder Tumoren. Das Ausmaß der Obstruktion ist häufig nur in der Farbdarstellung sonografisch beurteilbar (→ Abb. 13.2). In der Akutphase kommt es zu einer Leberschwellung mit Betonung des linken Lappens und des Lobus caudatus, zu Leberzellnekrosen und zum Auftreten eines therapierefraktären Aszites.
Das betroffene nekrotische Leberparenchym ist fleckig inhomogen echoarm („Leopardenfell", → Abb. 13.3).
Als **venookklusive Erkrankungen** werden postsinusoidale Lebervenenveränderungen auf der Ebene der kleinen Zentral- und Sublobularvenen zusammengefasst. Sie treten auf bei Tumoren, Chemotherapie, Toxinen, nach Bestrahlungen und Obstruktionen durch Membranen oder **Fibrinnetze (Webs).** Die Klinik ist ähnlich dem Budd-Chiari-Syndrom. Im weiteren Verlauf können sich venovenöse und portovenöse Kollateralen ausbilden, welche die obliterierten Venen überbrücken (→ Abb. 13.4).

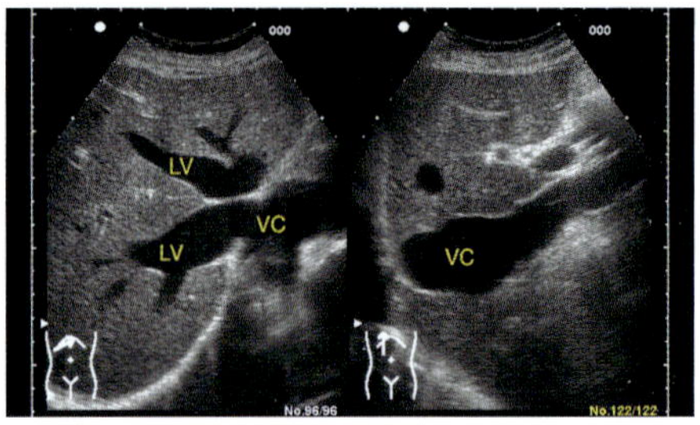

Abb. 13.1 Ausgeprägte Stauungsleber mit verbreitertem Lebervenenstern (LV). Die V. cava (VC) ist auch in tiefer Inspiration stark erweitert. [M512]

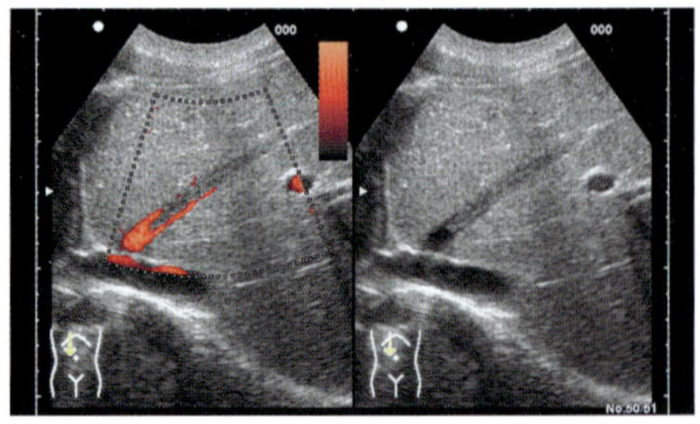

Abb. 13.2 Partielle Lebervenenthrombose. Im Farbmodus sind der Thrombus und das durchströmte Lumen besser sichtbar. [M512]

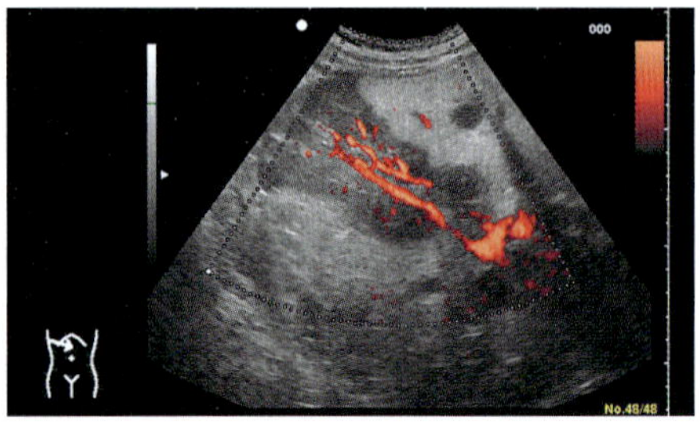

Abb. 13.3 Älteres partielles Budd-Chiari-Syndrom. Das betroffene Lebersegment ist deutlich echoärmer. Die Vene ist teilweise rekanalisiert. [M512]

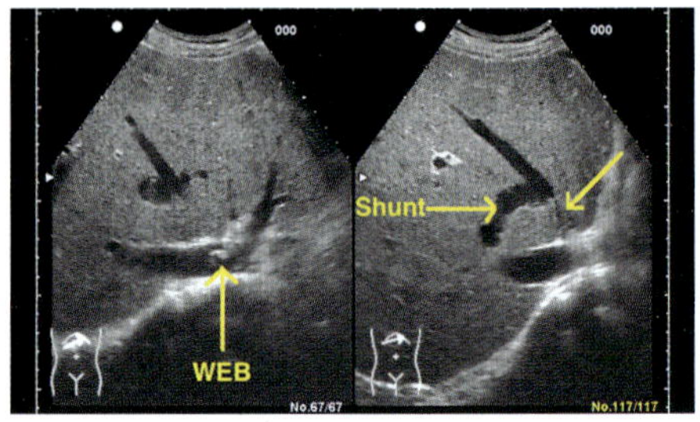

Abb. 13.4 Obliteration der Lebervene (Pfeil) vor der Mündung in die V. cava. Girlandenförmiger venovenöser Shunt in die Nachbarvenen. Fibrinöses Web (WEB) in der V. cava. [M512]

Portale Hypertension

Häufigste Ursache der portalen Hypertension ist die intrahepatische Blockierung der Pfortaderstrombahn durch eine Leberzirrhose. Hinweisend ist eine Lumenerweiterung von > 13–15 mm. Eine Lumenweite > 17 mm geht mit einer erhöhten Inzidenz von Ösophagusvarizenblutungen einher. Als Einzelkriterium ist die absolute Lumenweite jedoch kein zuverlässiger diagnostischer Parameter. Weitere Zeichen sind eine Flussverlangsamung < 10 cm/s, ein Pendelfluss oder eine Stromumkehr (→ Abb. 17.8).
Indirekte (aber unspezifische) Zeichen der portalen Hypertonie sind Splenomegalie, Aszites und sonografische Zeichen der Leberzirrhose. Ein zuverlässiges Zeichen ist die Ausbildung von portokavalen Kollateralen (→ Abb. 13.5). Bei Verdacht auf portale Hypertension sollte gezielt danach gesucht werden. Die Verwendung eines Farbgeräts verbessert dabei die Erkennbarkeit entscheidend.
Relativ einfach zu erkennen sind die wiedereröffneten Paraumbilikalvenen. Sie verlaufen vom linken intrahepatischen Portalast zum Lig. teres und erreichen von hier aus die Bauchwandvenen **(Cruveilhier-von-Baumgarten-Syndrom),** die geschlängelt zum Nabel verlaufen und das **Caput medusae externa** bilden oder häufiger das nur sonografisch erkennbare **Caput medusae interna** (→ Abb. 12.9).
Gut sichtbar sind oft die in der Nachbarschaft der Milz gelegenen splenorenalen Kollateralen (→ Abb. 10.7). Aber auch ektop gelegene Varizen können gelegentlich grotesk weite Kollateralenknäuel bilden (→ Abb. 10.8).
Relativ häufig findet man kleine portovenöse oder venovenöse Shunts, die im B-Bild wie Leberzysten imponieren. In der Farbdarstellung ist jedoch deutlich das durchströmte Lumen des Shunt zu erkennen (→ Abb. 14.4).
Nach Anlage eines **transjugulären intrahepatischen portosystemischen Stent-Shunt (TIPS)** kann seine Funktion sonografisch überprüft werden (→ Abb. 13.6).
Pfortader- und Milzvenenthrombosen sind die häufigsten Ursachen eines prähepatischen Blocks. Sie verlaufen klinisch initial oft uncharakteristisch und symptomarm, wenn ursächlich keine Grunderkrankung, wie eine Pankreatitis oder eine Tumorerkrankung, vorliegt. Sonografisch sind sie meist nur mit Farbgeräten gut erkennbar (→ Abb. 13.7 und → Kap. 10).
Nach einer Pfortaderthrombose entwickeln sich charakteristische Kollateralgefäße, die sich im B-Bild als polyzystisch wirkendes Gebilde am Leberhilus darstellen, die **kavernöse Pfortadertransformation** bzw. das **Pfortaderkavernom** (→ Abb. 10.5).

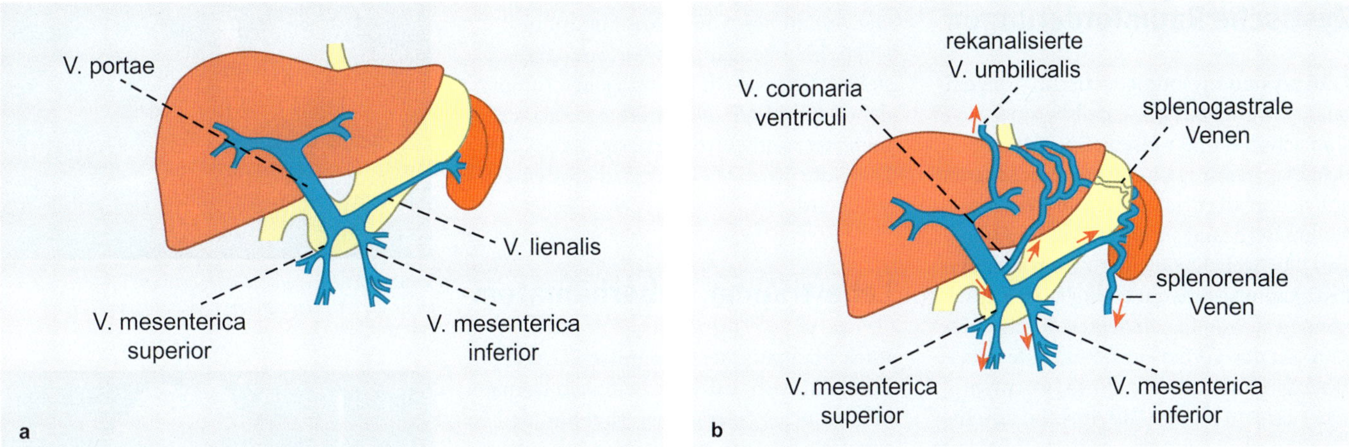

Abb. 13.5 Gefäße des Portalsystems mit normalem Fluss (a) und Flussrichtungen und Umgehungskreisläufe bei portaler Hypertension (b) [L231]

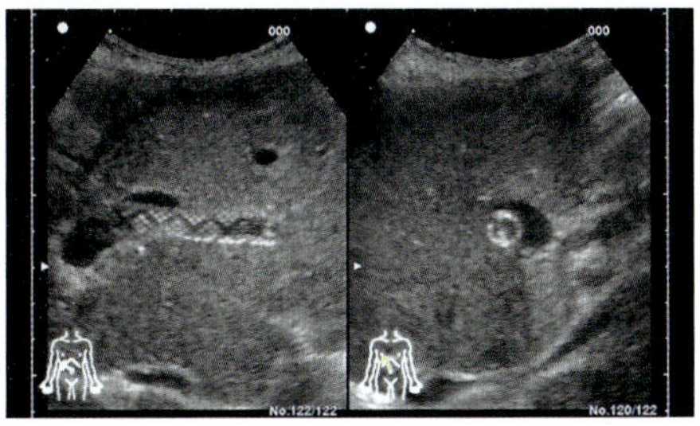

Abb. 13.6 Transjugulärer intrahepatischer portosystemischer Stent-Shunt (TIPS) im Längs- und Querschnitt [M512]

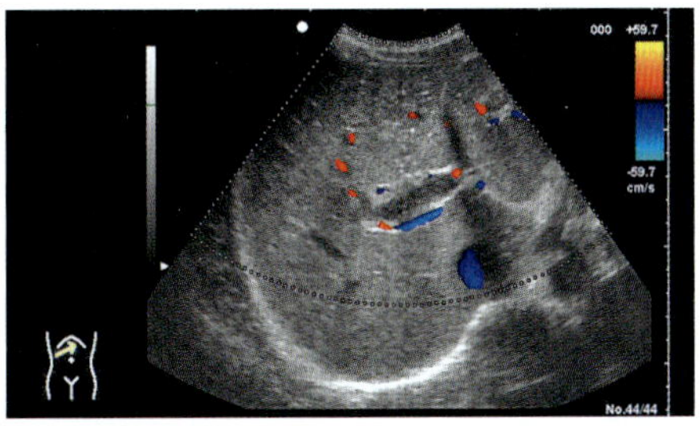

Abb. 13.7 Pfortaderthrombose. Im Farbmodus bestehen keine Strömungssignale im thrombosierten Bereich. [M512]

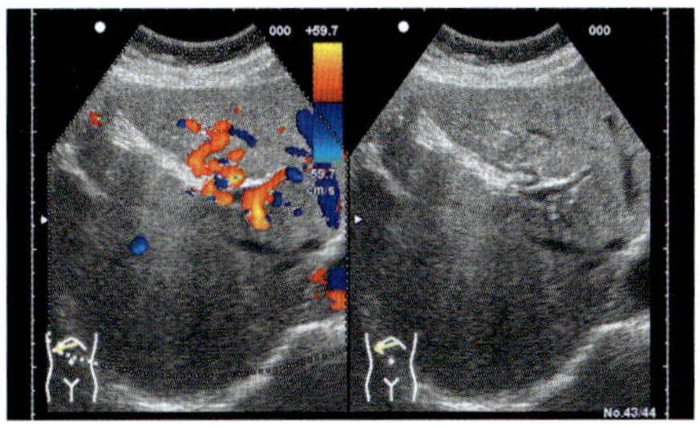

Abb. 13.8 Im B-Bild nur angedeutet sichtbare Schlängelung der Gefäße. Im Farbdoppler sind die arteriovenösen Shuntgefäße deutlich zu erkennen. [M512]

Veränderungen der Leberarterien

Mit sinkendem portalem Flussvolumen steigt kompensatorisch die arterielle Leberperfusion. Die erweiterten Leberarterien verlaufen wie die Gallengänge in unmittelbarer Nachbarschaft der Portaläste. Es entsteht das Bild der **Pseudodoppelflinten,** die eine Aufweitung der intrahepatischen Gallenwege vortäuschen können. Im Farbmodus kann der Blutfluss in beiden Lumina dargestellt werden (→ Abb. 17.7). In seltenen Fällen kann eine aneurysmatische Aufweitung der A. hepatica resultieren. Arteriovenöse Shunts findet man beim seltenen **Morbus Osler** der Leber (→ Abb. 13.8).

Zusammenfassung

- Sonografische Hinweise auf eine portale Hypertension sind Splenomegalie, Aszites, portale Kollateralen und Zeichen der Leberzirrhose.
- Veränderungen der Lebervenen betreffen die Lumenerweiterung bei Stauungsleber und die partielle oder vollständige Thrombosierung bei Budd-Chiari-Syndrom.
- Häufigste Ursache der portalen Hypertension ist der intrahepatische Block bei Leberzirrhose.
- Thrombosen des Portalsystems sind die häufigste Ursache des prähepatischen Blocks.
- Thrombosen werden am besten mit dem Farbdoppler gesehen.

Zystische Raumforderungen

Leberzysten (dysontogenetische, kongenitale) sind ein häufiger Zufallsbefund. Sie sind echofrei und weisen eine distale Schallverstärkung und Zystenrandschatten auf. Schon ab einer Größe von wenigen Millimetern sind sie erkennbar (→ Abb. 14.1). Umgeben von einer zarten sonografisch kaum sichtbaren epithelialen Kapsel können sie von feinen Septen durchzogen sein. An der Vorder- und Rückseite der Zyste tritt meistens ein feines zystentypisches Eintritts- bzw. Austrittsecho auf. In typischen Fällen ist eine weitere Abklärung nicht erforderlich. Unter schlechten Sichtbedingungen können artefaktbedingt Binnenechos auftreten, die oft durch Umlagerung des Patienten oder Änderung der Schallkopflage beseitigt werden können. Ab einer Zahl von mehr als zehn Zysten spricht man von einer Zystenleber (→ Abb. 14.2). Die Leberfunktion ist davon nicht beeinträchtigt.
Komplexe Zysten sind Zysten mit echogenen Anteilen, die weiter abgeklärt werden müssen. Differenzialdiagnostisch kommen z. B. Einblutungen oder liquide Metastasen vor (→ Abb. 14.3).
Gefäßmalformationen können sich im B-Bild zystentypisch darstellen. Im Farbmodus ist anhand des farbig kodierten Blutstroms eine Unterscheidung möglich (→ Abb. 14.4). Auch die seltenen zystischen **Erweiterungen der Gallenwege** beim **Caroli-Syndrom** können mit dysontogenetischen Zysten verwechselt werden (→ Abb. 18.4).
Der *Echinococcus cysticus* kann stadienabhängig mit großer Sicherheit sonografisch erkannt werden. Die WHO hat eine sonografische Klassifikation vorgestellt. Im Stadium CE 1 **(zystische Echinokokkose)** ist eine Unterscheidung von dysontogenetischen Zysten noch nicht möglich. Verdächtig ist jedoch der Nachweis von Sediment **(Hydatidensand).** Im Stadium CE 2 findet man die **charakteristische echoreiche Zystenwand** und die **Tochterzysten** im Inneren, die durch echoreiche Septen voneinander abgegrenzt sind, sodass das typische bienenwabenartige Bild entsteht (→ Abb. 14.5).
Die Stadien CE 1 und 2 gelten als aktive Formen, CE 3 als inaktive Form. Der Druck im Inneren der Zyste geht verloren, die Membranen lösen sich ab und legen sich zwiebelschalenartig aneinander. In höheren Stadien CE 4 und 5 entsteht oft der Eindruck eines soliden Tumors, und es treten charakteristische Verkalkungen auf. Inaktive Formen können reaktivieren und müssen deshalb beobachtet werden.

Der *Echinococcus alveolaris* kommt in Deutschland endemisch vor. Sonografisch stellt er sich wie ein inhomogener Tumor dar (→ Abb. 14.6). Die Antikörperbestimmung ist relativ unzuverlässig, sodass die Diagnose oft erst bei einer Laparotomie gestellt wird.

Lebertrauma, Leberhämatom

Nach traumatischen Ereignissen (Unfall, Punktion) wird i. d. R. gezielt nach Hämatomen gesucht. Zu erkennen sind liquide echofreie bis echoarme selten auch echoreiche Bereiche zentral oder subkapsulär, die rasch Fibrinsepten ausbilden (→ Abb. 14.7). Kommt es zum Kapselriss, findet man an den typischen Stellen freie intraperitoneale Flüssigkeit (→ Kap. 36).

Abszesse

Auch Leberabszesse bereiten keine differenzialdiagnostischen Schwierigkeiten. Klinische Symptome, wie Fieber, Schmerzen, humorale Entzündungszeichen, und die Anamnese (z. B. operative Eingriffe) sind wegweisend. Das sonografische Erscheinungsbild ändert sich rasch. Anfangs findet man oft eine unscharf begrenzte Echoarmut, die sich im Stadium der Kolliquation verflüssigt. Es kommt zur Ausbildung einer echoreichen Kapsel und Detritus. Bei einer Infektion mit Gasbildnern treten zusätzlich helle Reflexe auf (→ Abb. 14.8).
Die Diagnose eines Amöbenabszesses lässt sich anhand der Reiseanamnese und dem typischen klinischen Bild leicht stellen. Es handelt sich um runde echoarme Läsionen mit dorsaler Schallverstärkung und zystentypischem Randschatten (→ Abb. 14.9). Sie bilden sich unter antibiotischer Therapie rasch zurück.

Echoreiche Herde

Verkalkungen kommen als Restzustand, z. B. nach Entzündungen oder Traumata, vor und sind anhand von hellen Echos mit distalem Schallschatten gut zu sehen (→ Abb. 14.10). Sie müssen unterschieden werden von **intrahepatischen Gallengangssteinen** (→ Abb. 18.3), z. B. bei Caroli-Syndrom.
Luftblasen in den Gallenwegen **(Pneumobilie, Aerobilie)** sind beweglich und stellen sich astartig verzweigt bzw. linsenförmig im Verlauf des Gallengangssystems dar (→ Abb. 14.11).

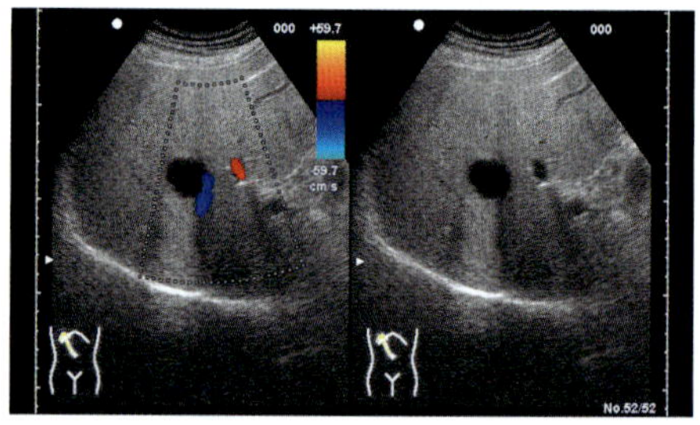

Abb. 14.1 Typische dysontogenetische Leberzyste mit dorsaler Schallverstärkung und Zystenrandschatten [M512]

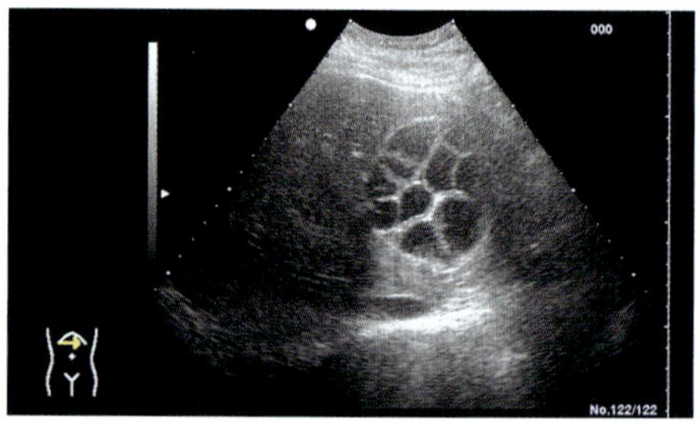

Abb. 14.5 *Echinococcus cysticus:* Stadium CE 2 nach WHO mit echoreicher Kapsel und bienenwabenartig angeordneten Tochterzysten [M512]

Gasblasen im Portalsystem kommen bei nekrotisierenden Entzündungen, Dünndarmischämie, Ulkus- und Schleimhautperforation, Trauma oder gastrointestinaler Infektion mit gasbildenden Keimen vor. Sie bewegen sich schnell mit dem Blutstrom durch die Portalgefäße oder bilden umschriebene Gasbläschendepots, die Ähnlichkeit mit echoreichen Raumforderungen haben (→ Abb. 14.12).

Benigne Raumforderungen

Hämangiome sind die häufigsten benignen Tumoren der Leber. Sie verursachen keine Beschwerden. Hämangiome haben meist eine runde Form, sind echoreich, selten echoarm und haben keinen echoarmen Halo. Trotz der echoreichen Binnenstruktur weisen sie wegen ihres hohen Flüssigkeitsgehalts eine distale Schallverstärkung auf. Oft lässt sich ein zuführendes oder drainierendes Gefäß nachweisen (→ Abb. 14.13). Ein typisches Hämangiom kann aufgrund des B-Bild-Befunds mit hoher Wahrscheinlichkeit vermutet werden. Ein Nachweis ist mittels Kontrastmittelsonografie anhand des Irisblendenzeichens möglich (→ Abb. 3.4).
Bei der **fokalen nodulären Hyperplasie (FNH)** handelt es sich ebenfalls um eine häufige benigne Hyperplasie mit normalen Hepatozyten, Bindegewebe, Gallengängen und Gefäßen in der histologischen Untersuchung. Die Pathogenese ist ungeklärt. Typische FNH sind echogleich bis gering echoärmer als das umgebende Lebergewe-

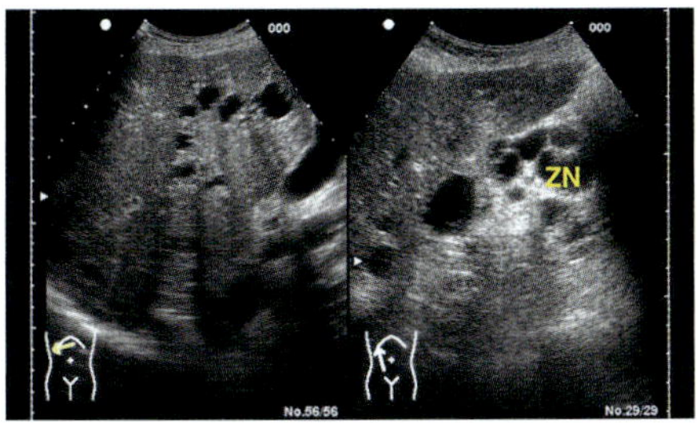

Abb. 14.2 Multiple Leberzysten (linkes Bild) bei einem Patienten mit familiärer Zystennieren (rechtes Bild, ZN) [M512]

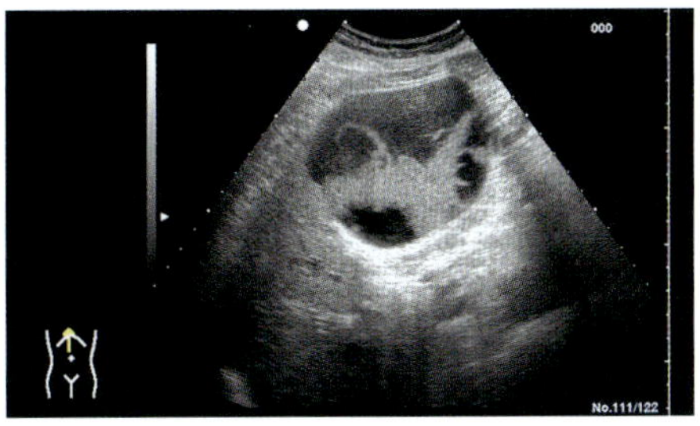

Abb. 14.3 Eingeblutete Leberzyste mit beginnender Septenbildung [M512]

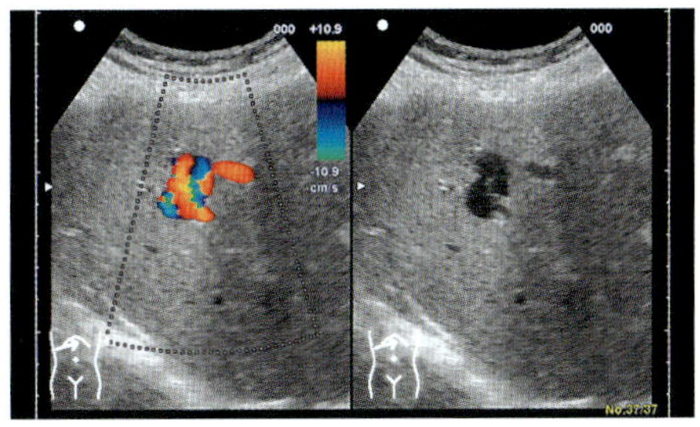

Abb. 14.4 Gefäßmalformation, nur im Farbmodus von dysontogenetischer Zyste zu unterscheiden [M512]

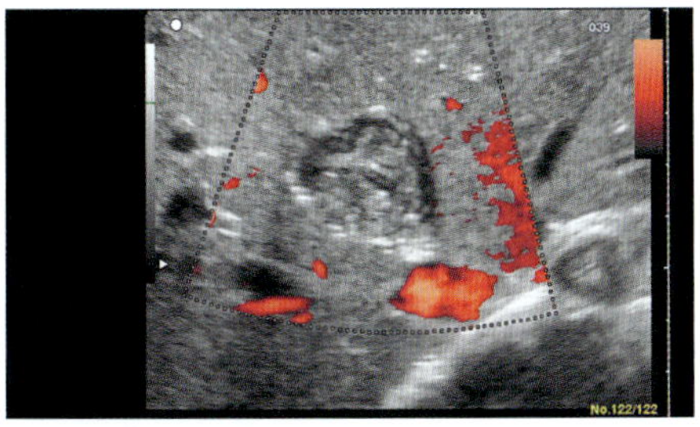

Abb. 14.6 Echokomplexer Tumor, der einem *Echinococcus alveolaris* entspricht [M512]

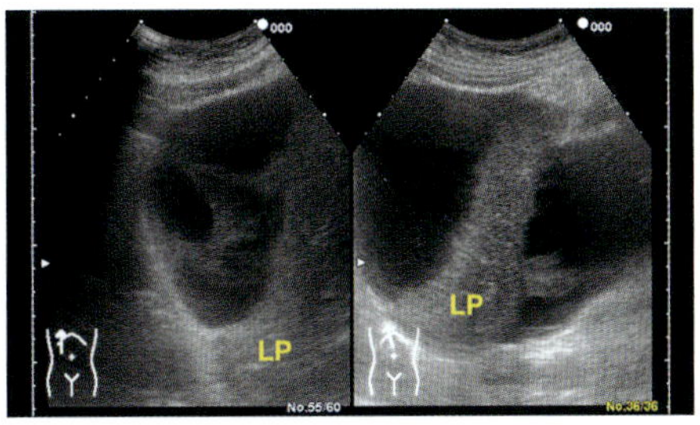

Abb. 14.7 Frisches subkapsuläres Leberhämatom. Das Leberparenchym (LP) wird vom Hämatom komprimiert. [M512]

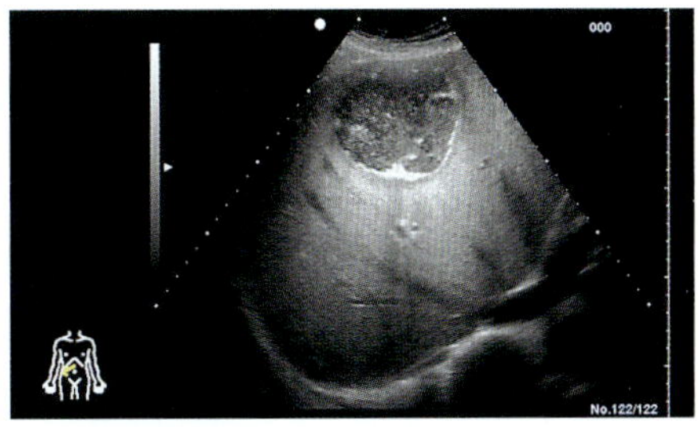

Abb. 14.8 Leberabszess mit echogenem Inhalt und echoreicher Kapsel. Einzelne sehr helle Echos mit Schallschatten entsprechen Gasbläschen bei Infektion mit Gasbildnern. [M512]

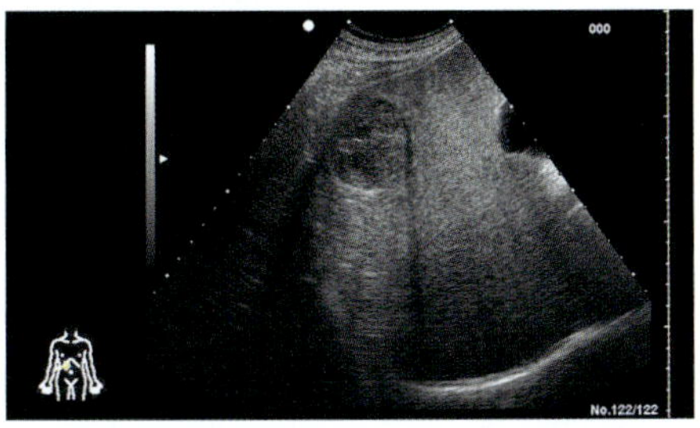

Abb. 14.9 Typischer Amöbenabszess: runde echoarme Raumforderung mit dosaler Schallverstärkung. Reiseanamnese und Klinik sind diagnostisch wegweisend. [M512]

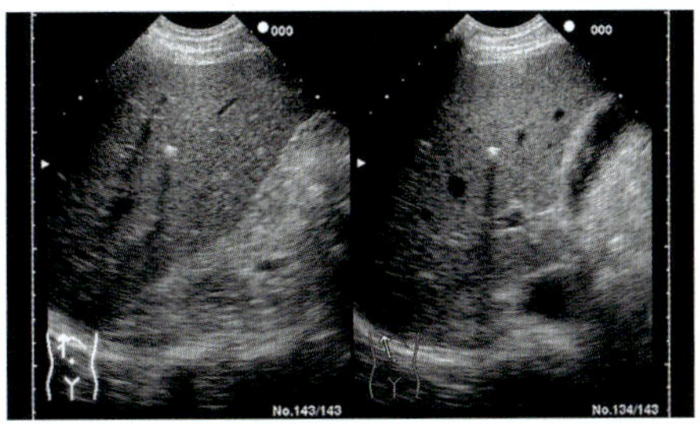

Abb. 14.10 Solitäre Verkalkung der Leber. Echo mit Schallschatten. [M512]

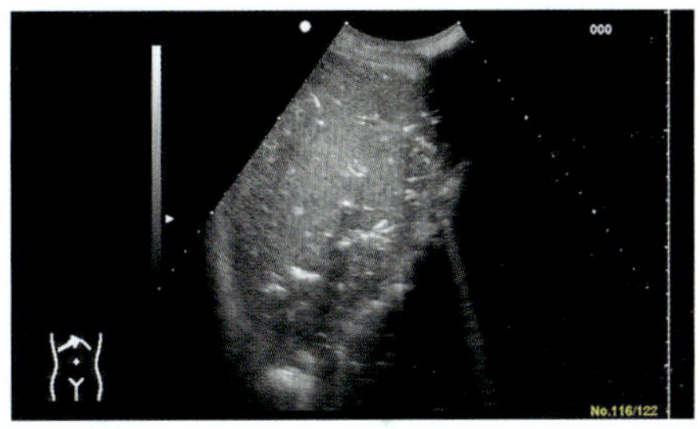

Abb. 14.11 Pneumobilie. Astartig verzweigte und linsenförmige Reflexe in den Gallenwegen. [M512]

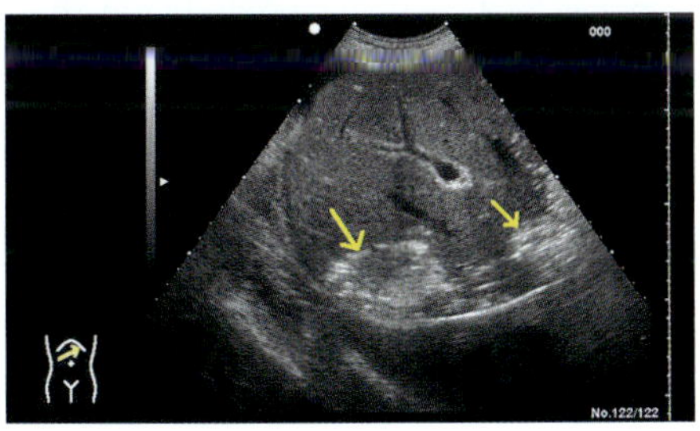

Abb. 14.12 Gasbläschendepots (Pfeile) im Portalsystem der Leber, die ähnlich wie reflexreiche Raumforderungen wirken [M512]

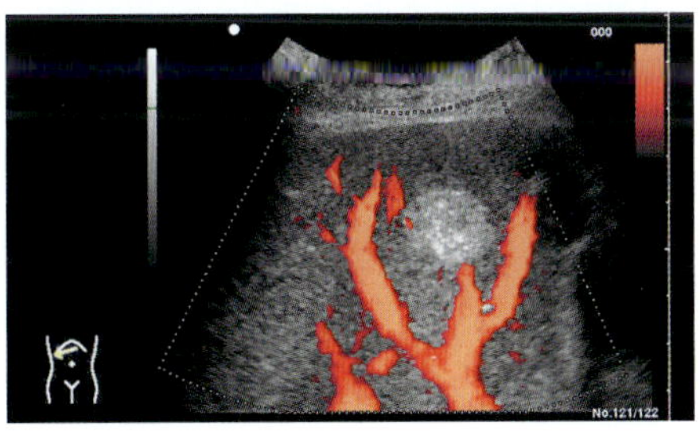

Abb. 14.13 Hämangiom. Im Farbmodus wird das drainierende Gefäß gut sichtbar. [M512]

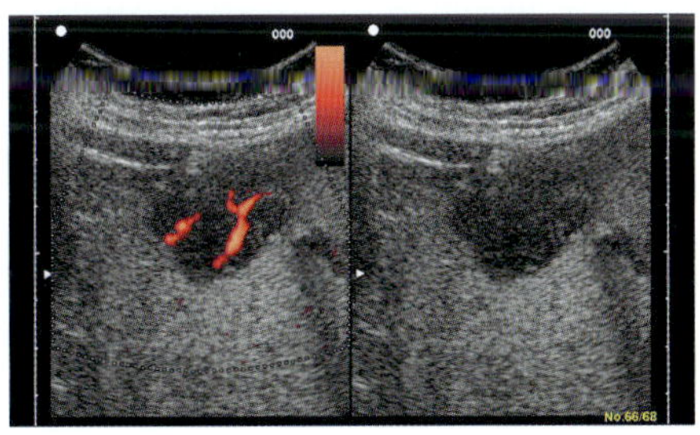

Abb. 14.14 Echoarmer Tumor in einer verdichteten Fettleber. Im Farbmodus zentraler Arterienstern. [M512]

be. Sie enthalten eine zentrale sternförmige Arterie mit begleitenden bindegewebigen radiären Septen. Farbduplexsonografisch lässt sich der zentrale arterielle Stern meist besser erkennen (→ Abb. 14.14). Beweisend ist das Kontrastmittelverhalten (→ Abb. 3.5). **Leberzelladenome** sind sehr selten. Größere Adenome haben eine Tendenz zu Blutungen und können maligne entarten, weswegen sie operativ entfernt werden sollten. Wie die FNH ist das Adenom im Ultraschallbild meist diskret echoärmer als das Lebergewebe und deshalb nicht leicht zu erkennen. Die farbduplexsonografische Darstellung ist nicht pathognomonisch. Die Diagnose muss deshalb i. d. R. bioptisch gestellt werden. In der Kontrastmitteldarstellung wird das Adenom wie das umgebende Leberparenchym perfundiert.

Sekundäre maligne Lebertumoren

Die Sonomorphologie von **Lebermetastasen** ist variabel. Charakteristisch ist die runde Form. Ein echoarmer Randsaum (Halo) spricht für schnelles Wachstum. Findet man zusätzlich eine zentrale echofreie Nekrose, so spricht man von einer **Bull's-Eye-Läsion** (→ Abb. 14.15).
Die Echogenität ist nicht spezifisch. Metastasen desselben Primärtumors können durch regressive Veränderungen, z. B. unter Therapie, beim selben Patienten unterschiedlich echogen sein (→ Abb. 14.16). Metastasen von malignen Melanomen sind sehr echoarm, ebenso wie Bronchial- und Mammakarzinome. Metastasen von kolorektalen Karzinomen und Nierenkarzinomen sind dagegen überwiegend echoreich. In der portalen Spätphase zeigen sie in der Kontrastmittelsonografie eine charakteristische echoarme Läsion (Black Spots, → Abb. 3.3).
Echogleiche Metastasen sind nur an Vorwölbungen der Leberoberfläche und durch Gefäßverdrängung und -infiltration zu erkennen und können unter schlechteren Sichtbedingungen dem Nachweis entgehen. Die Kontrastmittelsonografie verbessert die Detektion von Metastasen.
Eine Lymphominfiltration kommt bei **Hodgkin-** und **Non-Hodgkin-Lymphomen** vor. Die Infiltrate sind fast immer echoarm. Sie können fokal oder disseminiert auftreten. Ein diffuser Befall ist oft nur als Hepatomegalie mit einem fakultativ inhomogenen Echomuster erkennbar. Diagnostisch wegweisend sind meist gleichzeitig vorhandene sonografische Veränderungen, wie eine Splenomegalie mit oder ohne fokale Infiltrationen und abdominelle Lymphknotenvergrößerungen (→ Kap. 34).

Primäre maligne Tumoren

Das **hepatozelluläres Karzinom (HCC)** ist der häufigste primär maligne Lebertumor. Er kommt in Deutschland fast ausnahmslos in einer zirrhotisch veränderten Leber vor. Wird in einer Zirrhoseleber eine Raumforderung festgestellt, so ist bis zum Beweis des Gegenteils von einem HCC auszugehen (→ Abb. 14.17). Die Echogenität ist unterschiedlich.
Im Farbdoppler ist die Mehrzahl der HCC hypervaskularisiert. Mit Kontrastmittel zeigt das HCC eine Hyperperfusion und wird schon in der früharteriellen Phase sichtbar, wenn das umgebende Parenchym noch nicht angefärbt ist. Im Gegensatz zur FNH ist das Gefäßmuster chaotisch. Die malignomtypische Kontrastmittelaussparung in der Spätphase kann fehlen.

> Metastasen in einer Zirrhose sind eine Rarität. Raumforderungen in einer Leberzirrhose stützen in erster Linie den Verdacht auf ein primäres Leberzellkarzinom.

Cholangiozelluläre Karzinome (CCC) führen schon frühzeitig zum schmerzlosen Ikterus, wenn sie noch klein sind. Oft sind sie deshalb mit bildgebenden Methoden (Endosonografie, ERCP, CT, MRT) schwer darstellbar. Sonografisch steht eine segmentale Aufweitung der verschlossenen Gallenwege im Vordergrund. Sie kommen in den zentralen Gallenwegen als **Klatskin-Tumoren** vor. Mit hochauflösenden Geräten lassen sich intraduktale und/oder extraduktale infiltrierende umschriebene Strukturen nachweisen (→ Abb. 18.8).

Pseudotumoren, Verwechslungsmöglichkeiten

Einige Varianten können zu Verwechslungen mit Raumforderungen führen. Bei chronischer Hepatitis oder Leberzirrhose kann der **Lobus caudatus** hypertrophieren und sich echoärmer abgrenzen (→ Abb. 12.3). Er kann sich als **Proc. papillaris** von der übrigen Leber abschnüren und am Leberhilus wie eine Raumforderung imponieren. Der **Riedellappen** ist ein zungenförmiger Fortsatz des rechten Leberlappens. Echoreiche Zwerchfellinsertionsfurchen (Zahn-Furchen) oder das Lig. teres können mit echoreichen Raumforderungen verwechselt werden, wenn sie in einem ungünstigen Winkel angeschallt werden (→ Abb. 14.18).
Eine **Minder- oder Nichtverfettung** findet sich in Fettlebern entlang der Pfortaderäste um die Gallenblase und am Leberrand. Charakteristisch ist die dreieckige oder landkartenartige Begrenzung, wodurch sie meist problemlos von Raumforderungen unterschieden werden kann (→ Abb. 14.19). In der Kontrastmittelsonografie färbt sie sich wie das umgebende Leberparenchym an.
Zonale Mehrverfettungen sind homogen echoreich und weisen in typischen Fällen ebenfalls eine dreieckige oder längliche Form auf (→ Abb. 14.20).
Bei der **Porphyrie** kommen echoreich begrenzte Pseudotumoren vor. Charakteristisch sind die ungestört hindurchverlaufenden Gefäße, die farbdopplersonografisch besser sichtbar werden (→ Abb. 14.21). In der Kontrastmitteldarstellung stellen sich die Herde wie normales Leberparenchym dar.

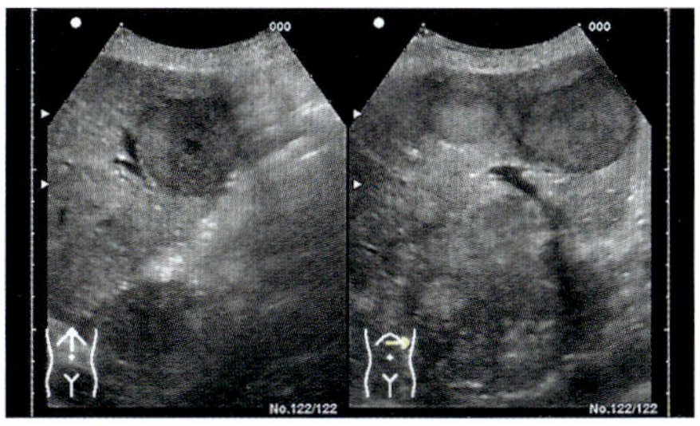

Abb. 14.15 Metastasen eines Kolonkarzinoms mit echoarmen Halo. Eine Metastase zeigt eine zentrale Nekrose (Bull's Eye). In den dorsalen Leberanteilen befinden sich konfluierende, schlecht voneinander abgrenzbare weitere Metastasen. [M512]

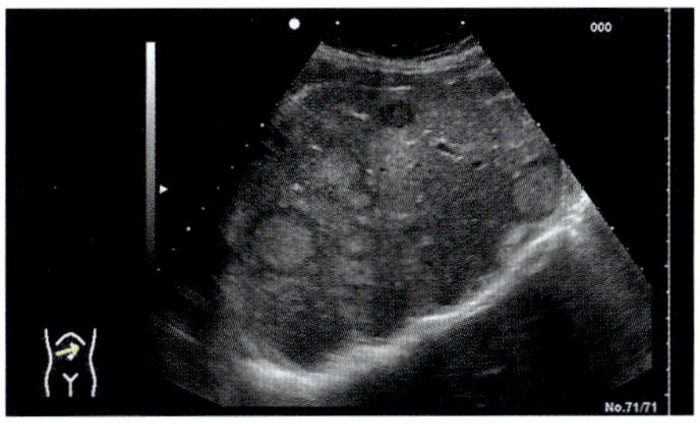

Abb. 14.16 Metastasen desselben Primärtumors mit unterschiedlicher Echogenität [M512]

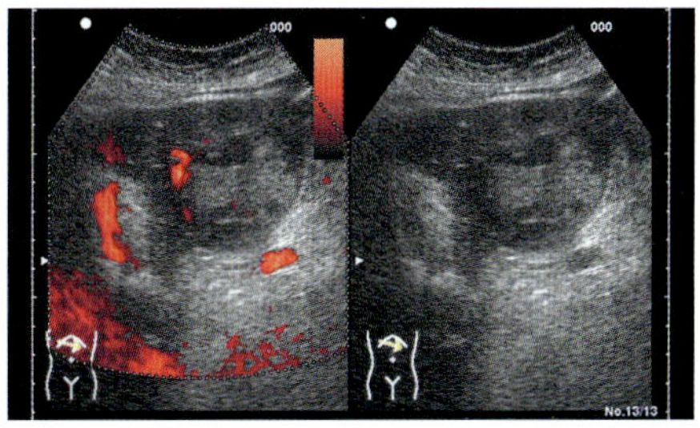

Abb. 14.17 Histologisch gesichertes HCC in einer Leberzirrhose. Inhomogener uncharakteristischer Tumor mit einzelnen chaotisch verlaufenden Gefäßen. [M512]

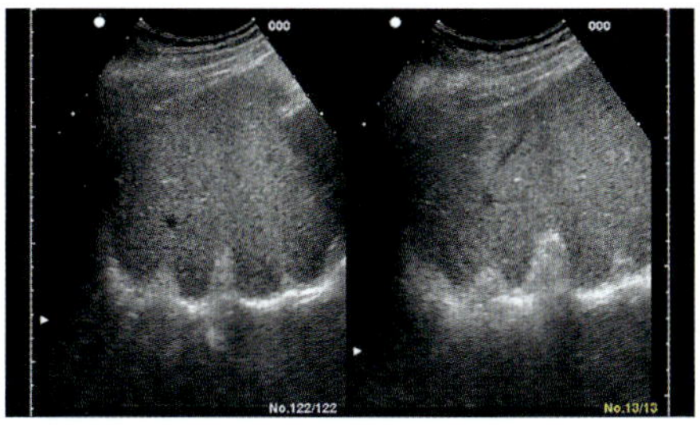

Abb. 14.18 Echoreiche Zwerchfellinsertionszacken (Zahn-Furchen) [M512]

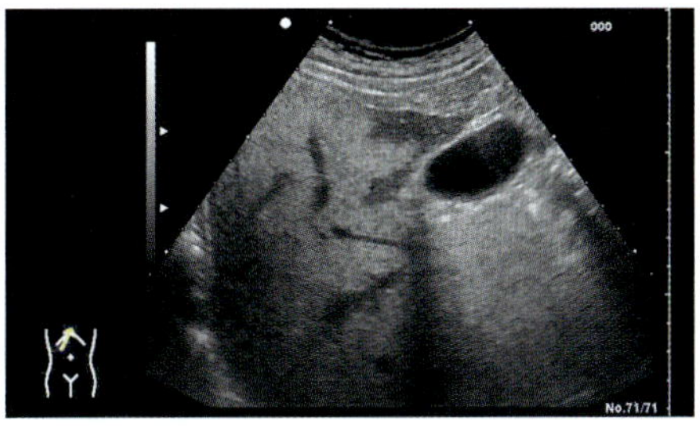

Abb. 14.19 Echoreiche Fettleber. In der Nachbarschaft der Gallenblase charakteristische dreiecksförmige echoarme Zone, die einer Minderverfettung entspricht. [M512]

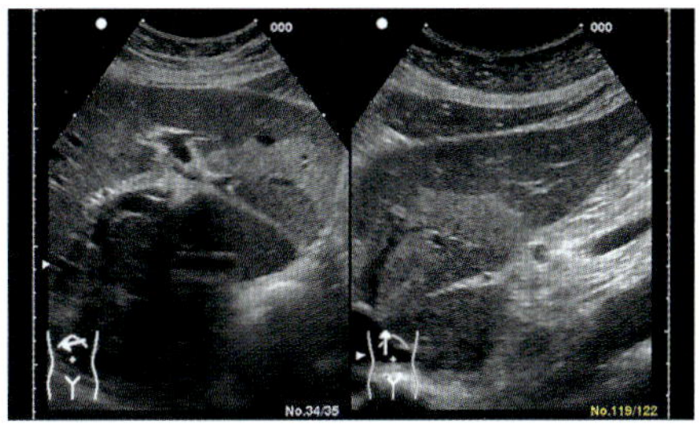

Abb. 14.20 Dreiecksförmig bis landkartenartig begrenzter echoreicher Bereich, der einer regionalen Verfettung entspricht [M512]

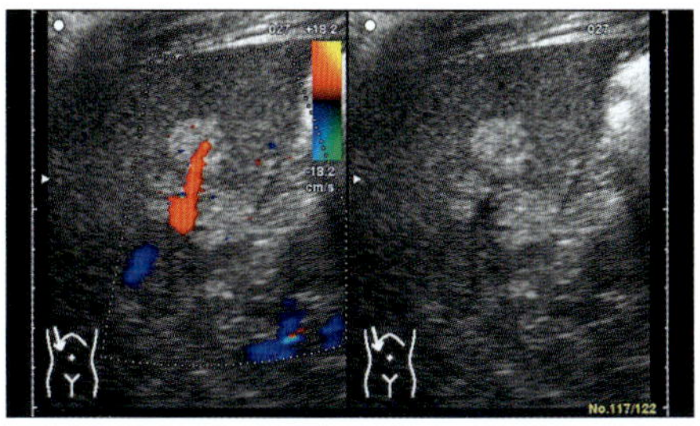

Abb. 14.21 Echoreiche Rundherde, die als Metastasen fehlgedeutet wurden. Es handelt sich jedoch um Pseudotumoren bei Porphyrie. Diagnostisch wegweisend sind die ungestört durch die Tumore verlaufenden Gefäße. [M512]

Zusammenfassung

- Dysontogenetische Leberzysten mit den typischen sonografischen Zystenkriterien sind ein harmloser häufiger Befund.
- Zysten mit breiteren Septen, echogenem Inhalt oder soliden Anteilen werden als komplexe Zysten bezeichnet und sind weiter abklärungsbedürftig.
- Leberhämatome und -abszesse sind anhand der Anamnese und Klinik meist leicht zu diagnostizieren. Sie zeigen rasche charakteristische Veränderungen des sonografischen Erscheinungsbilds.
- Sehr echoreiche Veränderungen mit Schallschatten oder distalen Wiederholungsechos entsprechen meist Verkalkungen, intrahepatischen Konkrementen oder Gasbläschen.
- Häufigste benigne Lebertumoren sind das Hämangiom und die fokale noduläre Hyperplasie (FNH).
- Lebermetastasen können sich unterschiedlich darstellen. Typische Metastasenzeichen sind die runde Form und der echoarme Halo. Treten zusätzlich zentrale Nekrosen auf, spricht man von Bull's-Eye-Läsionen.
- Kontrastmittelsonografie verbessert die Detektion und ermöglicht eine Artdiagnose und die Einschätzung der Dignität.

Gallenblase: Anatomie und Untersuchungstechnik

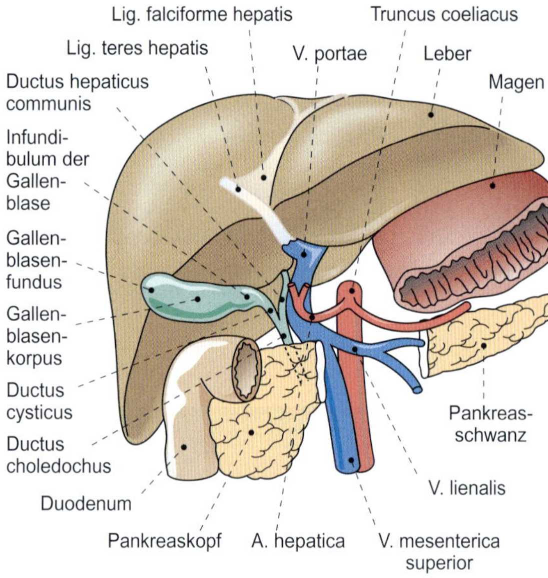

Abb. 15.1 Anatomie der Gallenblase [L106]

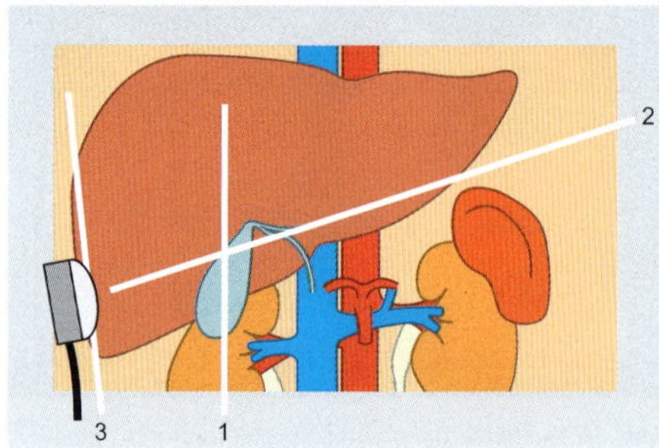

Abb. 15.2 Schallkopflagen zur Untersuchung der Gallenblase: Längsschnitt (Schnittebene 1), subkostaler Schrägschnitt (Schnittebene 2) und Flankenschnitt oder Interkostalschnitt von lateral (Schnittebene 3) [L231]

Anatomie

Die Gallenblase liegt in einer Vertiefung an der Unterseite der Leber, der Fossa vesicae felleae und markiert die Grenze zwischen linkem und rechtem Leberlappen bzw. dem IV. und V. Lebersegment. Sie gliedert sich in Fundus, Korpus, Kollum und Infundibulum und grenzt an den Bulbus duodeni, das Magenantrum und die rechte Kolonflexur (→ Abb. 15.1).

Untersuchungstechnik

Die Untersuchung der Gallenblase erfolgt in Rücken- oder linker Seitenlage in tiefer Inspiration. Als flüssigkeitsgefülltes Hohlorgan stellt sie sich zystenähnlich dar. Sie ist im Idealfall echofrei mit einer „dorsalen Schallverstärkung“ (die eigentlich einer fehlenden Schallabschwächung in Flüssigkeit entspricht) und weist an den Rändern Zystenrandschatten auf. Häufig entstehen jedoch im Lumen Artefakte durch Spiegelungen und Brechungen, sodass ein partiell oder vollständig echogener Inhalt vorgetäuscht wird (→ Kap. 4). Der Patient sollte, mit Ausnahme von Notfallsituationen, zur Untersuchung der Gallenblase nüchtern sein, da sie postprandial kontrahiert und damit klein und wandverdickt ist. Sie ist dann schwerer aufzufinden und die Beurteilung einer pathologischen Wandverdickung ist eingeschränkt (→ Abb. 15.6). Zum Auffinden der Gallenblase eignet sich am besten der **subkostale** Schrägschnitt (**Schnittebene 2,** → Abb. 15.2). Der Schallkopf wird wie für die Untersuchung der Leber flach aufgelegt und so gekippt, dass der rechte intrahepatische Portalast zur Darstellung kommt. An seinem rechten Ende stellt sich bei **11 Uhr** die Gallenblase dar (→ Abb. 15.4). Von hier kann durch Drehung des Schallkopfes um 90° der **Längsschnitt** (**Schnittebene 1,** → Abb. 15.2 und → Abb. 15.3) eingestellt werden. In diesen beiden Schnitten gelingt es nicht immer, das Infundibulum und den Ductus cysticus ausreichend gut einzusehen. Gerade hier verstecken sich aber eingeklemmte Konkremente, die für akute Beschwerden verantwortlich sind. Zum Auffinden versteckter eingeklemmter **Infundibulumsteine** ist ein Interkostalschnitt oder Flankenschnitt von lateral her, der „**3. Schnitt**“ (**Schnittebene 3,** → Abb. 15.2 und → Abb. 15.5) besonders geeignet. In allen Schnitten muss die Gallenblase vollständig durchgemustert werden.

Messung der Gallenblase

Die Größe der normalen Gallenblase wird mit einer Länge von 8–12 cm, einer Breite von 4–5 cm angegeben, ist jedoch sehr variabel. Insbesondere bei älteren Patienten kann die Gallenblase stark vergrößert sein, ohne dass dem ein Krankheitswert zukäme.

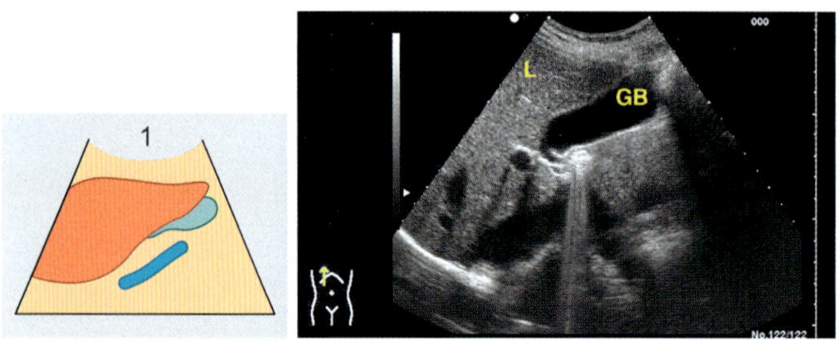

Abb. 15.3 Schnittebene 1: Längsschnitt. Die Gallenblase (GB) befindet sich am Unterrand der Leber (L). [a: L231, b: M512]

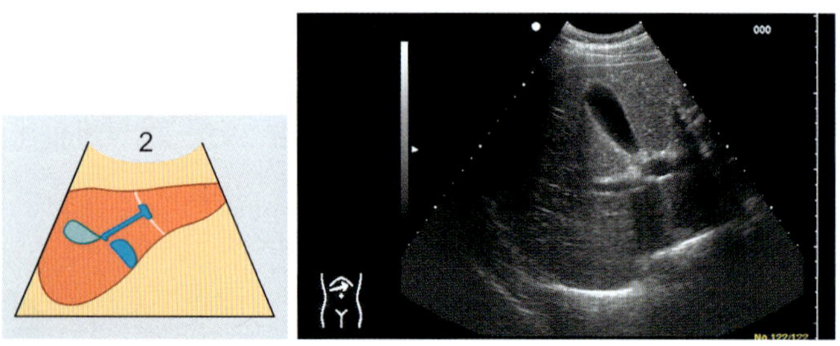

Abb. 15.4 Schnittebene 2: subkostaler Schrägschnitt. Die Gallenblase befindet sich bei 11 Uhr. [a: L231, b: M512]

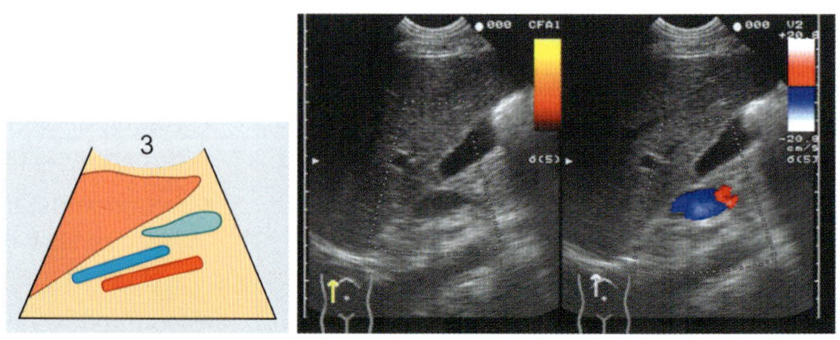

Abb. 15.5 Schnittebene 3: Flankenschnitt oder Interkostalschnitt („3. Schnitt“) von lateral durch die Leber. V. cava und Aorta sind mit angeschnitten. [a: L231, b: M512]

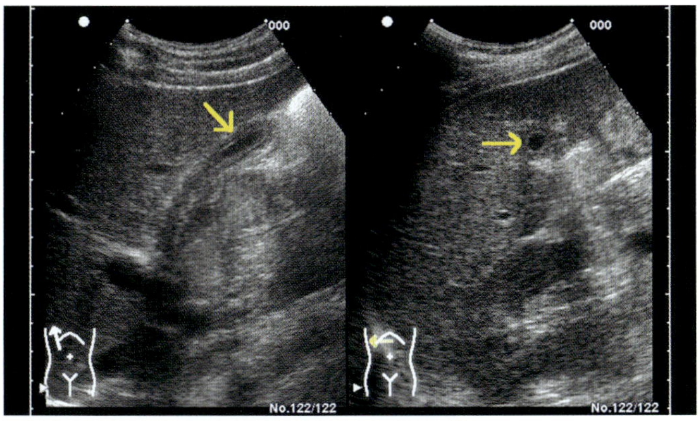

Abb. 15.6 Gallenblase postprandial klein und wandverdickt (Pfeil) [M512]

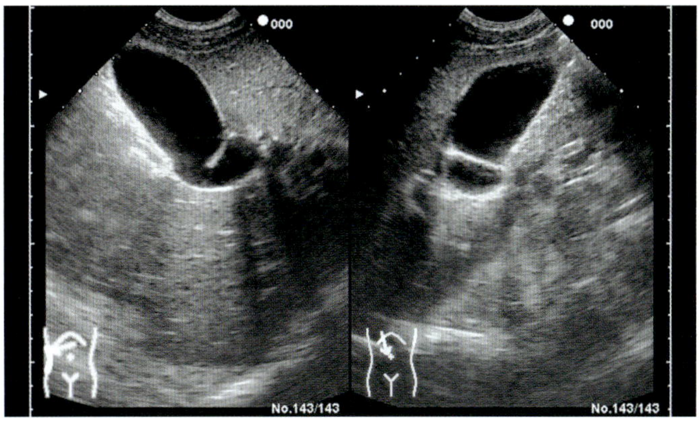

Abb. 15.7 Geknickte Gallenblase, die auf der rechten Abbildung ein Septum vortäuscht [M512]

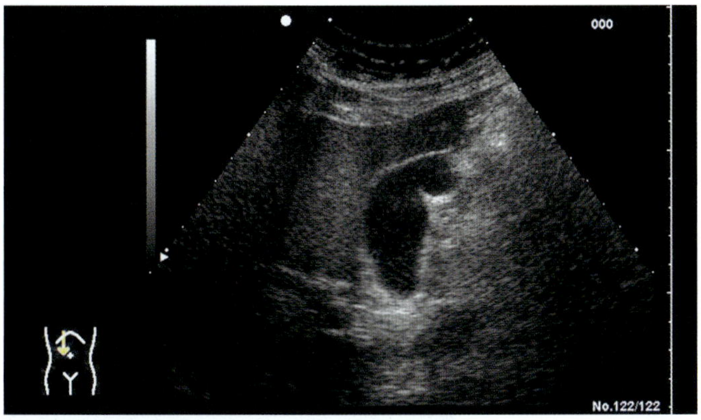

Abb. 15.8 Knickbildung in Form einer phrygischen Mütze [M512]

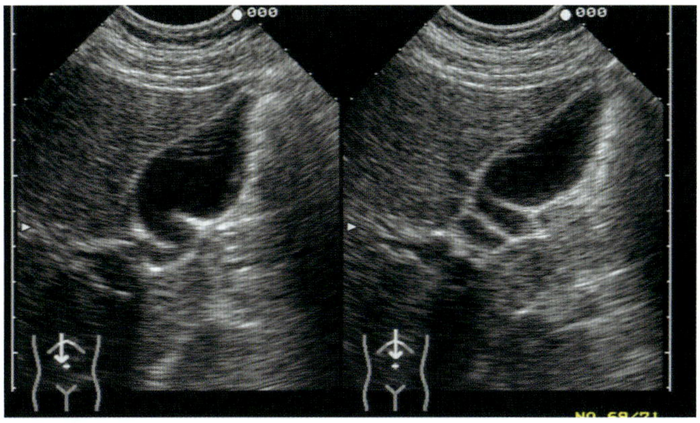

Abb. 15.9 Mehrfach geschlängelte Gallenblase [M512]

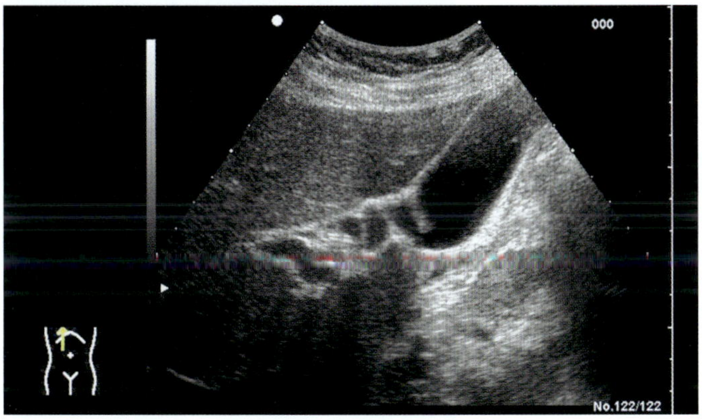

Abb. 15.10 Heister-Spiralklappen im Infundibulum [M512]

Formvarianten und Fehlerquellen

Zahlreiche Form- und Lagevarianten der Gallenblase, z. B. Knickbildung (→ Abb. 15.7), phrygische Mütze (→ Abb. 15.8) oder Schlängelung (→ Abb. 15.9), erschweren die Untersuchung.

Die **Heister-Spiralklappen** sind als echoreiche Strukturen im Infundibulum sichtbar und können insbesondere im Zusammenhang mit dem Zystenrandschatten als Konkrement oder Polyp fehlgedeutet werden (→ Abb. 15.10).

Zusammenfassung

- Zur Untersuchung der Gallenblase muss der Patient mit Ausnahme von Notfällen nüchtern sein.
- Die Gallenblase wird am sichersten im subkostalen Schrägschnitt am rechten Rand des rechten Portalvenenhauptastes bei 11 Uhr aufgefunden.
- Symptomatische Infundibulumsteine findet man am besten im Interkostalschnitt („3. Schnitt").
- Formvarianten, wie Schlängelung oder Knickbildungen, können die Untersuchung erschweren.

→ 16 Veränderungen der Gallenblase

Cholezystolithiasis

Die Cholezystolithiasis ist der häufigste pathologische Befund in der Gallenblasendiagnostik. Die meisten Steinträger bleiben ihr Leben lang beschwerdefrei. Eine Indikation zur Cholezystektomie besteht nur bei Auftreten von Symptomen. Eine Ausnahme sind sehr große Tonnensteine oder eine vollständig mit Steinen ausgefüllte Gallenblase (Steingallenblase), für die ein gewisses Entartungsrisiko besteht.
Klassische sonografische Steinkriterien sind der echoreiche Reflex und der distale **Schallschatten** (→ Abb. 16.1), den allerdings nicht alle Steine aufweisen. Beispielsweise können Bilirubinsteine bei hämolytischen Erkrankungen eine erhebliche Größe erreichen, ohne dabei einen Schallschatten zu zeigen (→ Abb. 16.2). Dagegen begünstigen ein hoher Kalkgehalt, eine hohe Schallkopffrequenz und die Einstellung des Konkrements in die Fokuszone das Auftreten eines Schallschattens.
Eine sichere Bestimmung der chemischen Zusammensetzung von Steinen ist sonografisch nicht möglich (→ Abb. 16.3). Die Anzahl mehrerer Steine lässt sich sonografisch festlegen, wenn die Steine nicht übereinanderliegen und sich gegenseitig verdecken (→ Abb. 16.4).
Kleine eingeklemmte Konkremente im Infundibulum sind oft schwer nachweisbar. Das Lumen selbst ist dann scheinbar steinfrei. Besonders wichtig ist in diesem Fall die Durchmusterung im „3. Schnitt", da hier das Infundibulum am besten eingesehen werden kann (→ Abb. 16.5).
Schwer zu erkennen ist auch der große **Tonnenstein,** da er kaum noch von Flüssigkeit umgeben ist und deshalb leicht mit Darmluft verwechselt wird (→ Abb. 16.6).
Ist das gesamte Lumen mit Steinen ausgefüllt, so spricht man von einer **Steingallenblase** (→ Abb. 16.7). Wie der Tonnenstein wird sie am sichersten im Subkostalschnitt aufgesucht und gegenüber anderen ähnlichen Strukturen abgegrenzt. Auch **Gallenblasengrieß** kann leicht dem Nachweis entgehen. Er wird an der fehlenden distalen Schallverstärkung erkannt (→ Abb. 16.8). Bei Umlagerung bewegt sich Grieß durch die Gallenblase.

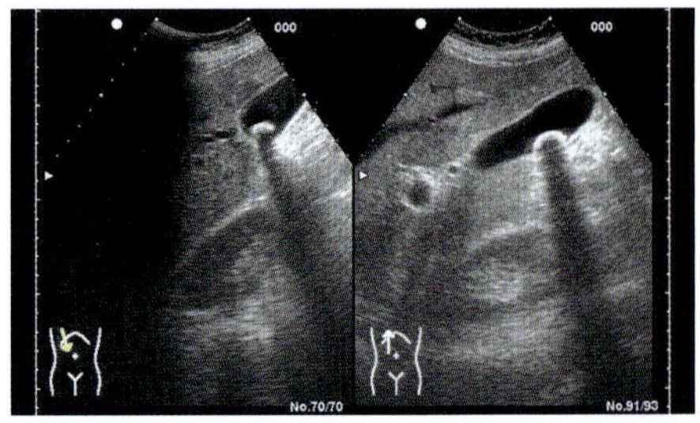

Abb. 16.1 Solitärer Gallenstein mit Schallschatten [M512]

Tipp: Bei Umlagerung bewegen sich Steine, Sludge und Grieß durch die Gallenblase.

Bestimmte Strukturen können leicht mit Gallensteinen verwechselt werden. Benachbarte **Kolonluft** kann Steine vortäuschen (→ Abb. 16.9). **Polypen** sind im Gegensatz zu Steinen wandadhärent und bewegen sich bei Umlagerung nicht (→ Abb. 16.10).

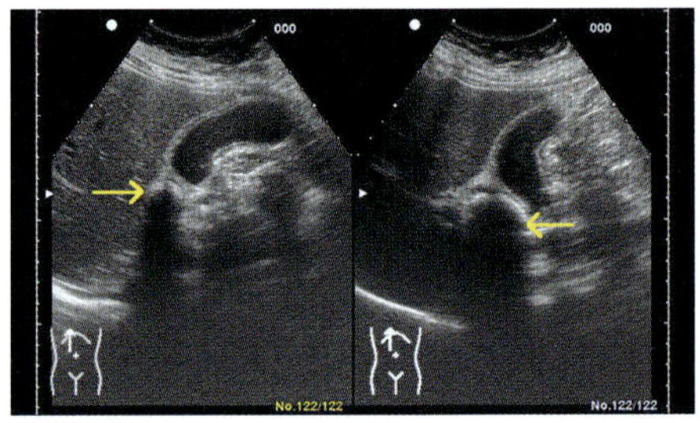

Abb. 16.5 Infundibulumstein (Pfeile). Das Lumen ist scheinbar steinfrei. Die Gallenblasenwand ist hier entzündlich verdickt. [M512]

Sludge

Diese eingedickte Gallenflüssigkeit kann durch Kristallisation zur Steinbildung führen (→ Abb. 16.11). Ursachen sind eine längere Nahrungskarenz oder ein gestörter Gallenabfluss. Den Sludge erkennt man als mäßig echogenes Material in der Gallenblase, das entweder das gesamte Lumen ausfüllt oder einen Spiegel (→ Abb. 16.12) bildet. Er folgt bei Umlagerung der Schwerkraft und lässt sich dadurch von Artefaktechos, wie schallkopfnahes Rauschen und Schichtdickenartefakten (**Pseudosludge,** → Kap. 4), unterscheiden. Geformter Sludge stellt sich als echogenes Material dar, das sich im Gegensatz zu einem Tumor ebenfalls lageabhängig bewegen lässt (→ Abb. 16.13). Beim **Gallenblasenempyem** findet man außer dem echogenen Eiter eine entzündlich verdickte Gallenblasenwand.

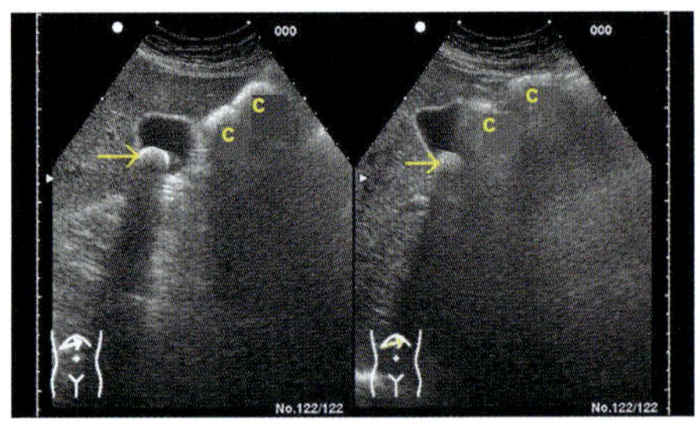

Abb. 16.9 Luftgefüllte Haustren des Kolons (C) müssen vom Steinreflex (Pfeile) abgegrenzt werden. [M512]

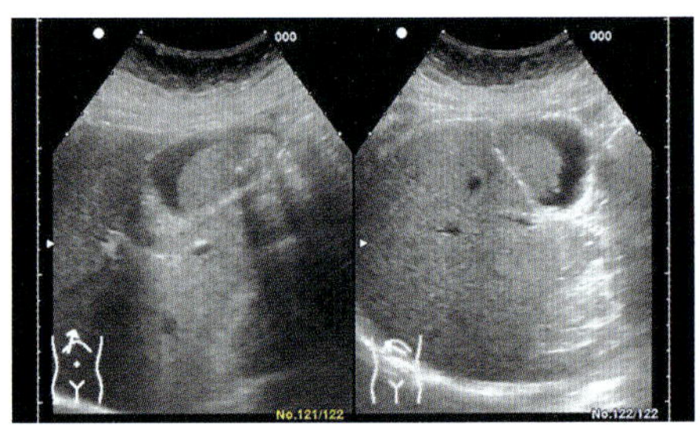

Abb. 16.13 Geformter Sludge (Pseudotumor) [M512]

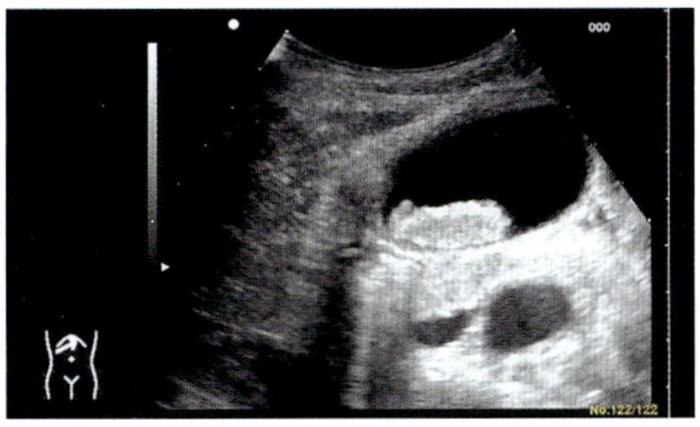

Abb. 16.2 Großer Pigmentstein ohne Schallschatten [M512]

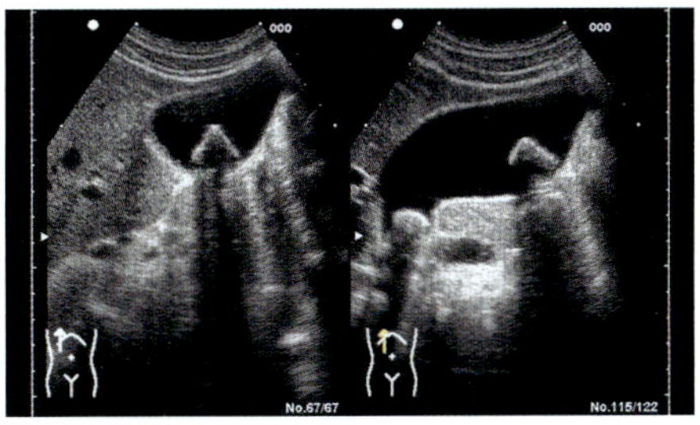

Abb. 16.3 Kantige Gallensteine. Rückschlüsse auf die chemische Zusammensetzung sind nicht möglich. [M512]

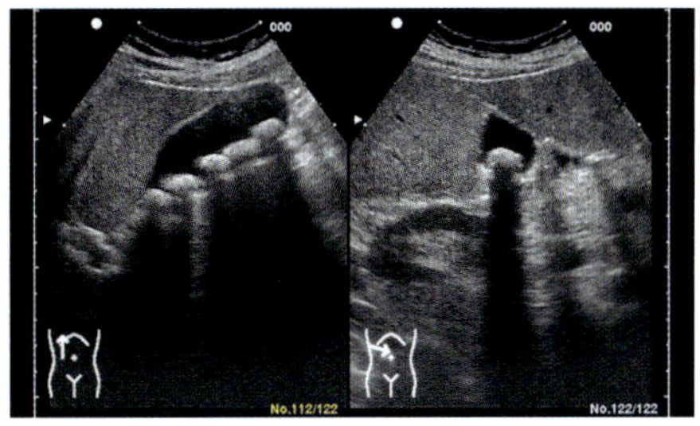

Abb. 16.4 Multiple Gallensteine [M512]

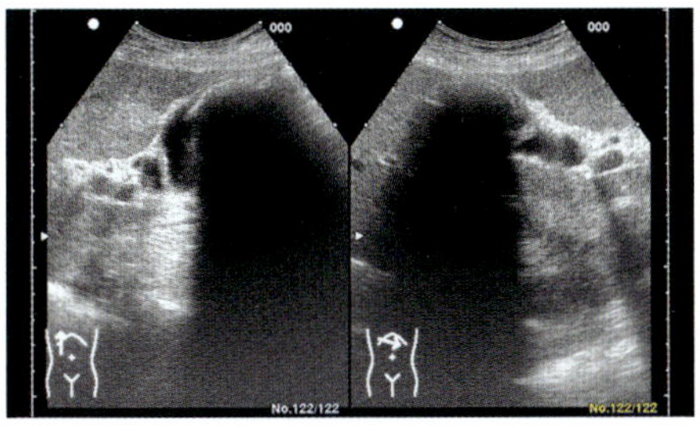

Abb. 16.6 Großer Tonnenstein mit dorsaler Schallauslöschung. Das Gallenblasenlumen ist fast vollständig ausgefüllt. [M512]

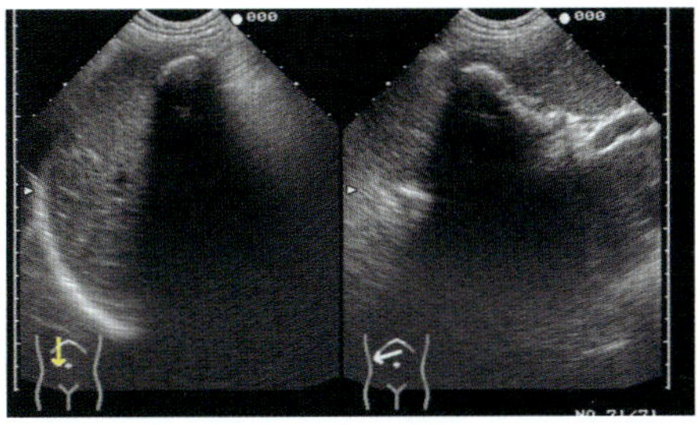

Abb. 16.7 Steingallenblase im Längs- und Querschnitt [M512]

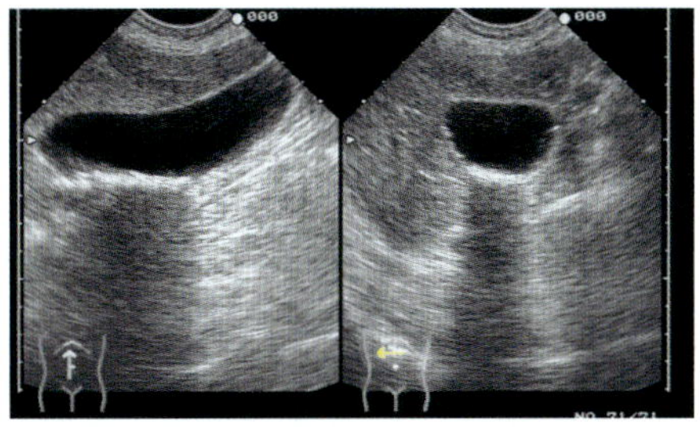

Abb. 16.8 Echoreicher Grieß an der Dorsalwand. Die dorsale Schallverstärkung der Gallenblase fehlt in diesem Bereich. [M512]

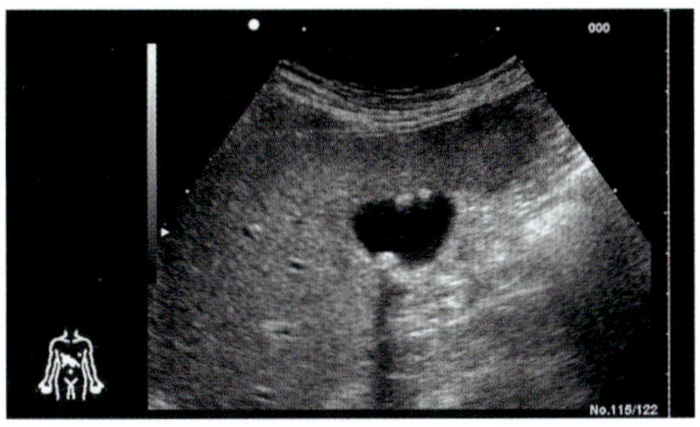

Abb. 16.10 Zwei Polypen am Dach der Gallenblase. Ein weiterer am Gallenblasenboden muss durch Umlagerung von einem Konkrement unterschieden werden. [M512]

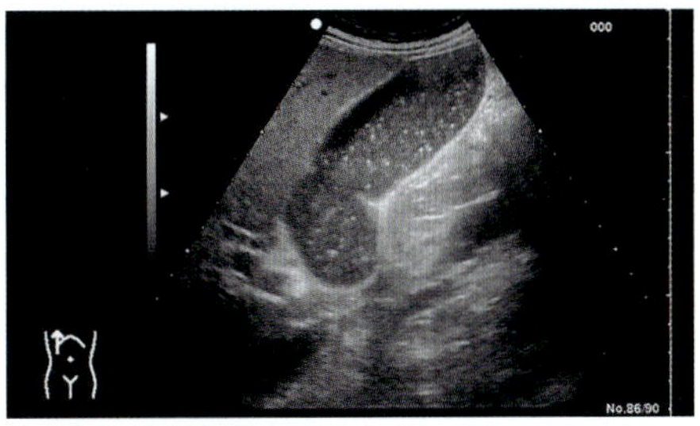

Abb. 16.11 Sludge mit kleinen Kristallen, die auf eine beginnende Steinbildung hinweisen [M512]

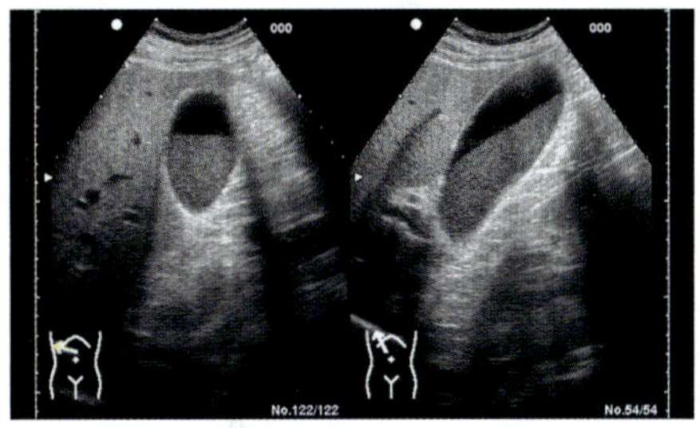

Abb. 16.12 Sludge mit Spiegelbildung [M512]

Akute Cholezystitis

Erstes sonografisches Zeichen der akuten Cholezystitis ist der umschriebene Schmerz bei der schallgezielten Einfingerpalpation **(Murphy-Zeichen).** Fast immer lässt sich als Ursache ein Gallenblasenkonkrement nachweisen. Die Wand ist anfangs noch nicht verdickt. Erst im weiteren Verlauf kommt es zu einer zunehmenden ödematösen **Wandverdickung** (→ Abb. 16.14), die oft unregelmäßig ausgeprägt ist und eine mehr oder weniger deutliche **Wandschichtung** zeigt (→ Abb. 16.15).
Um die Gallenblase findet sich ein echoarmes **pericholezystitisches Ödem** (→ Abb. 16.16).
Ein schmaler Flüssigkeitssaum um die Gallenblase kann Ausdruck einer **entzündlichen Exsudation** (→ Abb. 16.17) sein und muss gegenüber einer gedeckten Perforation abgegrenzt werden (→ Abb. 16.19).
Durch Verlegung des Ductus cysticus verliert die Gallenblase ihre birnenförmige Gestalt und wird zunehmend runder. Es entsteht ein **Hydrops,** fast immer zusätzlich **Sludge.** Die Zunahme der absoluten Maße ist dabei weniger charakteristisch als die runde Form und der Druckschmerz. Große Gallenblasen ohne pathologische Bedeutung kommen z. B. vor bei älteren Patienten, nach längerem Fasten und bei Diabetes mellitus im Rahmen der autonomen Neuropathie. Alternativ kann die Gallenblase durch einen Ventilmechanismus **verkleinert** sein. Eine unregelmäßige Verdickung der Gallenblasenwand mit partieller fleckiger Auflösung der Wandkonturen deutet auf eine **phlegmonöse Cholezystitis** mit drohender Perforation hin (→ Abb. 16.18). Diese erfolgt in das benachbarte Lebergewebe oder in die freie Bauchhöhle. Bei Letzterer handelt es sich aufgrund entzündlicher Vorgänge meist um eine **gedeckte Perforation.** Die Diagnose wird gestützt durch eine kleine, entleerte, oft nur noch schwer auffindbare Gallenblase mit gangränös verdickter Wand, gegebenenfalls die Darstellung der Perforationsstelle sowie Flüssigkeit in der Umgebung (→ Abb. 16.19).
Eine seltene Komplikation der nekrotisierenden Cholezystitis ist der **Gallensteinileus.** Diagnostischer Hinweis ist die typische sonografische Symptomentrias: kleine (entleerte) wandverdickte Gallenblase, Luft in den Gallenwegen und Ileus. Gelegentlich kann in einer erweiterten Darmschlinge der verschließende Stein aufgefunden werden (→ Kap. 40). Eine Sonderform der eitrigen Cholezystitis ist die **emphysematöse Cholezystitis** als Folge einer Infektion mit gasbildenden Bakterien. Man erkennt eine echoreiche Lufthaube am Gallenblasendach, die bei Umlagerung jeweils zum höchsten Punkt der Gallenblase wandert. Meist finden sich auch in den Gallenwegen echoreiche Gasbläschen (→ Abb. 16.20).
Die steinfreie Cholezystitis betrifft v. a. ältere und geschwächte Patienten, z. B. auf der Intensivstation. Diese **Intensivgallenblase** kommt mit und ohne Steine vor. Ihre schlechte Prognose ist auf die Gesamtsituation der Patienten zurückzuführen.

Chronische Cholezystitis

Die chronisch rezidivierende Cholezystitis führt zur Fibrosierung der Gallenblasenwand. In typischen Fällen stellt sie sich echoreich und verdickt dar (→ Abb. 16.21) und es kommt zu einer Schrumpfung des Organs. Bei der Steinschrumpfgallenblase erkennt man lediglich einen breiten Reflex mit Schallschatten im Gallenblasenlager. Ein Gallenblasenlumen ist nicht mehr zu sehen (→ Abb. 16.7). Entzündliche Vorgänge können zu einer teilweisen oder vollständigen Verkalkung der Wand **(Porzellangallenblase)** führen, die sich sonografisch ähnlich darstellt.

Andere Ursachen für eine Gallenblasenwandverdickung

Eine Gallenblasenwandverdickung ist nicht spezifisch für eine Cholezystitis. Eine Reihe von Erkrankungen geht mit einer Gallenblasenwandverdickung einher und dürfen nicht mit einer Cholezystitis verwechselt werden. So kann auch eine **Hepatitis** zur erheblichen Wandverdickung führen (→ Abb. 16.22a). Cholestatische Verlaufsformen der Hepatitis verursachen außerdem eine **„leere Gallenblase“** (→ Abb. 16.22b). Wandverdickung und Lymphknoten am Leberhilus sind oft einziges sonografisch erfassbares Zeichen der Hepatitis. Weitere Ursachen sind die **Leberzirrhose** (→ Abb. 16.22c), die **Hypoalbuminämie,** die **portale Hypertension** (→ Abb. 16.22d), die **Rechtsherzinsuffizienz, Leukosen** und **metastasierende Malignome.**

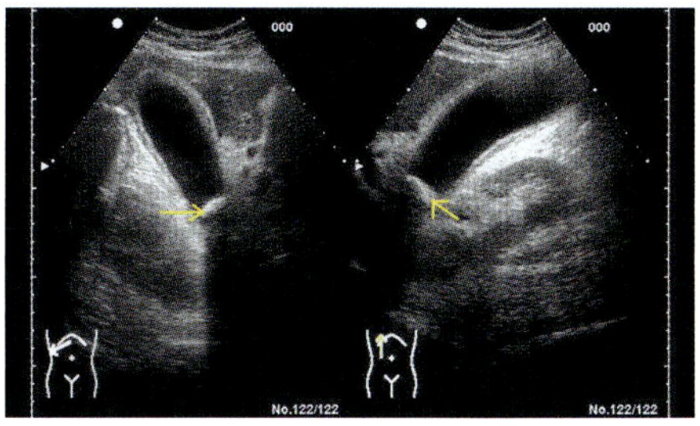

Abb. 16.14 Akute Cholezystitis mit ödematöser Wandverdickung. Eingeklemmter Infundibulumstein (Pfeile). [M512]

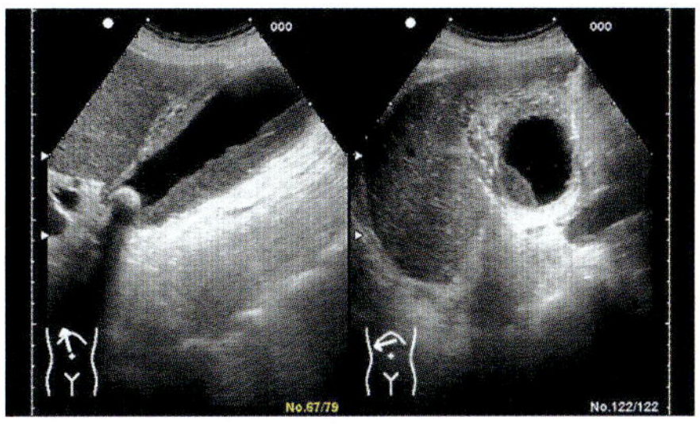

Abb. 16.15 Akute Cholezystitis mit ausgeprägter geschichteter Wandverdickung und Sludge [M512]

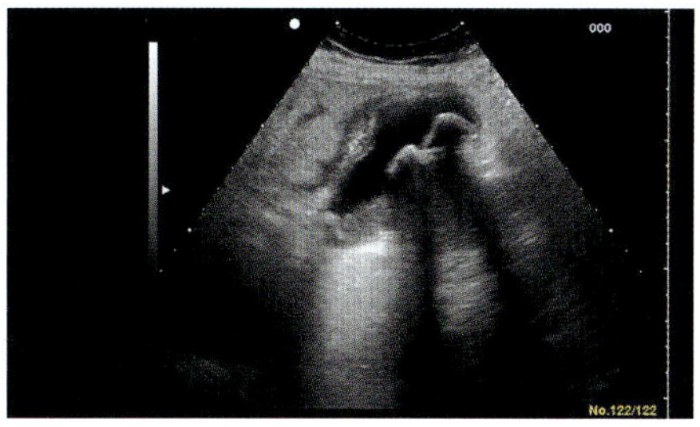

Abb. 16.16 Ausgeprägte akute Cholezystitis mit unregelmäßiger Wandverdickung, Sludge und Steinen. Echoarmer pericholezystitischer Saum um die Gallenblase. [M512]

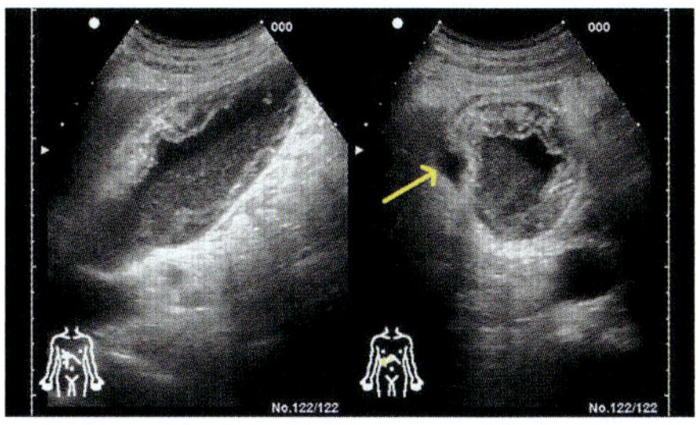

Abb. 16.17 Ausgeprägte akute Cholezystitis mit geschichteter Wandverdickung und entzündlichem Exsudat (Pfeil) [M512]

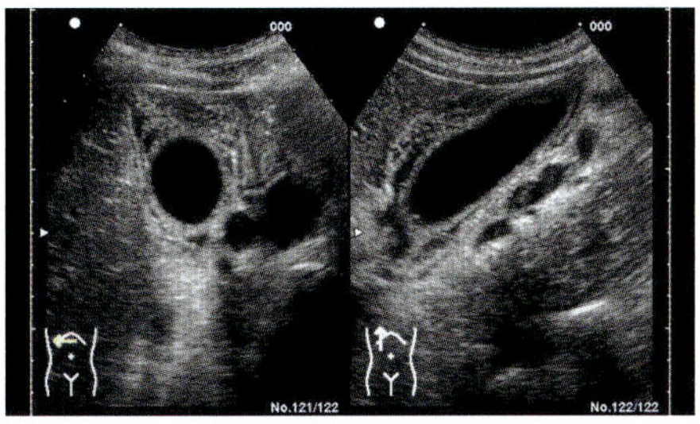

Abb. 16.18 Phlegmonöse Cholezystitis mit unregelmäßiger Wandverdickung mit Mikroabszessen [M512]

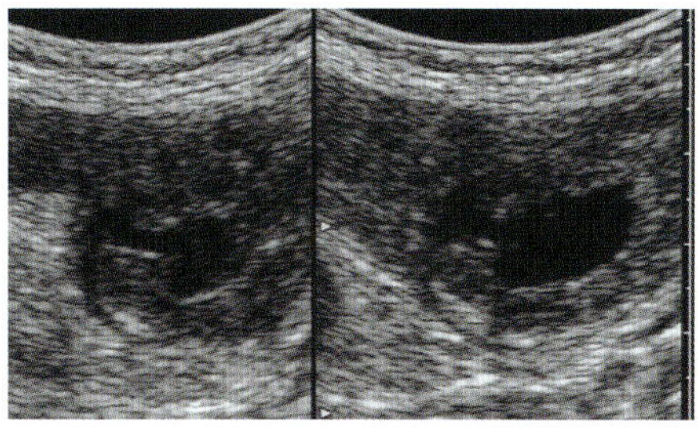

Abb. 16.19 Kleine entleerte wandverdickte Gallenblase nach Perforation. Schmaler Flüssigkeitssaum. [M512]

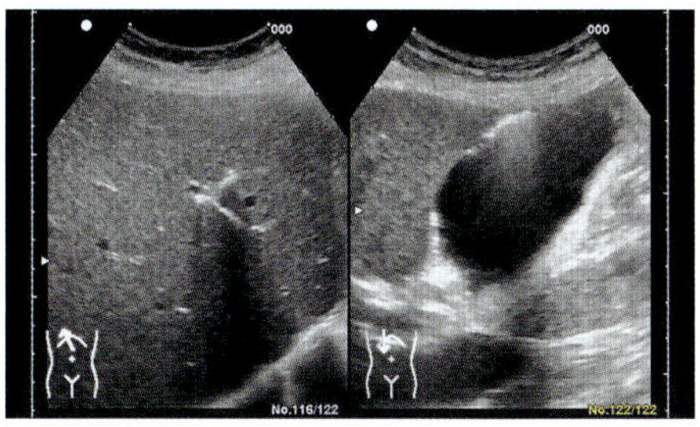

Abb. 16.20 Emphysematöse Cholezystitis. Echoreiche Gasblase am Gallenblasendach und echoreiche Gasstraßen in den intrahepatischen Gallengängen. [M512]

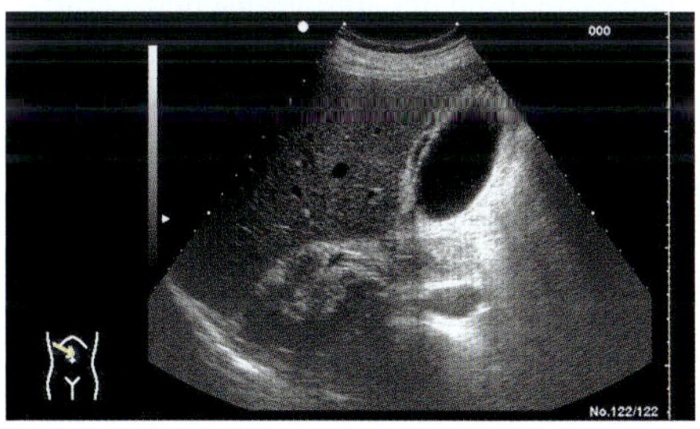

Abb. 16.21 Echoreiche Wandverdickung bei chronischer Cholezystitis [M512]

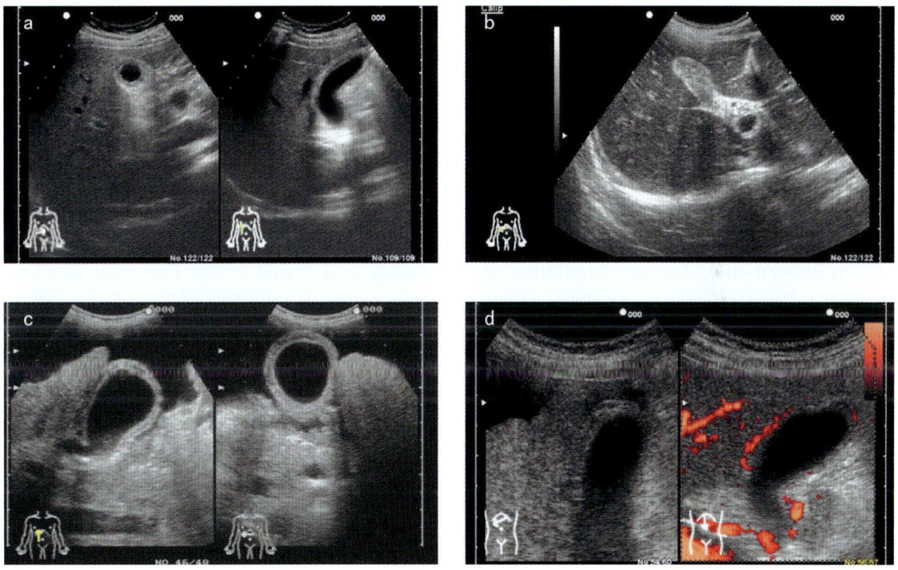

Abb. 16.22 Beispiele für Gallenblasenwandverdickung ohne Erkrankung der Gallenblase: Hepatitis (a), leere Gallenblase bei cholestatischer Hepatitis (b), Leberzirrhose mit Aszites (c) und portale Hypertension (d) [M512]

Umschriebene Wandveränderungen

Fast alle Gallenblasenpolypen sind **Cholesterinpolypen** (→ Abb. 16.23). Sie sind gehäuft mit einer Hypercholesterinämie vergesellschaftet und können sich nach Normalisierung des Fettstoffwechsels zurückbilden. Es handelt sich um Fetteinlagerungen in die Tunica propria mucosae der Gallenblasenwand, die als echoreiche Vorwölbungen in das Lumen imponieren. Wenn sie reichlich kristallines Material enthalten, bilden sie einen scharfen Schallschatten oder dorsale Wiederholungsechos (→ Abb. 16.24). Gallensteine können von Cholesterinpolypen unterschieden werden, da sie sich mit Ausnahme der seltenen inkrustierten Steine am tiefsten Punkt der Gallenblase befinden und bei Umlagerung beweglich sind (→ Abb. 16.10).

Polypöse Adenome der Gallenblase sind selten, können aber maligne entarten. Das Entartungsrisiko korreliert mit der Größe. Es wird daher empfohlen, Patienten mit Polypen ab einer Größe von 10 mm prophylaktisch zu cholezystektomieren. Adenome kommen meist solitär vor und können eine unregelmäßige Form annehmen. Der farbdopplersonografische Nachweis einer Vaskularisierung des Polyps ist kein wertbares Unterscheidungsmerkmal gegenüber einem Cholesterinpolyp (→ Abb. 16.25).

Metastasen der Gallenblasenwand sind sehr selten und kommen allenfalls in sehr späten Phasen einer Tumorerkrankung vor, wenn der Primärtumor längst bekannt ist. Sie sind deshalb i. d. R. kein differenzialdiagnostisches Problem (→ Abb. 16.26).

Mit Ausnahme des polypösen Adenoms ist das Gallenblasenkarzinom keiner sonografischen Frühdiagnostik zugänglich. Wenn es sonografisch entdeckt wird, ist meist keine kurative Therapie mehr möglich. Auch Karzinome, die zufällig nach einer Cholezystektomie wegen Cholezystitis nachgewiesen werden, haben eine schlechte Prognose. Sonografisch sieht man in diesen Fällen lediglich die Zeichen einer Cholezystitis mit inkarzerierten Steinen. In fortgeschrittenen Fällen erkennt man einen soliden Tumor, der unregelmäßig in die Leber einwächst (→ Abb. 16.27).

Die **Adenomyomatose** ist eine seltene Fehlbildung mit einer Hyperplasie der Muskularis mit flüssigkeitshaltigen divertikelartigen Aussparungen, den Aschoff-Rokitansky-Sinus. Sie tritt diffus, segmental oder anulär auf. In den Divertikeln können sich Cholesterinkristalle ablagern, die Wiederholungsechos verursachen und dadurch gut sichtbar sind (→ Abb. 16.28).

Die **Cholesteatose** (Erdbeer- oder Stippchen-Gallenblase) ist eine Forme fruste der Adenomyomatose. Sonografisch findet man sehr helle Wandechos mit distalen Wiederholungsechos (→ Abb. 16.29).

Postoperative Zustände

Nach einer **Cholezystektomie** ist im Normalfall nur noch ein echoreiches Band im Gallenblasenlager zu sehen (→ Abb. 16.30). Häufig sind in den ersten Tagen bis Wochen postoperativ noch kleine Flüssigkeitsverhalte im Gallenblasenlager zu finden, die sich im weiteren Verlauf restlos zurückbilden. Sie täuschen in manchen Fällen das Vorhandensein einer Gallenblase vor **(Pseudogallenblase).** Sind auch Operationsclips als echoreiche Reflexe mit Schallschatten darstellbar, entsteht das Bild einer (Pseudo-) Gallenblase mit Konkrementen (→ Abb. 16.31). Auch größere Hämatome resorbieren sich meist nach längerer Zeit ohne Therapie.

Gallelecks **(Biliome)** oder **Abszesse** stellen sich u. U. anfangs ähnlich dar, sind aber durch den klinischen Verlauf (Auftreten von Schmerzen, Fieber, Entzündungszeichen, Zunahme der sonografischen Veränderungen) zu erkennen und erfordern dann ggf. ein therapeutisches Eingreifen (→ Abb. 16.32).

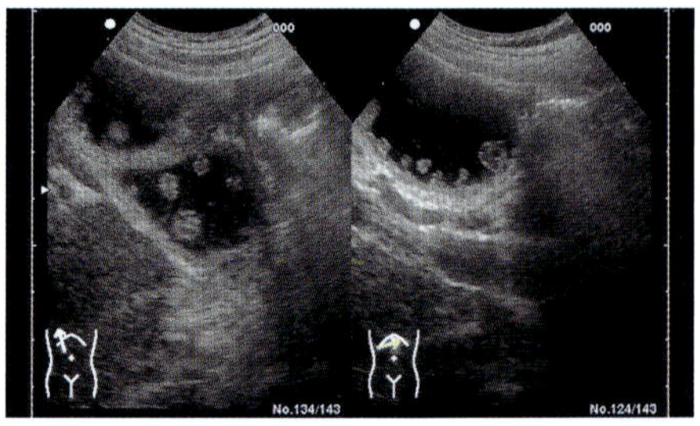

Abb. 16.23 Multiple kleine Cholesterinpolypen [M512]

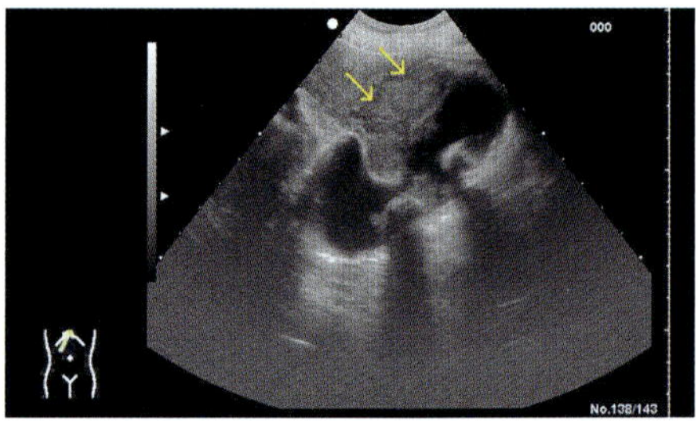

Abb. 16.27 Sowohl endo- als auch exophytisch in das umgebende Lebergewebe einwachsendes Gallenblasenkarzinom (Pfeile) bei Cholezystolithiasis [M512]

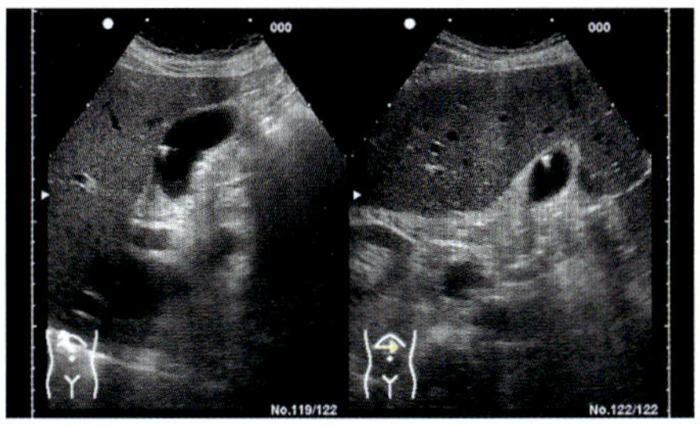

Abb. 16.24 Solitärer Cholesterinpolyp mit kleinen kometenschweifartigen Wiederholungsechos am Gallenblasendach [M512]

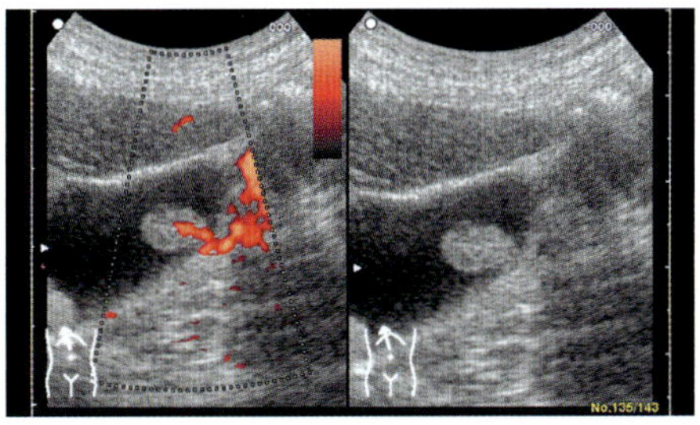

Abb. 16.25 Großer solitärer Polyp mit versorgendem Gefäß. Unterscheidung zwischen Cholesterinpolyp und Adenom sonografisch nicht möglich. [M512]

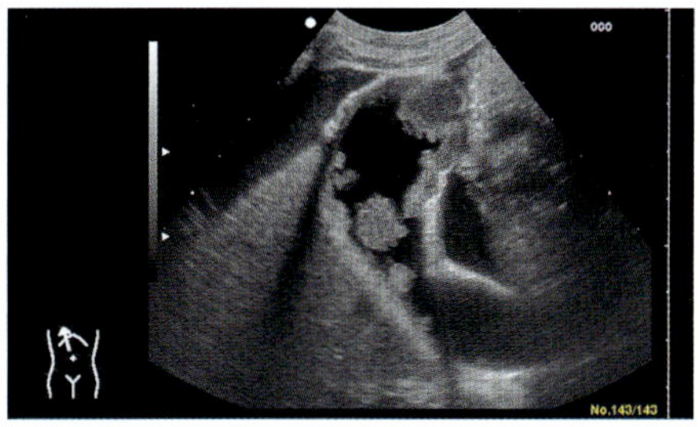

Abb. 16.26 Multiple Melanommetastasen der Gallenblasenwand [M512]

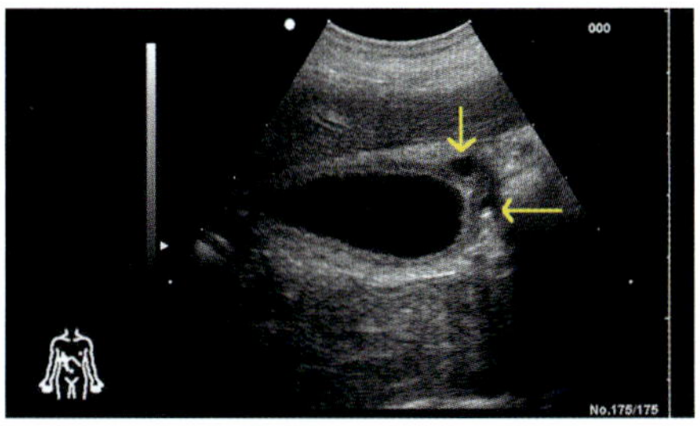

Abb. 16.28 Adenomyomatose der Gallenblase mit segmentaler Wandverdickung und intramuralen Divertikeln, die Flüssigkeit und vereinzelt Cholesterinkristalle enthalten (Pfeile) [M512]

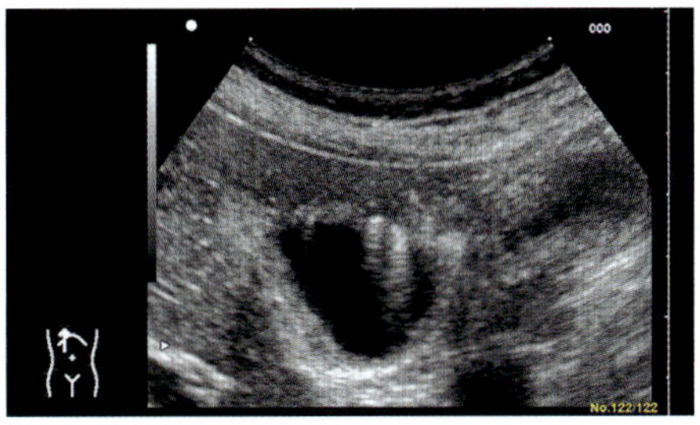

Abb. 16.29 Cholesteatose. Echoreiche Einlagerung von Cholesterinkristallen mit dorsalen Wiederholungsechos (Kometenschweifartefakte). [M512]

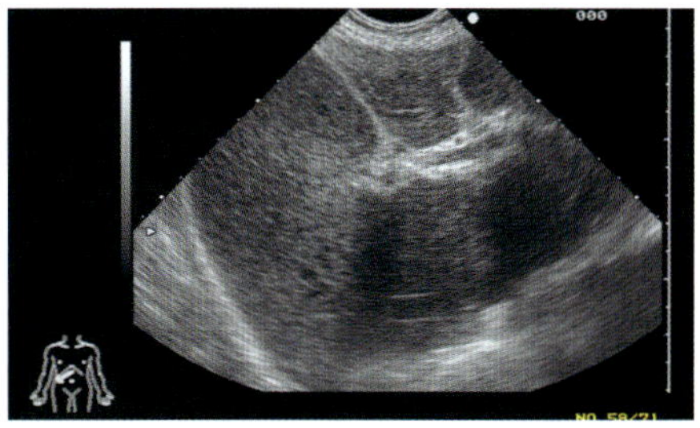

Abb. 16.30 Zustand nach Cholezystektomie. Echoreiches Band im Gallenblasenlager. [M512]

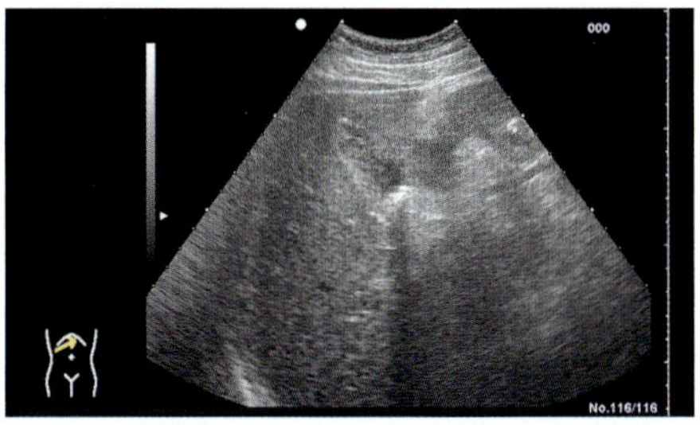

Abb. 16.31 Pseudogallenblase. Dritter Tag nach minimalinvasiver Cholezystektomie. Ein kleiner Flüssigkeitsverhalt und Operationsclips täuschen eine Gallenblase mit Steinen vor. [M512]

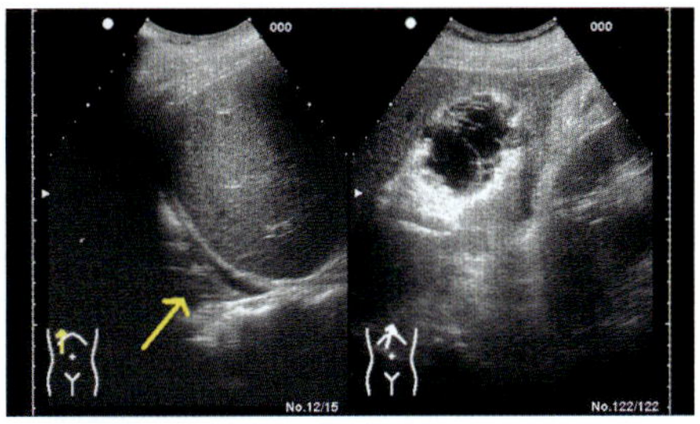

Abb. 16.32 Biliom (rechtes Bild). Der Umfang des Verhalts nimmt postoperativ zu. Hinzu kommen Fieber, Schmerzen und Entzündungszeichen. Kranial des Zwerchfells Flüssigkeit im Pleuraraum als Zeichen einer Durchwanderungspneumonie (linkes Bild, Pfeil). [M512]

Zusammenfassung

- Klassische Zeichen der Cholezystolithiasis sind der echoreiche Steinreflex und der distale Schallschatten.
- Ein Schallschatten ist jedoch nicht obligat. Seine Entstehung ist abhängig von Steingröße, Kalkgehalt, Schallkopffrequenz und Lage in der Schallkeule.
- Erstes Zeichen der akuten Cholezystitis ist der Schmerz bei gezielter Palpation (Murphy-Zeichen). Mit zunehmender Ausprägung kommt eine Wandverdickung der Gallenblase hinzu.
- Eine Cholezystitis ohne Stein ist selten.
- Zahlreiche Erkrankungen anderer Organe gehen mit einer Verdickung der Gallenblasenwand einher. Sie dürfen nicht mit einer Cholezystitis verwechselt werden.
- Fast alle Gallenblasenpolypen sind Cholesterinpolypen. Sie treten meist multipel auf, bleiben kleiner als 5 mm und bereiten keine Beschwerden. Adenome kommen meist solitar vor. Sie sind äußerst selten und können maligne entarten. Das Entartungsrisiko korreliert mit der Größe. Deshalb sollten Polypen ab einer Größe von 10 mm prophylaktisch entfernt werden.
- Unmittelbar nach einer Cholezystektomie kann ein kleiner Flüssigkeitsverhalt im Gallenblasenlager wie eine verbliebene Gallenblase imponieren (Pseudogallenblase). Zusätzlich können Operationsclips Echos mit Schallschatten erzeugen, die Gallensteinen ähneln.
- Nimmt ein Flüssigkeitsverhalt an Größe zu, treten zusätzlich Schmerzen und Entzündungszeichen auf, ist von einem Galleleck (Biliom) auszugehen.

→ 17 Gallenwege: Anatomie und Untersuchungstechnik

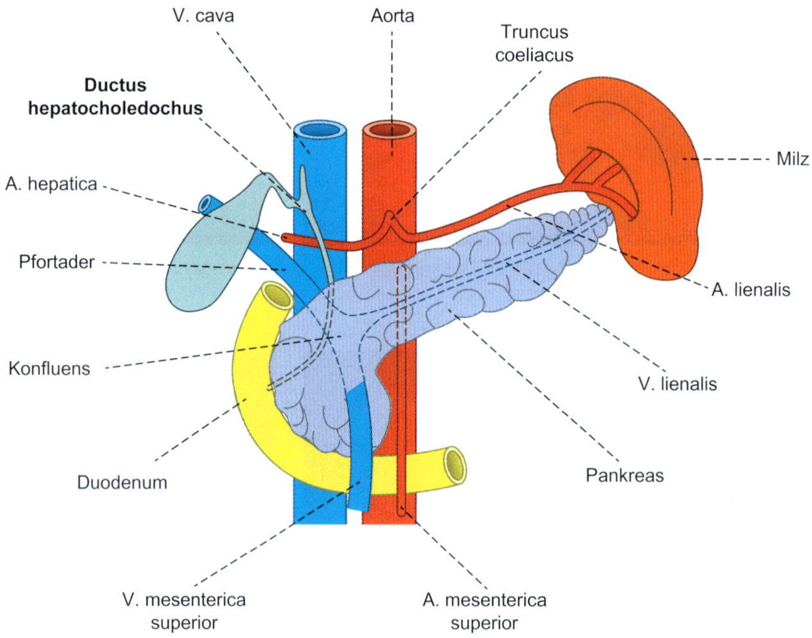

Abb. 17.1 Anatomie der Gallenwege [L231]

Anatomie

Die intrahepatischen Gallenwege verlaufen entlang der Portalgefäße und konfluieren als Ramus dexter und sinister zum 4–6 cm langen intrahepatisch gelegenen Ductus hepaticus communis, der nach seiner Vereinigung mit dem Ductus cysticus als Ductus choledochus bezeichnet wird. Da die Einmündung des Ductus cysticus sonografisch nicht sichtbar ist, spricht man vom **Ductus hepatocholedochus (DHC).** Er ist 6–8 cm lang und mündet dorsal des Pankreaskopfes an der Papilla Vateri in die Pars descendens duodeni (→ Abb. 17.1).

> Ductus hepaticus communis und Ductus choledochus werden zusammen als Ductus hepatocholedochus (DHC) bezeichnet.

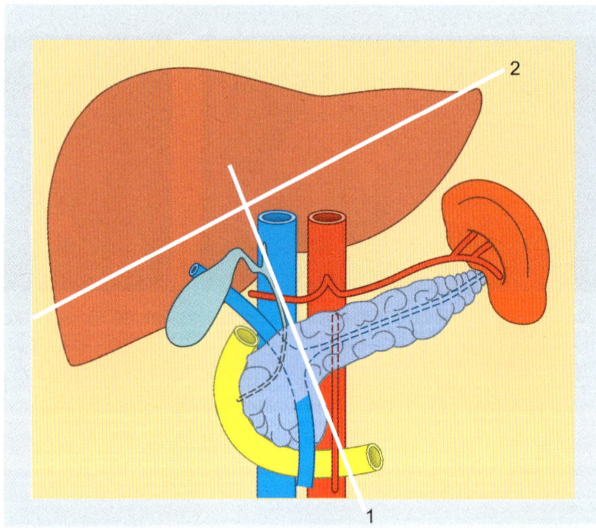

Abb. 17.2 Schallkopflagen zur Untersuchung der Gallenwege: Schulter-Nabel-Schnitt (CPC-Schnitt, Schnittebene 1) und subkostaler Schrägschnitt (Schnittebene 2) [L231]

Untersuchungstechnik

Die Gallenwege werden am nüchternen Patienten in Rückenlage und tiefer Inspiration untersucht. Wichtigste Schnittebene zur Darstellung des DHC ist der Schulter-Nabel-Schnitt oder **CPC**-(**C**ava-**P**ortae-**C**holedochus-)Schnitt (→ Abb. 17.2 und → Abb. 17.3). Leitstrukturen zum Auffinden des DHC sind die leicht erkennbare V. cava und die ventral davon verlaufende V. portae. Der schmale Ductus hepatocholedochus lässt sich ventral davon auffinden. Die quer angeschnittene **A. hepatica** unterkreuzt den DHC und wird in dieser Schnittebene als Punkt dargestellt. Sie muss sicher von ihm unterschieden werden, indem man sie ggf. bis zu ihrem Ursprung aus dem Truncus coeliacus verfolgt.

Unter schlechten Sichtbedingungen ist es hilfreich, den DHC in Linksseitenlage interkostal aufzusuchen und die Leber als Schallfenster zu verwenden.

> Periphere Gallengänge verlaufen unmittelbar neben den Portalästen und werden bei mechanischer Cholestase als Doppelflinten sichtbar.

Die **intrahepatischen Gallenwege** werden im subkostalen Schrägschnitt aufgesucht (**Schnittebene 2,** → Abb. 17.2). Dazu wird die Leber durchgemustert und der **Ductus hepaticus communis** ventral der Pfortader dargestellt (→ Abb. 17.4). Anschließend wird die Leber im subkostalen Schrägschnitt durchgemustert. Die unmittelbar neben den Portalgefäßen liegenden peripheren intrahepatischen Gallenwege sind

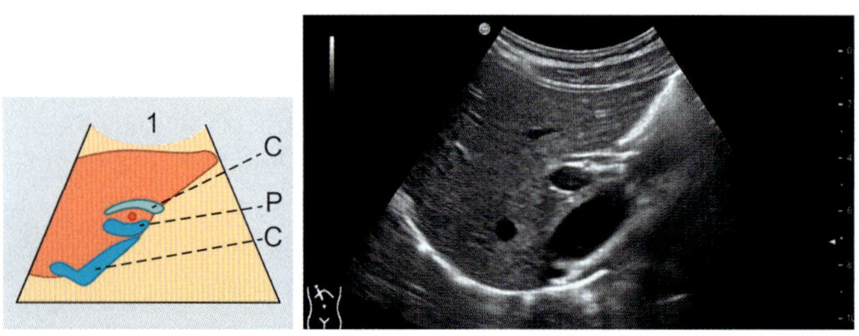

Abb. 17.3 Ductus hepatocholedochus im Schulter-Nabel-Schnitt (CPC-Schnitt) [a: L231, b: M512]

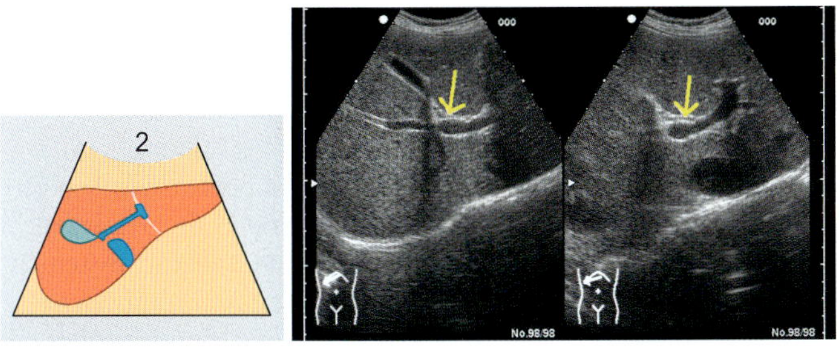

Abb. 17.4 Schnittebene 2: Die Leber wird im Subkostalschnitt durchgemustert. Der Ductus hepatocholedochus liegt ventral der V. portae (Pfeil). [a: L231, b: M512]

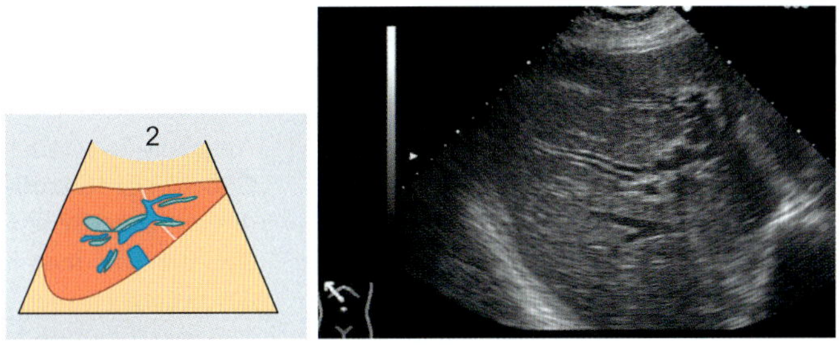

Abb. 17.5 Doppelflintenzeichen. Erweiterte periphere Gallenwege unmittelbar neben den Portalgefäßen. [a: L231, b: M512]

als Doppelflintenzeichen nur sichtbar, wenn eine mechanische Cholestase vorliegt (→ Abb. 17.5).

> Der Ductus hepatocholedochus wird im Schulter-Nabel-Schnitt oder der **CPC**-Ebene aufgesucht. Leitstrukturen sind von dorsal nach ventral: V. **c**ava – V. **p**ortae – Ductus hepato**c**holedochus.

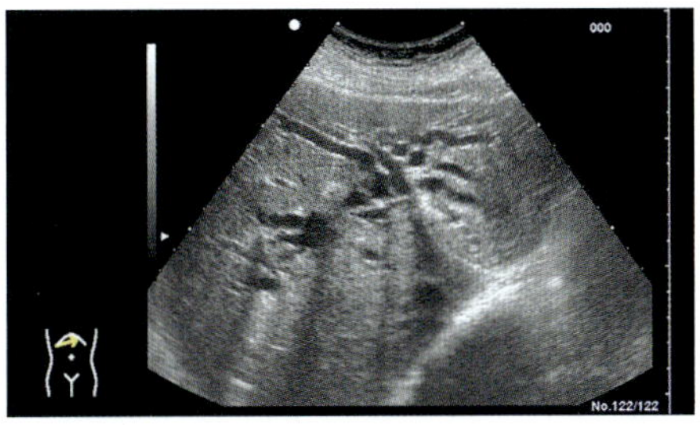

Abb. 17.6 Besonders maligne Ursachen führen zum schmerzlosen Ikterus mit stärker erweiterten intrahepatischen Gallenwegen. Man spricht von einer seenartigen Erweiterung. [M512]

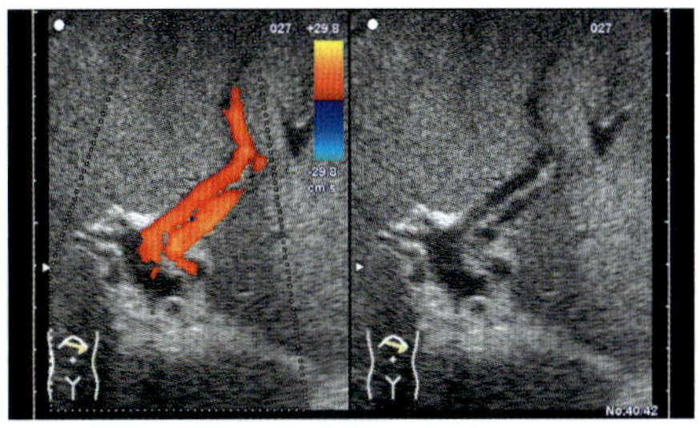

Abb. 17.7 Bei Leberzirrhose sind die intrahepatischen Leberarterien erweitert, die ebenfalls neben den Portalästen verlaufen. Man spricht von Pseudodoppelflinten, die nicht mit einer mechanischen Cholestase verwechselt werden dürfen. Die Arterien zeigen im Gegensatz zu Gallenwegen ein farbiges Fließsignal. [M512]

Beurteilung der Gallengangsweite, mechanische Cholestase

Zur Abklärung eines Ikterus oder einer Cholestase ist die Sonografie erste bildgebende Methode der Wahl. Eine mechanische Cholestase lässt sich in fast 100 % der Fälle sonografisch nachweisen. Meist ist auch die Ursache sichtbar. Nächster diagnostischer Schritt ist die ERCP mit der Möglichkeit einer therapeutischen Intervention. Liegt keine Erweiterung der Gallenwege vor, so ist eine hepatozelluläre Cholestase wahrscheinlich. Häufig sind dann auch entsprechende Veränderungen an der Leber erkennbar. Die normale Weite des DHC im CPC-Schnitt beträgt < 6 mm selten bis 9 mm. Bei einer **funktionslosen Gallenblase** (z. B. nach Cholezystektomie oder bei Steinschrumpfgallenblase) oder in **höherem Lebensalter** kommt ein erweiterter DHC auch ohne mechanische Cholestase vor.

Eine normale Gangweite in diesem Schnitt schließt eine mechanische Cholestase fast mit Sicherheit aus. Die Gangerweiterung ist unmittelbar nach Einsetzen der Obstruktion sichtbar, wenn die Cholestaseparameter noch nicht erhöht sind. Umgekehrt können die Laborwerte noch erhöht sein, wenn das Hindernis beseitigt ist (z. B. Ventilsteine).

> Eine normale Weite des DHC im Schulter-Nabel-Schnitt (CPC) schließt eine mechanische Cholestase weitgehend aus.

Intrahepatisch wird die Weite des Ductus hepaticus communis ventral der Portalvene gemessen. Sie beträgt normalerweise < 4 mm (→ Abb. 17.4).

Die neben den Portalgefäßen verlaufenden peripheren intrahepatischen Gallenwege werden, wenn sie erweitert sind, als **Doppelflinten** sichtbar (→ Abb. 17.5). Bei Obstruktion durch Malignome (schmerzloser Ikterus) kann die Erweiterung stark ausgeprägt sein. Man spricht von **einer seenartigen Erweiterung** (→ Abb. 17.6). Verwechslungsmöglichkeiten ergeben sich bei Leber zirrhose, wenn sich die ebenfalls neben den Portalgefäßen verlaufenden Arterien akzentuiert darstellen. Man spricht dann von **Pseudodoppelflinten,** die nicht als Zeichen einer mechanischen Cholestase missdeutet werden dürfen. In der Farbdarstellung wird der Blutfluss sichtbar (→ Abb. 17.7). Liegt eine mechanische Cholestase in einer Zirrhose vor, so erkennt man entsprechend drei nebeneinander verlaufende Gefäße, von denen zwei einen farbigen Blutfluss aufweisen (→ Abb. 17.8).

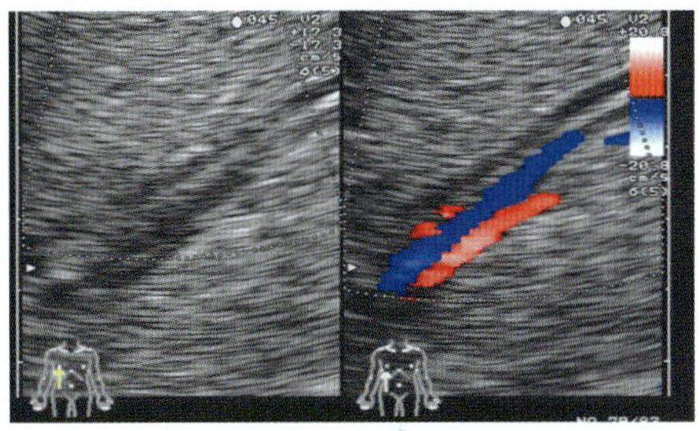

Abb. 17.8 In einer Leberzirrhose mit Pseudodoppelflinten führt eine mechanische Cholestase zu drei nebeneinanderliegenden Gefäßen. Der Gallengang ist nicht farbig kodiert. Stromumkehr (blau) in der Portalvene. [M512]

> Bei Leberzirrhose sind die intrahepatischen Arterien erweitert. Sie liegen ebenfalls neben den Portalvenen und täuschen damit Doppelflinten vor (Pseudodoppelflinten).

Zusammenfassung

- Ductus hepaticus communis und Ductus choledochus werden zusammen als Ductus hepatocholedochus (DHC) bezeichnet.
- Der Ductus hepatocholedochus wird im Schulter-Nabel-Schnitt oder der **CPC**-Ebene aufgesucht. Leitstrukturen sind von dorsal nach ventral: V. **c**ava – V. **p**ortae – Ductus hepato**c**holedochus.
- Periphere Gallengänge verlaufen unmittelbar neben den Portalästen und werden nur bei mechanischer Cholestase als Doppelflinten sichtbar.

→ 18 Veränderungen der Gallenwege

Mechanische Cholestase

Die sonografischen Merkmale der mechanischen Cholestase sind:

- DHC im CPC-Schnitt > 9 mm (→ Abb. 18.1)
- Ductus hepaticus intrahepatisch > 4 mm
- Doppelflintenzeichen (→ Abb. 17.5)
- Hydrops der Gallenblase (Sludge!)

Cave! Ein DHC > 9 mm ohne mechanische Cholestase kann auch vorkommen. Er tritt auf bei funktionsloser Gallenblase (nach CHE, Steingallenblase) oder im höheren Lebensalter.

Ursachen

Häufigste Ursache einer mechanischen Cholestase ist die **Choledocholithiasis.** Die typische Symptomatik (Schmerzen im rechten Oberbauch, laborchemische Cholestasekonstellation) zusammen mit der sonografisch fast immer nachweisbaren Erweiterung des DHC im Schulter-Nabel-Schnitt (CPC-Schnitt) erlauben die Verdachtsdiagnose (→ Abb. 18.1). Meistens lässt sich darüber hinaus das papillennah gelegene verschließende Konkrement erfassen (→ Abb. 18.2). Intrahepatisch gelegene Konkremente sind selten (→ Abb. 18.3).
Eine **akute Cholangitis** ist ein lebensbedrohliches Krankheitsbild und ist bei sonografisch festgestellter Cholestase und entsprechender Klinik mit Fieber, Schüttelfrost, Schmerzen und Entzündungszeichen zu vermuten. In schweren Fällen sind Abszesse der Leber nachzuweisen.
Eine primär oder sekundär **chronische Cholangitis** führt im fortgeschrittenen Stadium zu einer echoreichen Wandverdickung und in der Spätphase zur biliären Zirrhose.
Angeborene zystische Aufweitungen der Gallenwege **(Caroli-Syndrom)** sind von dysontogenetischen Leberzysten nur schwer zu unterscheiden (→ Abb. 18.4). Im Laufe des Lebens können sie sich mit kristallinem Material füllen und als kettenartig angeordnete Konkremente in der Leber in Erscheinung treten und Cholangitiden auslösen.
Eine Cholezystitis, die durch ein im Gallenblaseninfundibulum oder Ductus cysticus impaktiertes Konkrement ausgelöst wurde, kann durch Übergreifen der entzündlichen Reaktion auf den benachbarten DHC eine Stenose verursachen. Diese wird **Mirizzi-Syndrom** genannt (→ Abb. 18.5).
Häufigste maligne Ursache einer Obstruktion des DHC ist das **Pankreaskopfkarzinom.** Aber auch andere maligne Tumoren, Metastasen und Lymphome kommen vor (→ Abb. 18.6). Sie treten meist als „schmerzloser Ikterus" in Erscheinung und führen zu einer sehr ausgeprägten seenartigen Erweiterung der Gallenwege (→ Abb. 17.6). Wird wegen einer Obstruktion ein Stent eingelegt, können Lage und Funktion sonografisch überprüft werden (→ Abb. 18.7).
Gallengangskarzinome kommen bevorzugt intrahepatisch im Bereich der Bifurkation vor **(Klatskin-Tumoren).** Sie können noch klein sein, wenn sie Symptome verursachen und sind dann schwer aufzufinden (→ Abb. 18.8). Auch andere Raumforderungen der Leber führen zu einer Obstruktion der Gallenwege im betroffenen Bereich.
Eine **Pneumobilie (Aerobilie)** stellt sich im Ultraschall als helle Reflexe mit distalen Wiederholungsechos (dorsale Reverberationen, Kometenschweifartefakte) dar, die im Verlauf der Gallenwege angeordnet sind (→ Abb. 14.11). Bei Umlagerung oder Atemexkursionen bewegen sich die Luftbläschen und können gut von intrahepatischen Gallengangssteinen oder Verkalkungen unterschieden werden. Man beobachtet sie regelmäßig nach Papillotomien, Stenteinlagen, Spontanabgängen von Choledochussteinen oder bei biliodigestiven Anastomosen als harmlosen Nebenbefund. Bei einer Stein-Perforation in den Magen-Darm-Trakt ist die Pneumobilie ein wichtiges Leitsymptom, z. B. zur Erkennung eines Gallensteinileus, wenn gleichzeitig die Zeichen eines Ileus vorliegen (→ Kap. 40).
Seltene Ursache einer mechanischen Cholestase kann ein **Aortenaneurysma** sein, das den DHC von außen komprimiert (→ Abb. 18.9).
Eine Leberruptur kann zu einer Einblutung in die Gallenwege führen **(Hämobilie)** mit Ikterus und Teerstühlen und sonografischen Zeichen einer mechanischen Cholestase.

Ursachen einer mechanischen Cholestase:

- Gallengangssteine (z. B. Choledocholithiasis, Caroli-Syndrom)
- Benigne Stenosen (z. B. entzündlich, Mirizzi-Syndrom, Duodenaldivertikel)
- Raumforderungen (z. B. HCC, Gallengangskarzinom, Metastasen, Lymphome, Echinokokken)
- Seltene Ursachen (z. B. Aortenaneurysma, Askariden, Hämobilie)

Die Ursache einer mechanischen Cholestase ist meist gut darstellbar. Unter schwierigen Sichtbedingungen ist zumindest eine **Höhenbestimmung** der Obstruktion möglich (→ Abb. 18.10).

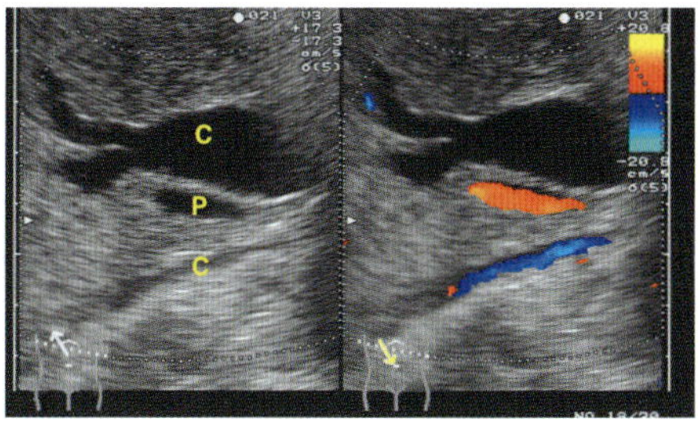

Abb. 18.1 Stark erweiterter DHC im CPC-Schnitt: V. cava (C), Pfortader (P), Choledochus (C) [M512]

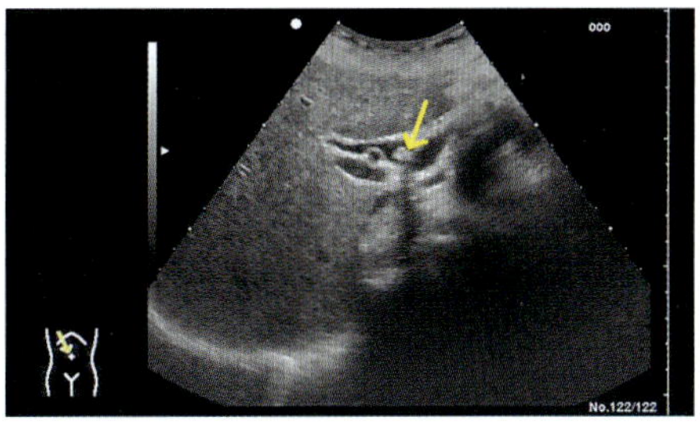

Abb. 18.2 Konkrement (Pfeil) im DHC [M512]

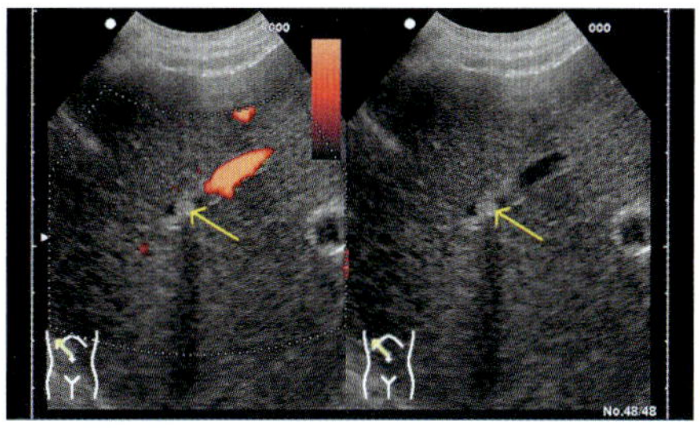

Abb. 18.3 Intrahepatisch gelegenes Konkrement (Pfeil). [M512]

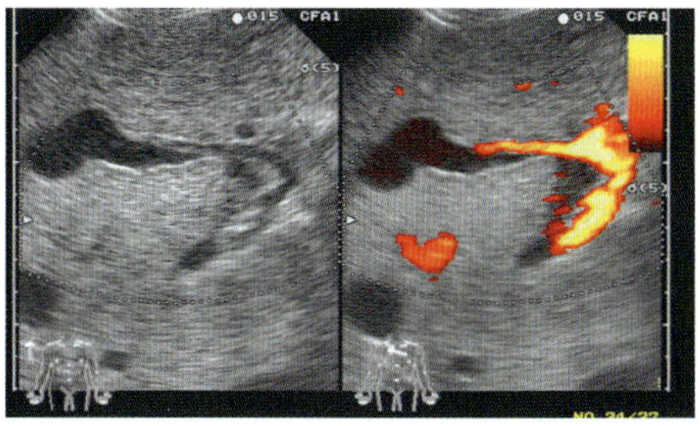

Abb. 18.4 Zystische Aufweitung der Gallenwege bei Caroli-Syndrom. Die farbig durchströmten Portalgefäße lassen sich im Power-Modus abgrenzen (rechtes Bild). [M512]

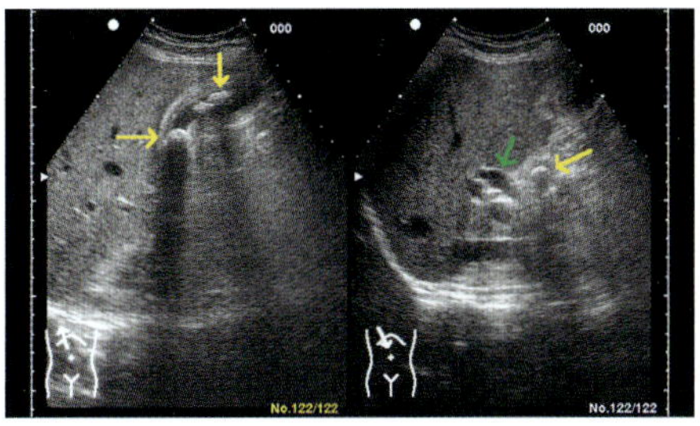

Abb. 18.5 Mirizzi-Syndrom: Gallenblase entzündlich wandverdickt mit Konkrementen (gelbe Pfeile) in unmittelbarer Nachbarschaft des erweiterten DHC (grüner Pfeil) [M512]

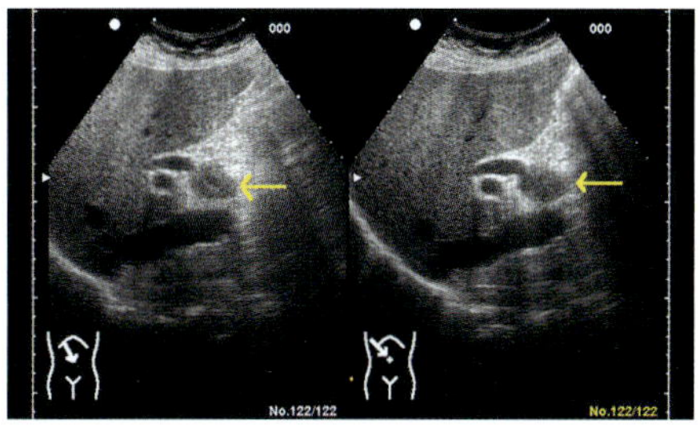

Abb. 18.6 Pankreaskopfkarzinom (Pfeil) im CPC-Schnitt [M512]

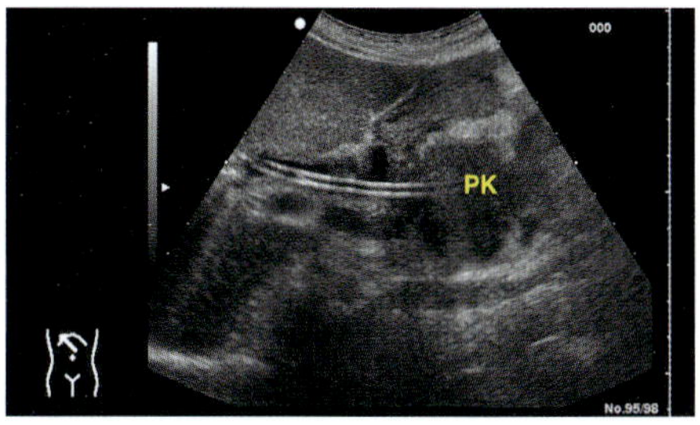

Abb. 18.7 Stent im Gallengang bei Pankreaskopfkarzinom (PK) [M512]

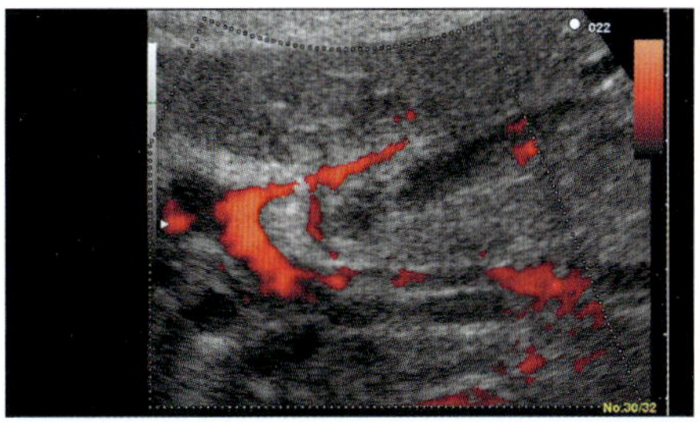

Abb. 18.8 Klatskin-Tumor bei Patienten mit schmerzlosem Ikterus. Segmental aufgeweitete Gallenwege mit echoarmem intraduktal wachsendem Tumorgewebe. [M512]

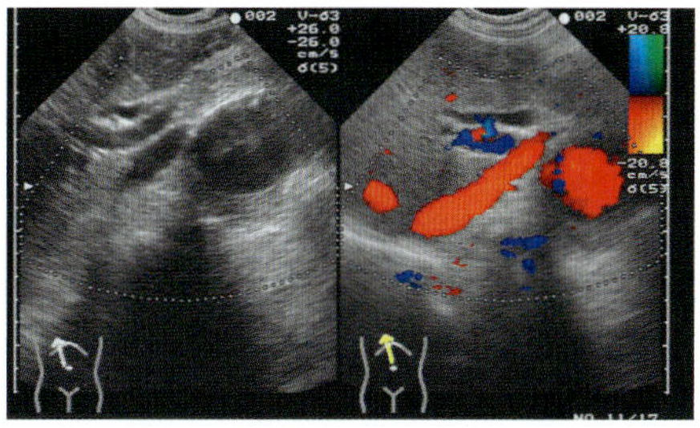

Abb. 18.9 Obstruierendes Aortenaneurysma im CPC-Schnitt (Aortenlumen farbig kodiert) [M512]

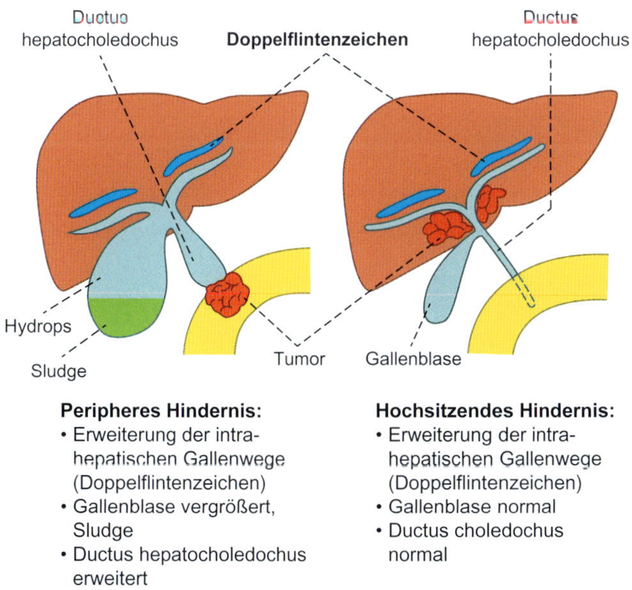

Abb. 18.10 Höhenlokalisation einer mechanischen Cholestase [L231]

Zusammenfassung

- Bei Ikterus oder Cholestase ist die Sonografie erste bildgebende Methode und entscheidet über das weitere Prozedere (z. B. ERCP oder Papillotomie).
- Mit Ultraschall lässt sich eine mechanische Cholestase mit großer Sicherheit nachweisen oder ausschließen. In vielen Fällen kann man auch die Ursache einer mechanischen Cholestase feststellen.

Pankreas: Anatomie und Untersuchungstechnik

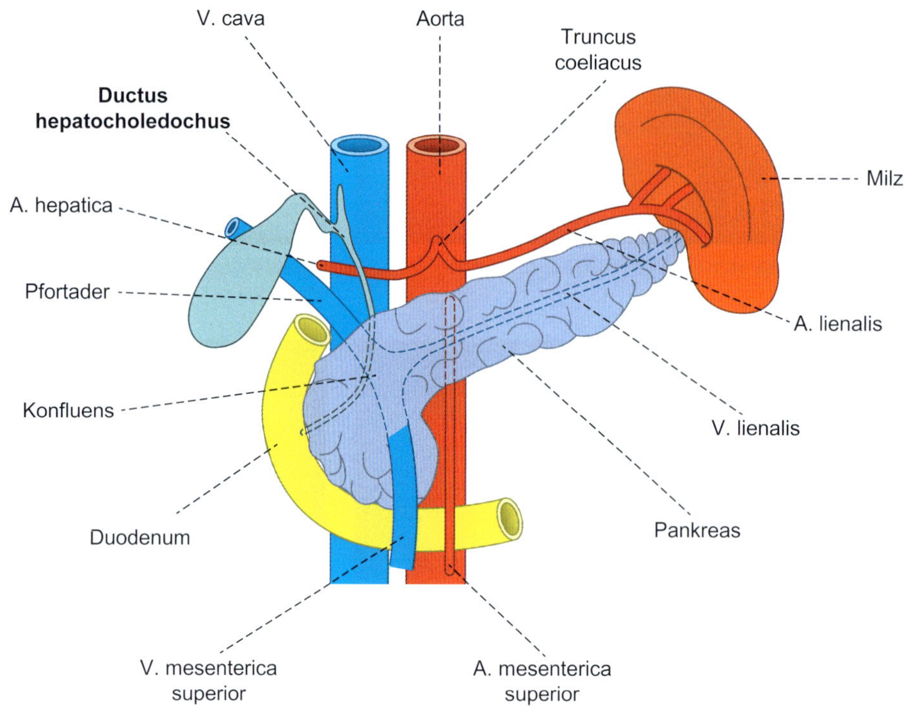

Abb. 19.1 Topografie des Pankreas [L231]

Anatomie

Das Pankreas liegt tief im Retroperitoneum und ist deshalb oft schwer einzusehen (→ Abb. 19.1). Es ist annähernd keulenförmig und wird unterteilt in Caput, Korpus und Kauda, deren Form sehr variabel ist. Nach lateral begrenzt das lufthaltige Duodenum den Kopf. Der Pankreasschwanz verläuft hinter dem Magen etwas schräg bis zum Milzhilus und wird hier meist von Fundusluft verdeckt. Auch ein hochliegendes Querkolon kann die Sicht verdecken. Zwischen Magenhinterwand und Pankreas befindet sich die Bursa omentalis, die nur sichtbar wird, wenn sie mit Flüssigkeit gefüllt ist, z. B. bei Pankreatitis.
Der Proc. uncinatus umfasst die V. mesenterica nach dorsal. Er entspricht embryologisch der ventralen Pankreasanlage.
Der Ductus pancreaticus (Ductus Wirsungianus) durchzieht das Pankreas und mündet an der Papilla Vateri im Duodenum.
Wichtige **Leitstrukturen** zum Auffinden des Organs sind die **V. lienalis** (Oberbauchquerschnitt) und die **V. mesenterica superior** (Oberbauchlängsschnitt), die sich im **Konfluens** vereinigen und als **V. portae** schräg zum Leberhilus verlaufen.

Untersuchungstechnik

Das Pankreas wird in Quer- und Längsschnitten durchgemustert. Der Pankreasschwanz kann zusätzlich translienal eingesehen werden (→ Abb. 19.2).

Der Schallkopf wird in dosierter Kompression möglichst nahe an das Organ angedrückt. Dadurch verdrängt man störende Luft in Duodenum und Magenfundus zu den Seiten. Die Bauchdecke sollte dazu entspannt sein. Die Untersuchung erfolgt in verschiedenen Atemlagen, der Patient kann dabei seitlich umgelagert oder aufgesetzt werden. Ist das Pankreas dennoch luftüberlagert, kann der zu Untersuchende ein Glas Wasser trinken. Dieses erscheint dann zunächst echoreich im Magen, erreicht nach wenigen Minuten Magenantrum und Duodenum, wird zunehmend echofrei und durchsichtig und verbessert damit als Schallfenster die Sicht.
Anhand der Leitgefäße lassen sich auch echoreiche Organe von älteren oder adipösen Patienten gut lokalisieren und für die klinische Fragestellung ausreichend beurteilen, auch wenn die Organgrenzen im umgebenden echoreichen Fettgewebe nicht oder nur teilweise zu erkennen sind.

Querschnitt

Leitstruktur zum Auffinden des Pankreas im **Oberbauchquerschnitt** ist die **V. liena-**

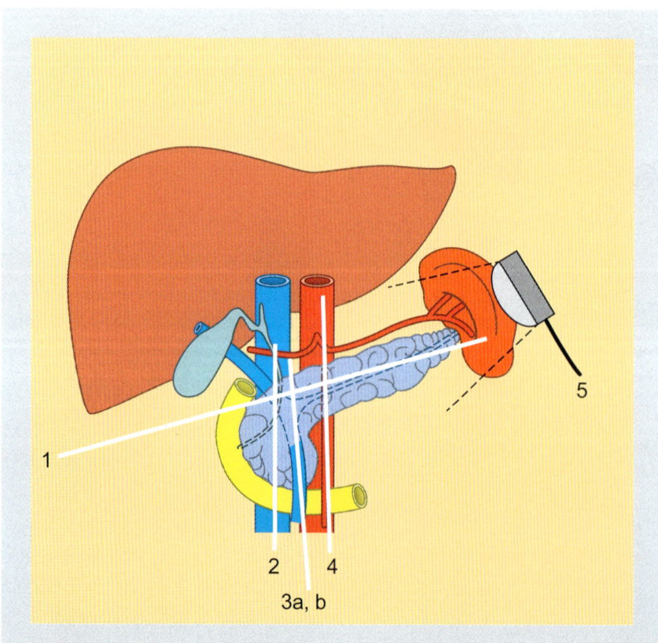

Abb. 19.2 Schallkopflagen zur Untersuchung des Pankreas: Oberbauchquerschnitt (Schnittebene 1), Oberbauchlängsschnitte (Schnittebenen 2, 3, 4) und translienaler Schnitt (Schnittebene 5) [L231]

lis. Sie liegt etwas kaudal des Truncus coeliacus und umfängt bogenförmig die quergeschnittene A. mesenterica superior, sodass die Form eines Auges entsteht (**Schnittebene 1,** → Abb. 19.3). Von hier aus muss das Pankreas komplett durchgemustert werden. Die Echostruktur des normalen Pankreas ist echoarm, ähnlich der Leber. Bei älteren und adipösen Patienten wird sie echoreich. Man spricht dann von einer Fibrolipomatose.

Der Pankreasgang ist als echoreiche Doppelkontur im echoarmen Pankreas oder als echofreies Lumen im echoreichen Pankreas am besten im Korpus zu sehen (→ Abb. 19.3). Die Weite sollte 2 mm nicht überschreiten.

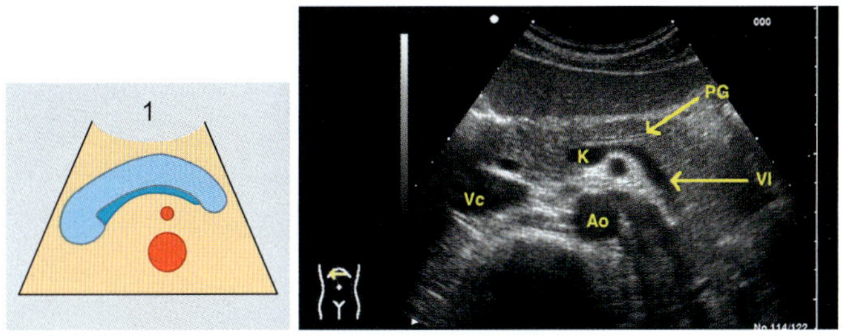

Abb. 19.3 Schnittebene 1: Oberbauchquerschnitt. V.-lienalis-Ebene (Vl). Konfluens (K), Pankreasgang (PG), V. cava (Vc), Aorta (AO). [a: L231, b: M512]

Pankreasmessung

Die **Messung des Pankreas** erfolgt üblicherweise im Oberbauchquerschnitt senkrecht zur Organoberfläche. Wegen der zahlreichen Formvarianten können die Maße nur als grobe Orientierung dienen (→ Abb. 19.4).

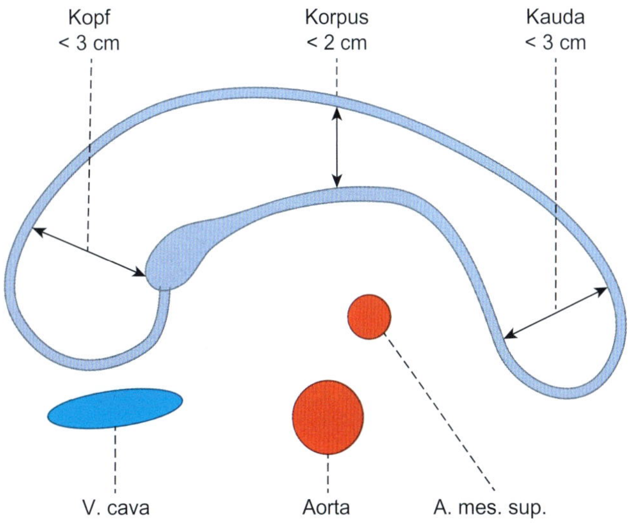

Abb. 19.4 Messung des Pankreas [L231]

Translienaler Schnitt

Die hinter dem lufthaltigen Magenfundus gelegene Kauda ist gelegentlich translienal besser einsehbar (**Schnittebene 5,** → Abb. 19.5).

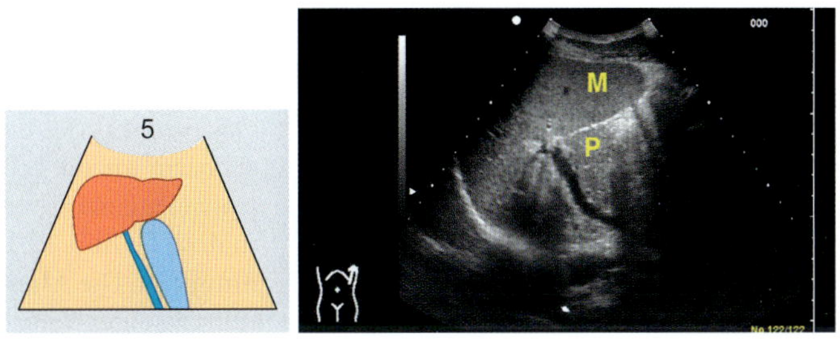

Abb. 19.5 Schnittebene 5: translienaler Schnitt durch die Milz (M) auf den Pankreasschwanz (P) [a: L231, b: M512]

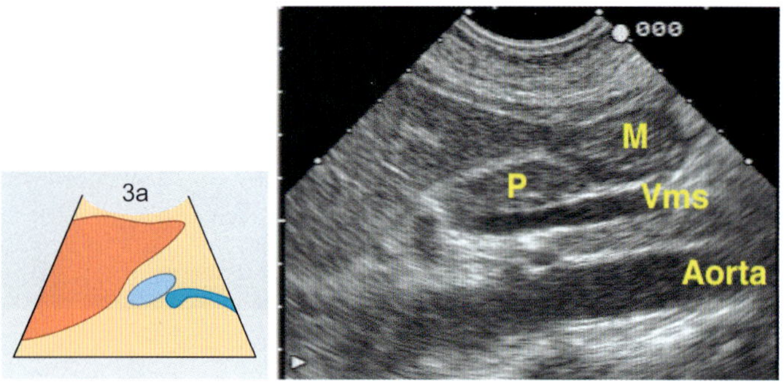

Abb. 19.6 Schnittebene 3a: Auf der Ebene der V. mesenterica superior (Vms) sind Pankreaskopf- und Korpusregion (P) sowie das Magenantrum (M) zu erkennen. [a: L231, b: M512]

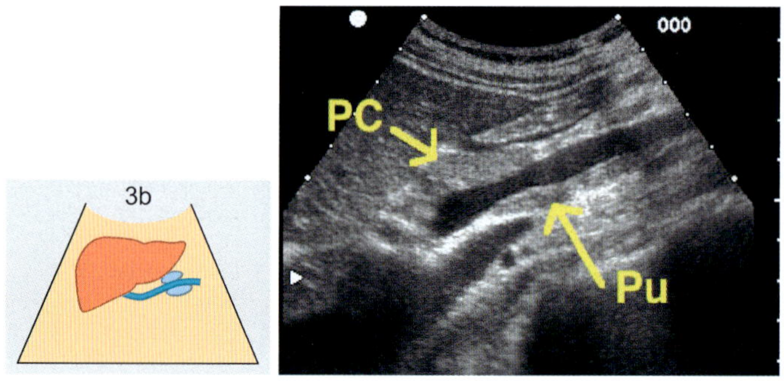

Abb. 19.7 Schnittebene 3b: V. mesenterica superior mit Sandwichformation, ventral liegt der Kopf-/Korpusübergang (PC), dorsal der Proc. uncinatus (Pu). [a: L231, b: M512]

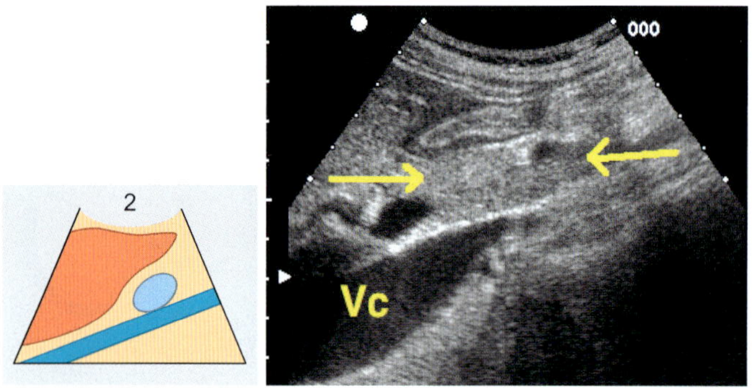

Abb. 19.8 Schnittebene 2: Der Pankreaskopf (Pfeile) „reitet" auf der V. cava (Vc). [a: L231, b: M512]

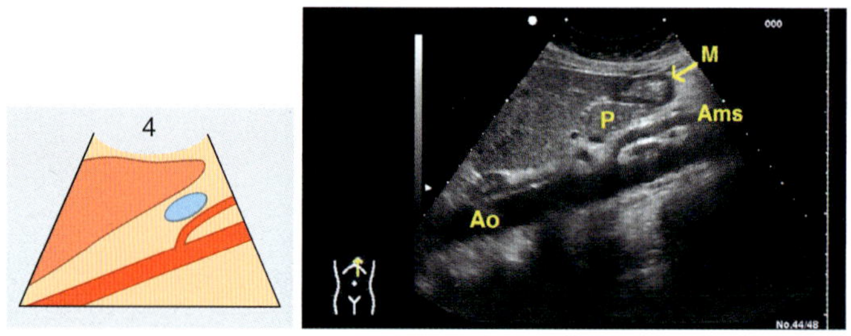

Abb. 19.9 Schnittebene 4: Aortomesenterialebene. Zu sehen sind Pankreaskorpus (P), Aorta (Ao), A. mesenterica superior (Ams) und Magen (M). [a: L231, b: M512]

Längsschnitte

Im **Oberbauchlängsschnitt** dient die **V. mesenterica superior** als Leitstruktur zum Auffinden des Pankreas im Bereich des Übergangs von Caput zu Korpus. Die V. mesenterica superior ist auch unter ungünstigen Sichtbedingungen zwischen Aorta und V. cava zuverlässig aufzufinden (**Schnittebene 3a,** → Abb. 19.6). Sie liegt etwas ventral der großen Gefäße und endet kranial mit dem Konfluens, wo sie sich mit der V. lienalis vereinigt und als Pfortader schräg zum Leberhilus verläuft. Der Pankreaskopf windet sich um die V. mesenterica nach dorsal. Durch eine minimale Kippbewegung lassen sich ventral und dorsal des Gefäßes der Pankreaskopf/-korpusbereich und der Proc. uncinatus anschneiden (Sandwichzeichen, **Schnittebene 3b,** → Abb. 19.7).
Kippt man den Schallkopf aus dieser Position, so findet man rechts der V. mesenterica superior den Pankreaskopf auf der V. cava „reitend" (**Schnittebene 2,** → Abb. 19.8). Von hier aus kann der Pankreaskopf am besten durchgemustert werden. Beim Kippen zur linken Seite erscheinen nacheinander der Pankreaskorpus in der Aortomesenterialebene (**Schnittebene 4,** → Abb. 19.9) und Pankreaskauda.

Varianten

Das Pankreas des Jugendlichen ist ähnlich echoarm wie die Leber. Bei älteren und adipösen Patienten kommt es zur **Fibrolipomatose** (→ Abb. 19.10), die Echogenität nimmt zu. Die **Altersatrophie** des Pankreas führt zu einer Verschmälerung des Organdurchmessers.
Gelegentlich beobachtet man einen Proc. uncinatus, der deutlich echoärmer als das übrige Pankreas ist. Es handelt sich dabei um die **echoarme ventrale Pankreasanlage.** Deren embryonale Entwicklung ist in → Abb. 19.11 dargestellt. Die genaue Darstellung von Lage und Form ermöglicht die sichere Unterscheidung von einer echoarmen Raumforderung (→ Abb. 19.12 und → Abb. 19.13). Beim **Pancreas divisum** fehlt die Verschmelzung von ventraler und dorsaler Pankreasanlage, sodass es zu einer Abflussbehinderung kommt, die ursächlich für Pankreatitiden sein kann (→ Abb. 19.11d).

Der Proc. uncinatus entspricht entwicklungsgeschichtlich der ventralen Pankreasanlage. Er ist oft echoärmer als das übrige Pankreas und darf dann nicht mit einer Raumforderung verwechselt werden.

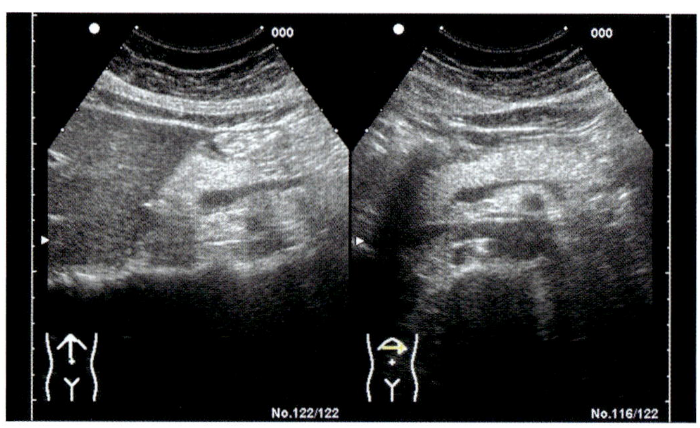

Abb. 19.10 Echoreiches Pankreas im Längs- und Querschnitt [M512]

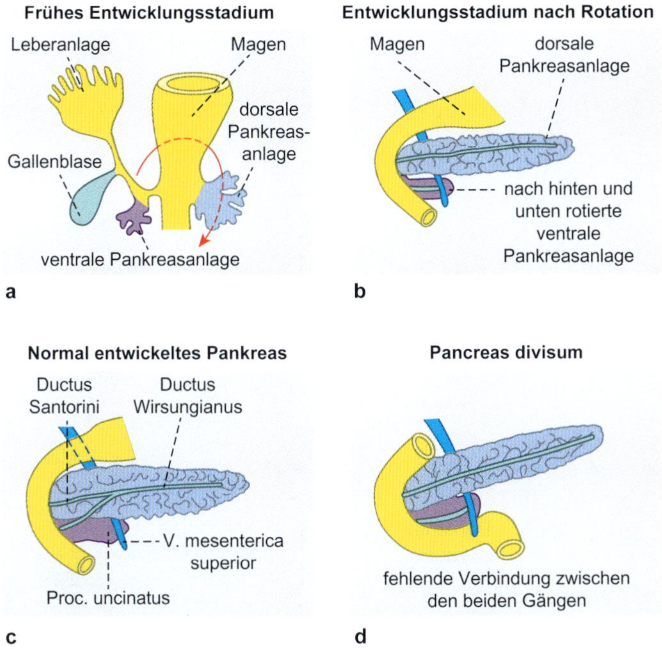

Abb. 19.11 Embryonale Entwicklung des Pankreas
a) Entwicklungsgeschichtlich frühes Stadium mit ventraler und dorsaler Pankreasknospe
b) Nach Rotation wird der Hauptteil des Pankreas von der dorsalen Anlage gebildet. Aus der ventralen Anlage entsteht der Proc. uncinatus.
c) Reifes, normal entwickeltes Pankreas: Die ventrale Pankreasanlage ist nach dorsal kaudal rotiert und bildet hier den Proc. uncinatus. Dieser kann fett- und damit echoärmer sein (Verwechslungsgefahr mit echoarmem Tumor!). Ventrale und dorsale Pankreasanlage sind verschmolzen, die Gänge miteinander verbunden.
d) Gangsystem des Pancreas divisum: Ventrale und dorsale Pankreasanlage oder deren Gänge sind nicht miteinander verschmolzen. Der Ductus Santorini wird zum Hauptausführungsgang. Er mündet an der Papilla duodeni minor, die für das hohe Durchflussvolumen zu eng ist. Der Gang dilatiert. [L231]

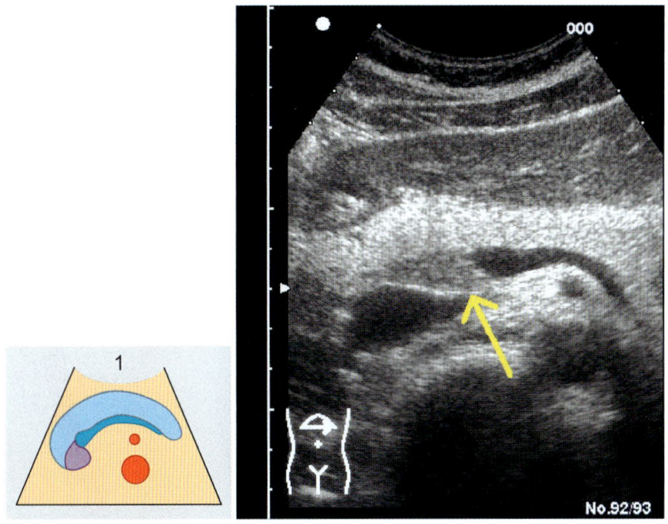

Abb. 19.12 Schnittebene 1: Oberbauchquerschnitt. In diesem Schnitt ist der Proc. uncinatus (Pfeil) durch eine gerade Linie vom übrigen Pankreas abgegrenzt. Eine eindeutige Unterscheidung von einer Raumforderung ist möglich. [a: L231, b: M512]

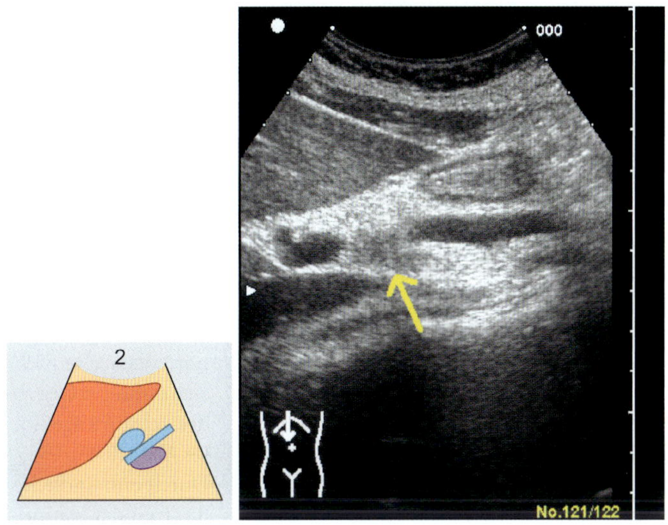

Abb. 19.13 Schnittebene 2: Oberbauchlängsschnitt. Unregelmäßig und unscharf begrenzte Zone im Bereich des Proc. uncinatus (Pfeil), auch vereinbar mit Raumforderung. [a: L231, b: M512]

Zusammenfassung

- Das Pankreas liegt tief im Retroperitoneum und wird häufig von Luft im Duodenum, im Magen und im Querkolon überdeckt. Man untersucht es deshalb unter dosierter Kompression, um lufthaltige Strukturen wegzudrücken. Damit gelingt es in den meisten Fällen, klinisch relevante Fragen zu beantworten.
- Leitstrukturen zum Auffinden des Pankreas sind im Oberbauchquerschnitt die V. lienalis und im Oberbauchlängsschnitt die V. mesenterica superior. Die Form ist annähernd keulenförmig mit großer Variation. Die Struktur ist beim Jugendlichen echoarm, bei Älteren echoreich.

Akute Pankreatitis

Die akute Pankreatitis ist klinisch durch akut auftretende gürtelförmige Bauchschmerzen und einen Anstieg der Pankreasenzyme geprägt. Bei einer **ödematösen Pankreatitis** finden sich anfangs und bei gutartigem Verlauf noch keine sonografischen Veränderungen. Wegen einer möglichen raschen Befundverschlechterung sind kurzfristige sonografische Kontrolluntersuchungen erforderlich. Relevante Befunde können zu einem hohen Prozentsatz sonografisch erhoben werden, sodass invasivere Methoden (z. B. CT) häufig eingespart werden können.
Sonografische Zeichen der ausgeprägten ödematösen Pankreatitis sind eine **diffuse** oder **fokale Echoarmut** und eine **Größenzunahme** des Organs mit **unscharfen verwaschenen unregelmäßigen Organgrenzen** (→ Abb. 20.1). Die fokale Pankreatitis darf nicht mit Tumoren verwechselt werden.
In Deutschland wird die Pankreatitis am häufigsten durch **Alkoholabusus** verursacht. Einen unspezifischen sonografischen Hinweis darauf gibt die Fettleber.
Zweithäufigste Ursache ist die biliäre Obstruktion durch Choledochussteine. Das verschließende präpapilläre Konkrement lässt sich nicht immer darstellen. Ein erweiterter Ductus hepatocholedochus kann dann den ausreichenden Hinweis auf eine **biliäre Pankreatitis** geben, die kurativ behandelbar ist. Als Therapie sollten zeitnah eine ERCP (endoskopische retrograde Cholangiopankreatikografie) und Papillotomie erfolgen, um eine Cholangitis oder Sepsis zu verhindern. Der Sonografie kommt damit eine wichtige, weichenstellende diagnostische Funktion zu.
Eine Erweiterung von Pankreas- und Gallengang kann Folge einer entzündlichen Schwellung des Organs sein oder Hinweis auf eine Obstruktion des biliären Systems.
Die sonografische Untersuchung bei Verdacht auf Pankreatitis umfasst nicht nur das Organ selbst, sondern den gesamten Intra- und Retroperitonealraum, den Darm, den Thoraxraum, die Leber und das biliäre System.

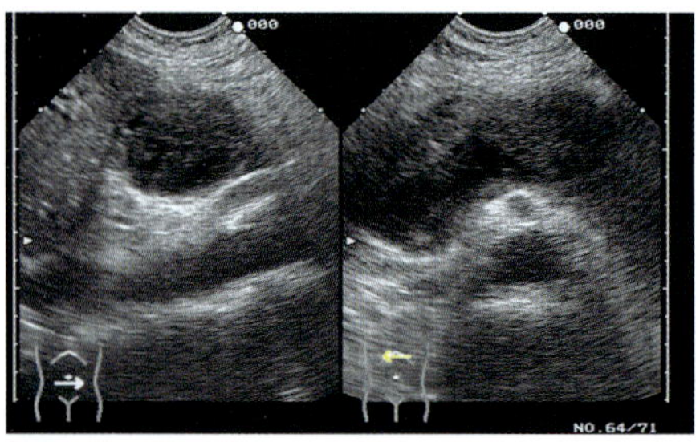

Abb. 20.1 Akute ödematöse Pankreatitis. Vergrößertes echoarmes unregelmäßig und unscharf begrenztes Pankreas im Längs- und Querschnitt. [M512]

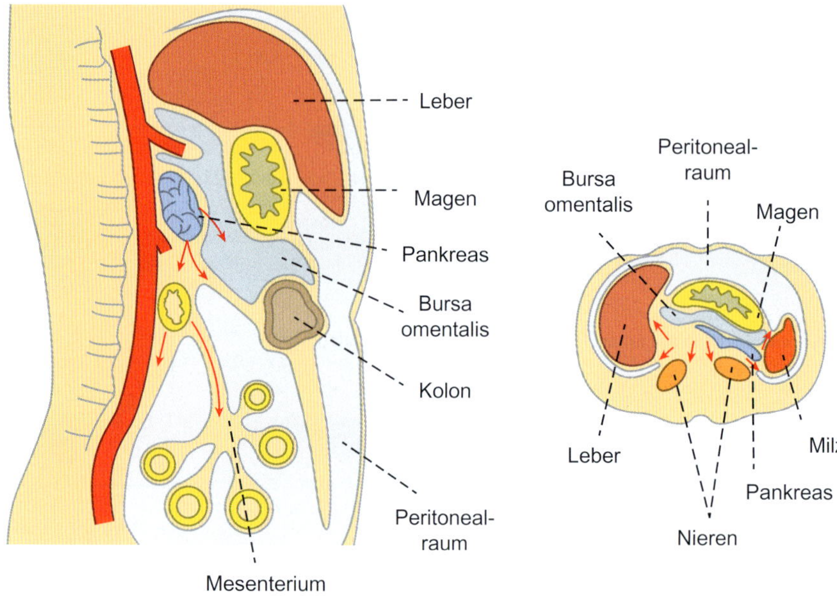

Abb. 20.2 Ausbreitungswege von Pankreasexsudaten [L231]

Exsudatstraßen breiten sich intra- und retroperitoneal entlang präformierter Räume perihepatisch, perirenal, perisplenisch zwischen Darmschlingen und im Douglas-Raum aus (→ Abb. 20.2 und → Abb. 20.3).
Geringe Flüssigkeitsmengen sammeln sich oft initial in der **Bursa omentalis,** die normalerweise nicht sichtbar ist. Sie stellt sich dann im Oberbauchlängsschnitt als dreiecksförmige liquide Struktur dar (→ Abb. 20.4).
Durch entzündliche Mitreaktion verursacht das Exsudat Schmerzen mit verschiedener Lokalisation. Angrenzende Darmsegmente können wandverdickt sein und eine gestörte Peristaltik aufweisen bis hin zum **Ileus** bzw. **Subileus.** Exsudat im Bereich des Pankreasschwanzes führt zur **Durchwanderungspneumonie** und linksseitigem **Pleuraerguss.** Exsudat um die Nieren kann den **Harnabfluss** behindern. Gelegentlich ist pankreatitisches Exsudat das einzige sonografisch erkennbare Zeichen.
Parenchymnekrosen sind Ausdruck einer schweren Verlaufsform mit entsprechenden intensivmedizinischen therapeutischen Konsequenzen. Sie können mittels Kontrastmittelsonografie identifiziert werden.
Nekrosen und Exsudate können sich im Verlauf von Wochen zu **Pseudozysten** umwandeln (→ Abb. 20.5). Sie bilden eine bindegewebige, nicht epithelialisierte Wand aus. Der Zysteninhalt ist echofrei oder mehr oder weniger echogen, manchmal mit Spiegelbildung. Kleine symptomlose Pseudozysten bedürfen keiner Therapie und bilden sich ganz oder teilweise zurück. Große symptomatische oder infizierte Zysten können sonografisch lokalisiert und schallgezielt drainiert werden.
Weitere Komplikationen sind **Thrombosen** im Portalsystem und **Pseudoaneurysmen** als Folge von Gefäßarrosionen.
Retentionszysten entstehen durch Obstruktion des Pankreasgangs. Sie kommen bei chronisch kalzifizierender Pankreatitis und bei Tumoren vor.
Ansammlungen von entzündlichem Exsudat um das Pankreas werden üblicherweise (aber inkorrekt) ebenfalls Pseudozysten genannt. Sie können mit relativ geringen klinischen Beschwerden einhergehen. Sie sind nicht Ausdruck einer Organnekrose und bilden sich oft rasch und vollständig zurück.

Chronische Pankreatitis

Die chronische Pankreatitis ist durch wiederkehrende Schübe von Pankreatitiden gekennzeichnet, die gelegentlich auch schmerzarm und schmerzlos verlaufen und zu einem allmählichen Verlust der exokrinen und endokrinen Funktion des Pankreas führen. Die exokrine Insuffizienz verursacht chronische Durchfälle und Gewichtsverlust, die meist anschließend folgende endokrine Insuffizienz einen (pankreopriven) Diabetes mellitus. Nicht selten bleibt eine chronische Pankreatitis über Jahre unerkannt und wird erst diagnostiziert, wenn eine chronische Durchfallerkrankung mit Gewichtsabnahme bis hin zur Kachexie und ein im mittleren Lebensalter neu aufgetretener Diabetes mellitus abgeklärt werden.

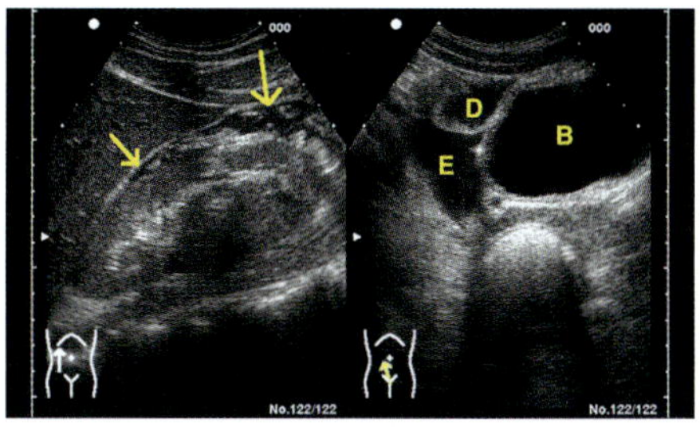

Abb. 20.3 Perirenales Exsudat (Pfeile). Rechts gefüllte Harnblase (B) mit Exsudat im Douglas-Raum (E). Weitgestellte wandbetonte Dünndarmschlinge (D). [M512]

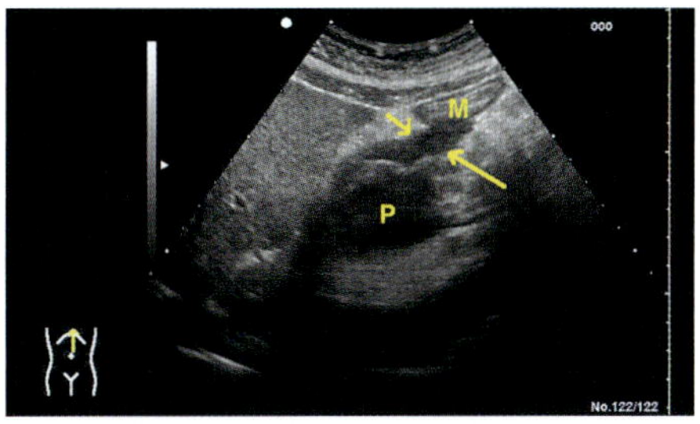

Abb. 20.4 Akute exsudative Pankreatitis. Im Oberbauchlängsschnitt vergrößertes echoarmes inhomogenes Pankreas (P). An der Hinterwand der Magenantrumkokarde (M) annähernd dreiecksförmig angeschnittene echoarme Bursa omentalis (Pfeile). [M512]

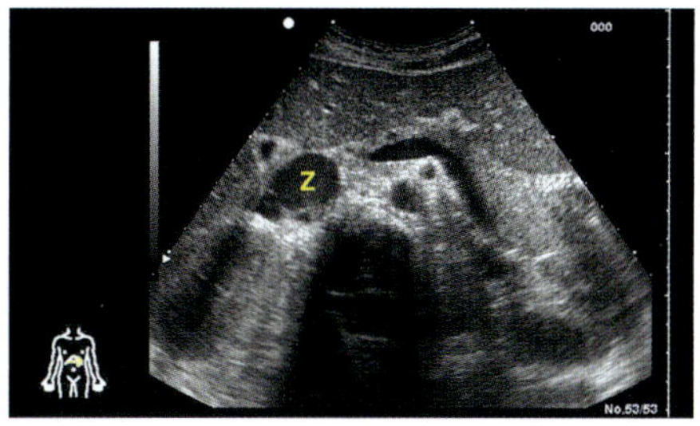

Abb. 20.5 Pseudozyste (Z) im Caputbereich nach Pankreatitis [M512]

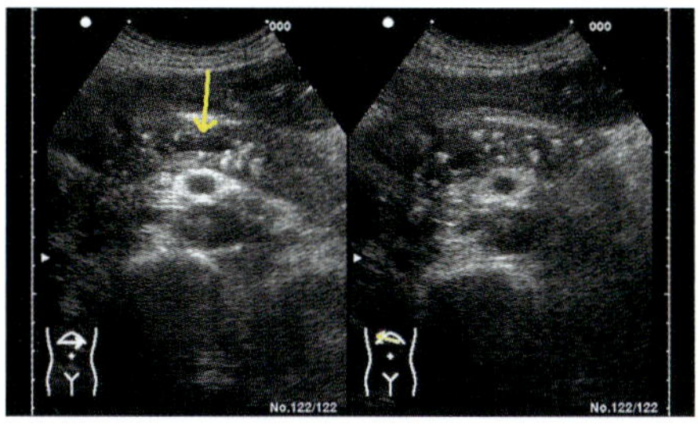

Abb. 20.6 Chronisch kalzifizierende Pankreatitis. Multiple kleine scharfe Echos im Parenchym. Der Pankreasgang ist erweitert (Pfeil). [M512]

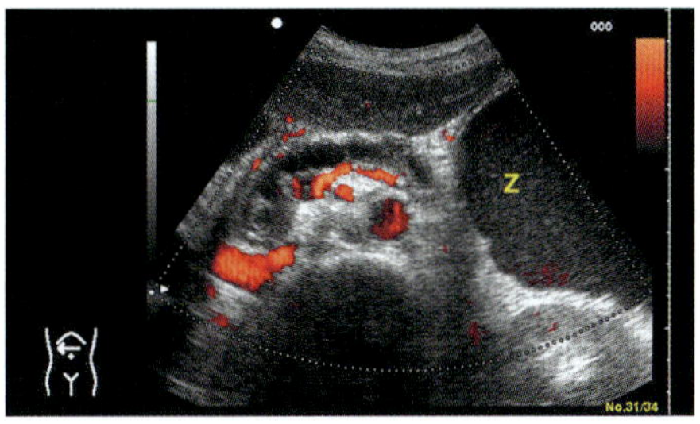

Abb. 20.7 Chronische Pankreatitis mit Pankreasschwanzzyste: atrophisches Pankreas mit erweitertem Gang. Die Zyste (Z) ist scharf begrenzt und enthält echogenes Material. Die Blutgefäße sind farbig dargestellt. [M512]

Bei der **chronisch fibrosierenden/sklerosierenden Pankreatitis** kommt es in einem anfangs eher echoarmen Pankreas zunehmend zu zahlreichen unregelmäßigen Einzelechos, die Fibrosen entsprechen und ein Pfeffer-und-Salz-Muster bilden. Die Kontur des Pankreas wird wellig.

Bei der **chronisch kalzifizierenden Pankreatitis** finden sich multiple sehr reflexreiche Verkalkungen des Parenchyms und der Seitenäste des Pankreasgangs (→ Abb. 20.6). Der **Pankreasgang** zeigt oft unregelmäßige narbige Veränderungen mit Stenosen und Ektasien bis hin zu Retentionszysten. Intraluminale Steine sind schattendicht mit Schallschatten. Im Spätstadium kann das gesamte Organ atrophieren (→ Abb. 20.7).

Eine eigene Entität bildet die **obstruktive Pankreatitis** als Folge einer Dyskinesie oder Stenose des Pankreasgangs. Die Beseitigung der Obstruktion kann die Folgen einer chronischen Entzündung verhindern. Bei akutem Schub einer chronischen Pankreatitis vermischen sich die Zeichen von akuter und chronischer Pankreatitis.

Zusammenfassung

- Trotz der ungünstigen Lage des Pankreas tief im Retroperitonealraum lassen sich bei akuter Pankreatitis in den meisten Fällen allein sonografisch die entscheidenden klinisch relevanten Informationen gewinnen. Strahlenbelastende CTs sind nur in unklaren Fällen erforderlich.
- Sehr kleine Karzinome in einer Pankreatitis sind mit allen Methoden einschließlich Laparatomie schwer aufzufinden. Die fokale Pankreatitis muss gegenüber einem Karzinom abgegrenzt werden.

Fokale Veränderungen des Pankreas

Pankreaskarzinom

Häufigster maligner Tumor des Pankreas ist das duktale Adenokarzinom. Mehr als zwei Drittel der Tumoren befinden sich im Kopf-/Korpusbereich. Erstes klinisches Zeichen ist häufig der schmerzlose Ikterus. Sonografisch stellt sich das Pankreaskarzinom als echoärmere inhomogene unregelmäßig begrenzte Raumforderung dar (→ Abb. 21.1).
Meist hat der Tumor dann bereits eine Größe von 2–5 cm erreicht und ist nicht mehr kurativ operabel. Die Überlebenszeit beträgt nur wenige Monate. Zunehmend werden auch kleine asymptomatische Tumoren als Zufallsbefunde aufgefunden mit besserer kurativer Chance (→ Abb. 21.2).
Der invasiv wachsende Tumor infiltriert frühzeitig den Pankreasgang und den Ductus choledochus. Sind beide Gänge obstruiert, so spricht man vom **Double Duct Sign** (→ Abb. 21.9). Eine Infiltration des angrenzenden Truncus coeliacus und der A. mesenterica superior und des Portalsystems (V. lienalis, V. mesenterica superior) kann farbdopplersonografisch nachgewiesen werden (→ Abb. 21.4). Karzinome im Schwanzbereich können eine erhebliche Größe erreichen, bevor sie symptomatisch werden (→ Abb. 21.3). Die Endosonografie ist für ein Screening nicht geeignet, kann aber sehr hilfreich für die Beurteilung von Gefäßeinbrüchen und damit der Beurteilung der Operabilität sein.
Pankreaskarzinome können als Folge einer länger bestehenden chronischen Pankreatitis entstehen oder selbst eine Pankreatitis auslösen, sodass Mischformen vorkommen, welche die Diagnose erschweren. Auch die fokale Pankreatitis kann im B-Bild mit einem Tumor verwechselt werden (→ Abb. 21.5).
Die Kontrastmittelsonografie ist differenzialdiagnostisch hilfreich, da sich Pankreatitiden hyper-, Karzinome dagegen hypoperfundiert darstellen.
Tumoren im Bereich der Papilla Vateri sind meist ebenfalls Adenokarzinome. Die Prognose des Papillenkarzinoms ist besser, da der rasch auftretende Ikterus zur frühzeitigen Diagnose des Tumors führt.
Als Palliativmaßnahme können in die Tumoren endoskopisch Stents eingelegt und der Ikterus vorübergehend beseitigt werden. Lage und Funktion des Stents lassen sich sonografisch kontrollieren (→ Abb. 21.6).

Zysten und zystische Pankreastumoren

Zystische Formationen des Pankreas sind, wie in anderen Organen, scharf begrenzt und echofrei mit dorsaler Schallverstärkung. Sie sind immer Anlass zu sorgfältiger Abklärung der Dignität (→ Abb. 21.7).
Echte **dysontogenetische Zysten** mit Epithelauskleidung sind selten. **Pseudozysten** sind dann wahrscheinlich, wenn zusätzlich Zeichen einer abgelaufenen Pankreatitis vorliegen oder anamnestische Hinweise bestehen.
Die häufigsten zystischen Tumoren sind die **benignen serösen Zystadenome** (mikrozystische Adenome) und die **muzinösen Zystadenome,** die eine Entartungstendenz zu **Zystadenokarzinomen** haben. Zystadenome bestehen teilweise aus kleinsten, nicht mehr auflösbaren Zystchen, sodass wegen der vielen Grenzflächen sonografisch der Eindruck eines echodichten Tumors besteht, allerdings wegen des liquiden Inhalts mit einer dorsalen Schallverstärkung und relativ scharfer Begrenzung. Bei muzinösen Zystadenomen sind Wandverdickungen, Septen, Wandverkalkungen und ein Nebeneinander von zystischen und soliden Strukturen typisch. Eine sichere Unterscheidung zwischen Zystadenomen und Zystadenokarzinomen ist mit bildgebenden Methoden allein allerdings nicht möglich.

Neuroendokrine Tumoren

Der Verdacht auf neuroendokrin aktive Tumoren, wie Insulinome, Gastrinome und Vipome, entsteht i. d. R. aufgrund ihrer klinischen Symptomatik. Sie werden daher meist gezielt aufgesucht. Im B-Bild sind sie kaum von einem Karzinom zu unterscheiden (→ Abb. 21.8).
Nicht hormonsezernierende Tumoren, wie Karzinoide oder Somatostatinome, werden eher zufällig aufgefunden.

Metastasen

Metastasen des Pankreas sind selten und kommen eher im Spätstadium einer Tumorerkrankung vor, wenn der Primärtumor längst bekannt ist, und ein neu aufgetretener Tumor differenzialdiagnostisch leicht zugeordnet werden kann (→ Abb. 21.9).

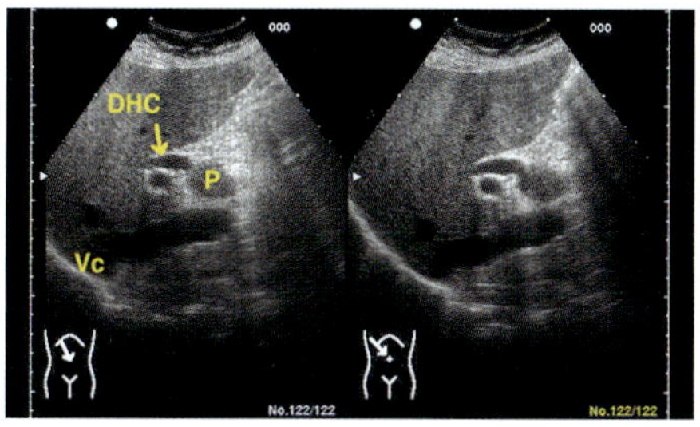

Abb. 21.1 Schmerzloser Ikterus mit kleinem echoarmen Pankreaskarzinom (P) am distalen Ende des gering erweiterten Ductus hepatocholedochus (DHC). Dorsal ist die V. cava (Vc) angeschnitten. [M512]

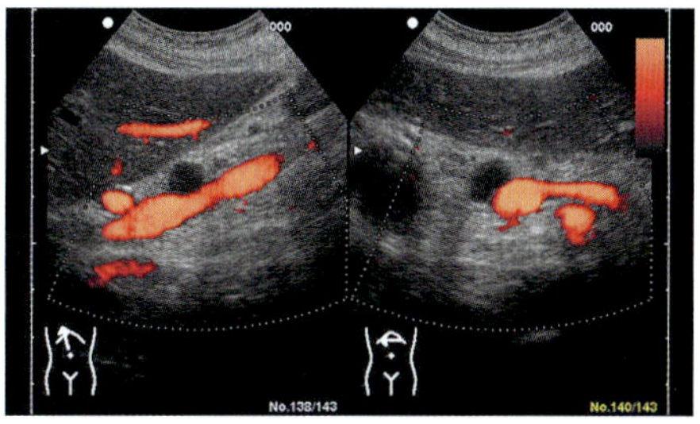

Abb. 21.2 Zufallsbefund: kleines, noch symptomloses Pankreaskarzinom im Oberbauchlängs- und -querschnitt [M512]

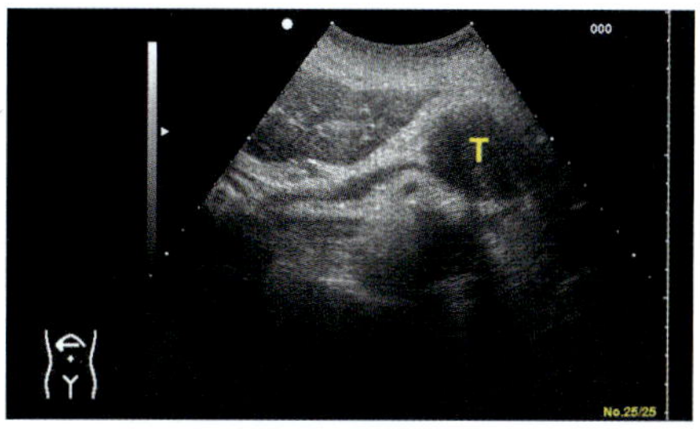

Abb. 21.3 Zufallsbefund: großes echoarmes Pankreasschwanzkarzinom (T) [M512]

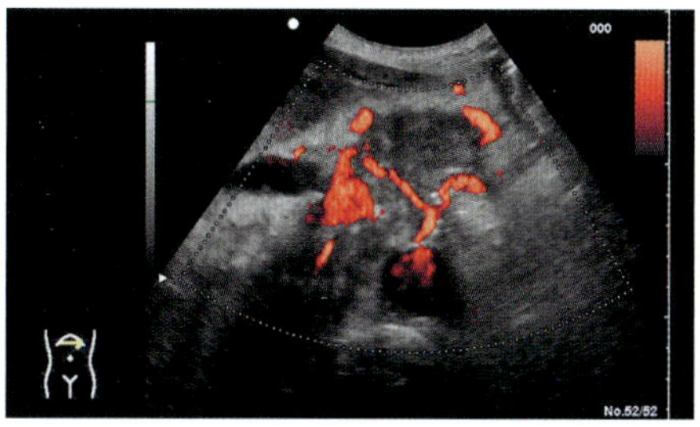

Abb. 21.4 Echoarmes Pankreaskarzinom mit Infiltration des Truncus coeliacus und portalen Umgehungsgefäßen [M512]

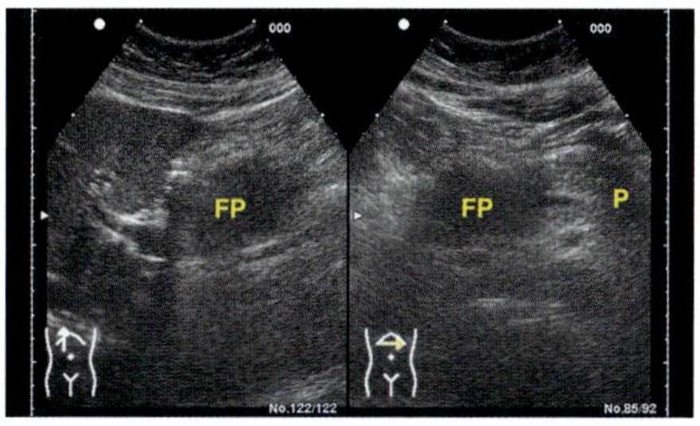

Abb. 21.5 Unscharf begrenzter echoarm aufgetriebener Pankreaskopf bei fokaler Pankreatitis (FP). Korpus-/Kaudabereich (P) unauffällig [M512]

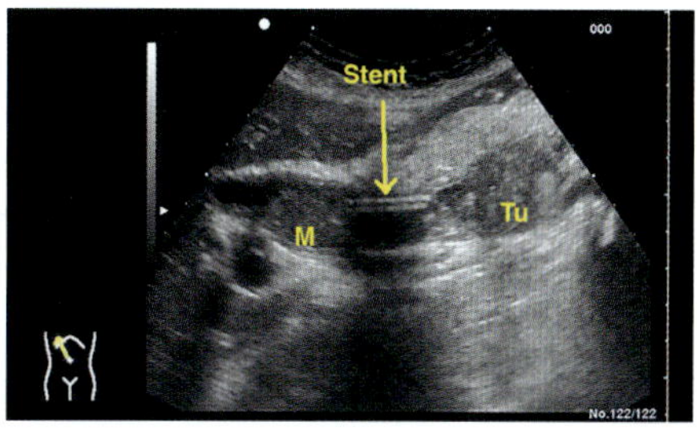

Abb. 21.6 Verstopfter, nicht mehr funktionsfähiger Stent. Echoarmes Pankreaskopfkarzinom (Tu) am distalen Ende des sehr stark erweiterten Ductus hepatocholedochus. Im Lumen echoreicher Stent und echogenes Material (M). [M512]

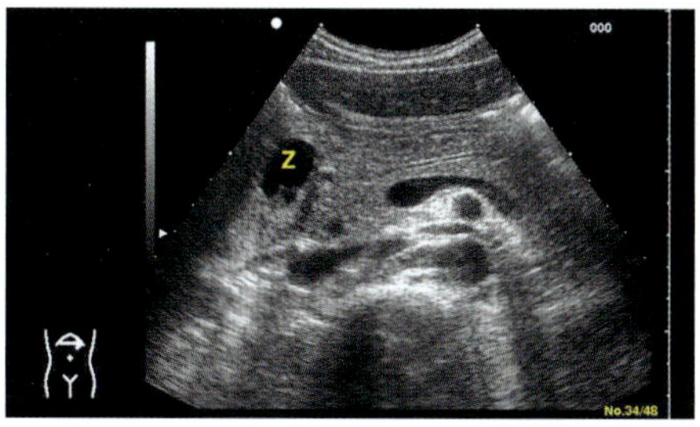

Abb. 21.7 Abklärungsbedürftige septierte Zyste (Z) am Pankreaskopf [M512]

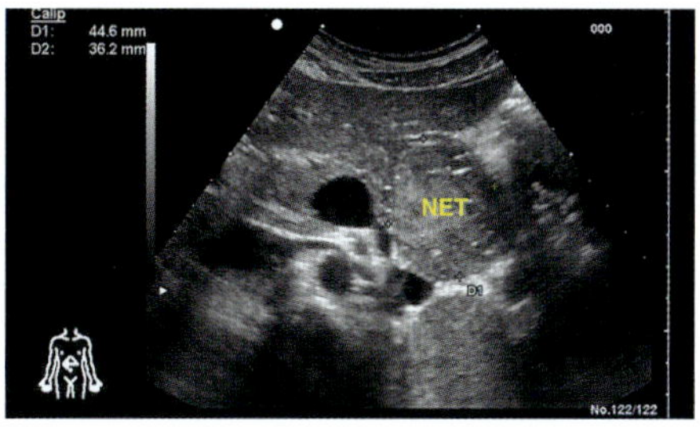

Abb. 21.8 Zufallsbefund: großer neuroendokriner Tumor (NET) im Pankreasschwanzbereich [M512]

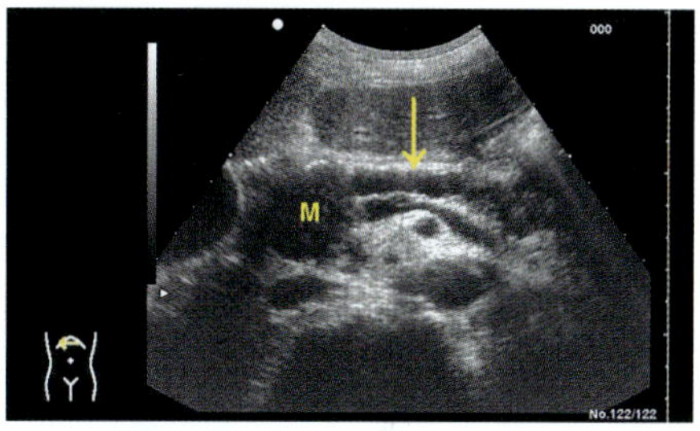

Abb. 21.9 Seit Jahren bekanntes, jetzt ubiquitär metastasierendes malignes Melanom bei schmerzlosem Ikterus. Im Pankreaskopf zeigt sich eine echoarme Metastase (M). Gallengang (nicht abgebildet) und Pankreasgang (Pfeil) sind stark erweitert (Double Duct Sign). [M512]

Zusammenfassung

- Pankreaskarzinome sind in der Frühphase symptomlos. Treten Symptome auf, wie Gewichtsverlust, Ikterus oder Pankreatitis, ist eine kurative Therapie i. d. R. nicht mehr möglich.
- Beim häufigen Pankreaskopfkarzinom kann als Palliativmethode endoskopisch ein Stent eingesetzt werden, dessen Lage und Funktion sich sonografisch überprüfen lassen.
- Zystische Tumoren haben eine bessere Prognose. Endokrine Tumoren werden aufgrund ihrer spezifischen Symptomatik gezielt aufgesucht.

Nieren: Anatomie und Untersuchungstechnik

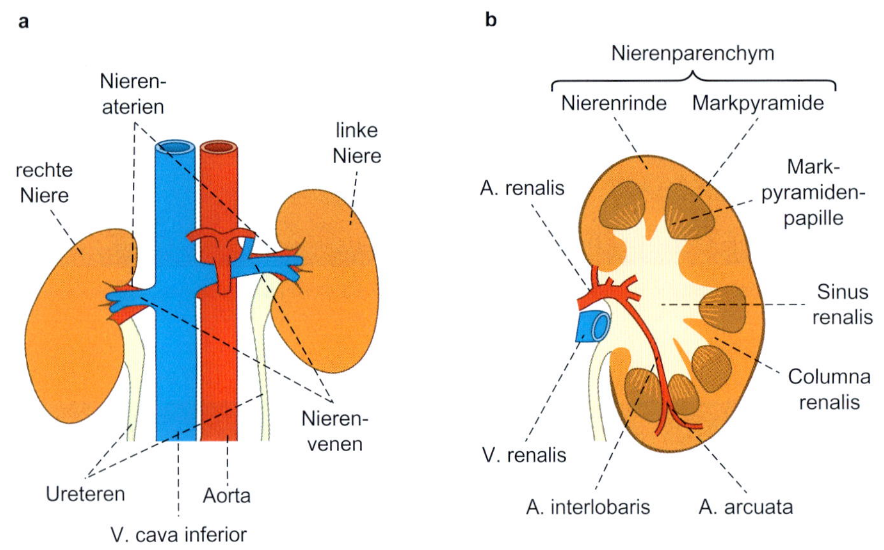

Abb. 22.1 Anatomie der Nieren: Lage (a) und Feinarchitektur (b) [L231]

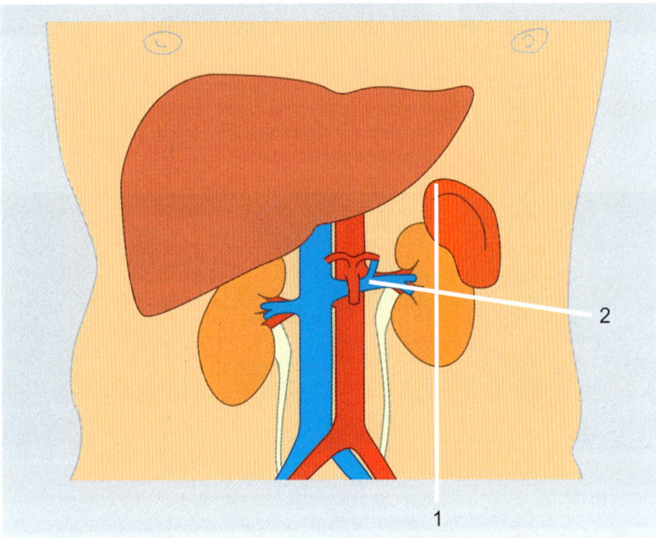

Abb. 22.2 Schallkopflagen zur Untersuchung der Nieren: Längsschnitt (Schnittebene 1) und Querschnitt (Schnittebene 2) [L231]

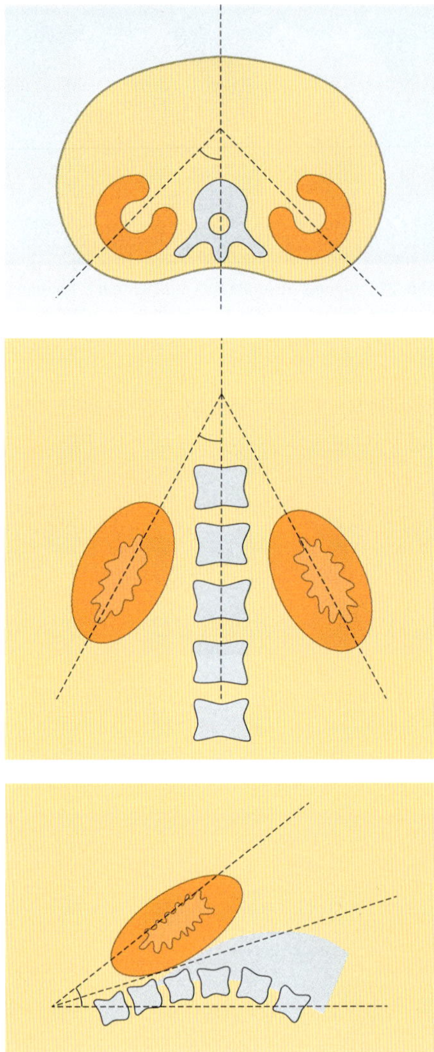

Abb. 22.3 Die Schallkopflage muss der schrägen Achsenlage der Nieren angepasst werden. [L231]

Anatomie

Die Nieren liegen im Retroperitoneum und gleiten beim Atmen mit dem sie umgebenden perirenalen Fettgewebe auf dem M. psoas und quadratus lumborum entlang (→ Abb. 22.8). Die rechte Niere liegt etwas tiefer als die linke (→ Abb. 22.1).

Das **Parenchym** besteht aus der **Rinde** und den **Markpyramiden.** Jede Niere ist in 10–15 Lappen unterteilt. Ein Lobus renalis besteht jeweils aus einer Pyramide mit der umgebenden Rinde, die zwischen den Markpyramiden die **Columnae renales** bildet. Die Lobulierung ist beim Kleinkind noch als buckelige Oberfläche der Nieren sichtbar (**Renkulierung,** → Abb. 22.9).

Das Parenchym umgibt den **Nierensinus,** der Fettgewebe, Gefäße und das Nierenhohlsystem enthält. Das Nierenhohlsystem mit den Ureteren ist nur im erweiterten Zustand sichtbar. Die Breite des Sinus nimmt mit dem Alter zu, die Parenchymbreite ab.

Untersuchungstechnik

Die Nieren werden in Rückenlage in Längs- und Querschnitten durchgemustert (→ Abb. 22.2). Um störende Luft im Kolon zu umgehen, setzt man den Schallkopf so weit dorsolateral wie möglich auf. Bei schlechter Sicht kann die Untersuchung in Seiten- oder Bauchlage versucht werden. Durch tiefe Atembewegungen können störende Luft- oder Rippenschatten weggeatmet werden. Beim Aufsuchen und Vermessen der Nieren muss die Achsenlage beachtet werden. Die kranialen Nierenpole liegen entsprechend der Krümmung der Wirbelsäule und des Verlaufs der Muskulatur weiter medial und dorsal als die kaudalen (→ Abb. 22.3). Entsprechend wird der Schallkopf etwas schräg aufgesetzt und der Lage angepasst.

Die Form der Nieren ist im Längsschnitt oval (**Schnittebene 1,** → Abb. 22.4), im Querschnitt hufeisenförmig, mit nach medial verlaufenden Hilusgefäßen (**Schnittebene 2,** → Abb. 22.5 und → Abb. 22.6). Das Parenchym, bestehend aus der echoarmen Rinde und den deutlich echoärmeren dreiecksförmigen Markpyramiden umschließt den echoreichen **zentralen Echokomplex** (**Nierensinus,** → Abb. 22.4).

Tipp: Wird im Längsschnitt der Schallkopf hin und her gekippt, muss die Niere auf dem Monitor kleiner und größer werden. Ist sie falsch schräg angeschnitten, wandert sie durch das Bild.

Pyelon und Ureter sind nur sichtbar, wenn sie pathologisch erweitert sind.

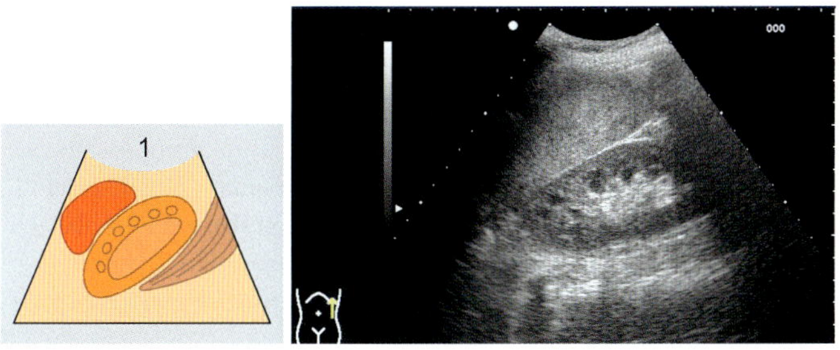

Abb. 22.4 Schnittebene 1: Längsschnitt. Kranial der linken Niere ist die Milz mit angeschnitten. [a: L231, b: M512]

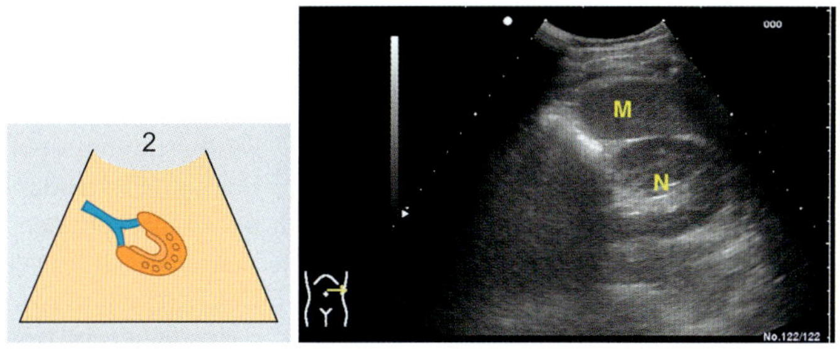

Abb. 22.5 Schnittebene 2: Querschnitt durch die Niere (N), Milz (M) [a: L231, b: M512]

Messung der Nieren

Die Messung muss in drei Ebenen erfolgen, da bei einer Größenzunahme der Nieren v. a. der Querdurchmesser zunimmt (→ Tab. 22.1). Das Volumen wird nach der Ellipsoidformel berechnet (→ Abb. 22.7):

$$\text{Volumen (ml)} = \text{Länge (cm)} \times \text{Breite (cm)} \times \text{Tiefe (cm)} \times 0{,}5$$

Die Parenchymbreite wird von der Nierenoberfläche bis zur Spitze einer Markpyramide gemessen. Für Verlaufskontrollen wird das Verhältnis der Summe von ventraler und dorsaler Parenchymdicke zum Sinusdurchmesser (**Parenchym-Pyelon-Index** oder **PPI**) bestimmt. Die Normwerte sind in → Tab. 22.1 dargestellt.

Tab. 22.1 Normmesswerte der Nieren

Größe	Wert
Länge	9–14 cm
Breite	4–6 cm
Dicke	4–6 cm
Volumen	100–170 ml (pathologisch › 200 ml)
Parenchymbreite	14–18 mm
Parenchym-Pyelon-Index (PPI): $\frac{\text{Parenchymbreite} \times 2}{\text{Sinusbreite}}$	PPI (‹ 30 Jahre): › 1,6 : 1 PPI (30–60 Jahre): 1,2–1,6 : 1 PPI › (60 Jahre): 1,1 : 1

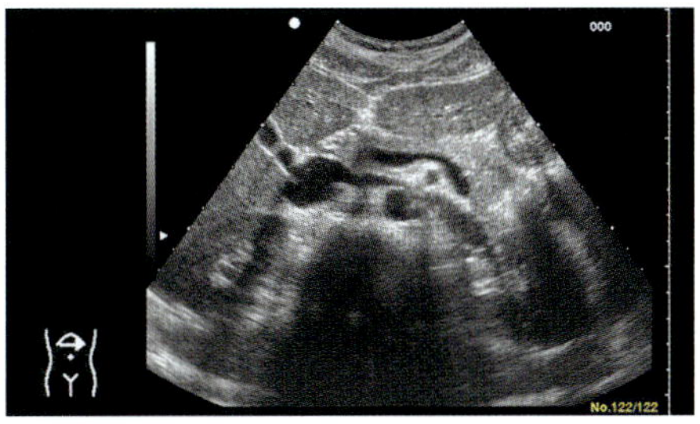

Abb. 22.6 Querschnitt durch das Abdomen: topografische Lage der Nieren [M512]

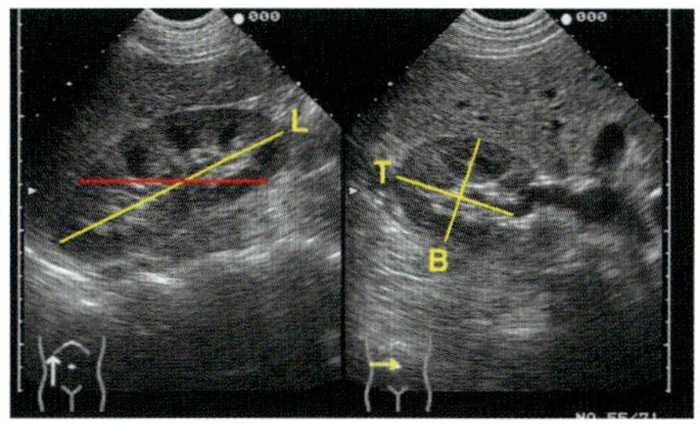

Abb. 22.7 Für die richtige Messung der Nieren muss die Achsenlage beachtet werden (L = Länge, B = Breite, T = Tiefe). Eine schräg angeschnittene Niere wird falsch zu klein gemessen (linkes Bild, rote Linie). [M512]

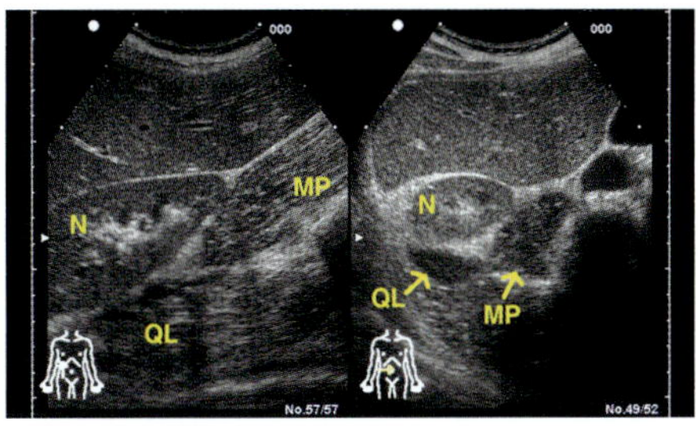

Abb. 22.8 Niere (N) mit M. psoas (MP) und M. quadratus lumborum (QL) [M512]

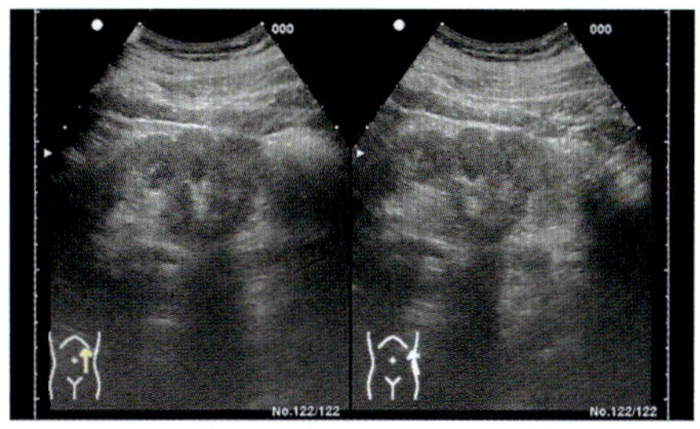

Abb. 22.9 Persistierende Renkulierung beim Erwachsenen [M512]

Zusammenfassung

- Das Nierenparenchym besteht aus der echoarmen Rinde und den deutlich echoärmeren dreiecksförmigen Markpyramiden. Es umgibt den zentralen Echokomplex (Nierensinus), der Gefäßwände, Bindegewebe und Fett enthält.
- Beim Aufsuchen und Ausmessen der Nieren muss die Achsenlage der Nieren beachtet werden, um Fehlbeurteilungen zu vermeiden.
- Bei einer Größenzunahme nimmt v. a. der Querdurchmesser zu. Die Bestimmung des Längsdurchmessers ist deshalb nicht ausreichend, das Volumen muss nach der Elipsoidformel bestimmt werden.

→ 23 Diffuse Veränderungen der Nieren

Veränderungen des Nierenparenchyms

Die Nieren reagieren auf verschiedene Krankheitsursachen mit einem relativ einheitlichen Erscheinungsbild. Am Anfang steht häufig eine Organvergrößerung, die mit einer Zunahme der Echogenität und/oder Verbreiterung des Parenchyms einhergehen kann. Ihr folgt im Verlauf eine Größenabnahme bis hin zur Schrumpfniere mit Verschmälerung des Parenchyms. Differenzialdiagnostische Aussagen sind nur im Zusammenhang mit weiteren klinischen Erscheinungen (z. B. Schmerz, Proteinurie, Ödeme, Hypertonie, Niereninsuffizienz, Diabetes) möglich. Diagnostische Hinweise ergeben sich auch aufgrund von Ein- oder Beidseitigkeit. Wegen der Dynamik der Veränderungen sind Verlaufsmessungen notwendig.

Diabetische Nephropathie

In den ersten Jahren des Diabetes mellitus kommt es regelmäßig zur Vergrößerung der Nieren, anfangs verbunden mit einer Hyperfunktion. Die Vergrößerung kann erheblich sein (> 300 ml) und mit einer Verbreiterung und Zunahme der Echogenität der Nierenrinde (→ Abb. 23.1) einhergehen, zunehmend verbunden mit einer Mikro-, später Makroproteinurie, Hypertonie und einem Abfall der Kreatininclearance. Eine rasche und starke Volumenzunahme in den ersten Jahren ist prognostisch ungünstig. Im weiteren Verlauf des Diabetes nehmen Nierenvolumen und -funktion innerhalb von Jahren ab bis hin zur terminalen Niereninsuffizienz. Häufig bilden sich degenerative Zysten (→ Abb. 23.2).

Nephritiden

Nephritiden **(Glomerulonephritis, interstitielle Nephritis)** werden im Akutstadium von einer Volumenvergrößerung begleitet. Die Rinde ist verbreitert und kann stark echogen sein (→ Abb. 23.3), sodass die Nieren schlecht gegenüber der Umgebung abgrenzbar sind. Echoarme Markpyramiden werden dann besonders gut sichtbar.
Die **akute Pyelonephritis** ist meist einseitig. In ausgeprägten Fällen kann sich das Volumen nahezu verdoppeln (→ Abb. 23.4). Das Parenchym ist verbreitert, die Markpyramiden echoarm betont. Hochauflösende Ultraschallgeräte zeigen eine Verdickung der Pyelonwand auf > 2 mm. Das Pyelon ist leicht aufgeweitet. Die Entzündungszeichen können fokal begrenzt sein und dürfen dann nicht mit Tumoren verwechselt werden.
Die **chronische Pyelonephritis** führt zu einer Nierenverkleinerung und zur Parenchymverschmälerung, die nur Teile der Niere betreffen kann. Wenn das Restparenchym fokal hypertrophiert, ergeben sich evtl. tumorähnliche Formationen, die ebenfalls zu Verwechslungen führen können (→ Abb. 23.5).
Obwohl die hämatogene Absiedlung bei **Tuberkulose** i. d. R. in beiden Nieren stattfindet, ist die klinische Manifestation meist unilateral. Einige Patienten sind asymptomatisch. Andere berichten über Nykturie, Dysurie, Handrang und Hämaturie. Verkalkungen des Parenchyms sind charakteristisch (→ Abb. 23.6).

Akutes Nierenversagen

Die Sonomorphologie der **akuten Tubulusnekrose** (z. B. toxisch) und der **Crush-Niere** reicht von einem normalen Bild bis zur Volumenvergrößerung mit echoreicher Rinde mit prominenten echoarmen Markpyramiden (→ Abb. 23.7).
Bei **akutem prärenalem Nierenversagen (Schockniere, Hypoxämie)** sind die Nieren normal oder vergrößert mit echoarmem Parenchym. Ein ähnliches Bild findet sich bei der **Rechtsherzinsuffizienz.**
Eine einseitige Größenzunahme mit echoarmem Parenchym zeigt sich bei der **Nierenvenenthrombose.**

Verkleinerte Nieren

Viele Nierenerkrankungen führen zu einer Verkleinerung des Nierenvolumens. Bei einer Größe von < 9 cm oder < 80 ml spricht man von einer **Schrumpfniere** (→ Abb. 23.8). Auf der kontralateralen Seite kann sich eine **kompensatorische Hypertrophie** ausbilden.
Bei **chronischer Pyelonephritis, Glomerulonephritis** und **interstitieller Nephritis** ist die Rinde eher echoreich. **Hypoplasie, Nephrosklerose** (z. B. bei Hypertonie, Arteriosklerose) oder **Nierenarterienstenose** gehen mit einer normalen oder echoarmen Nierenrinde einher.

Nieren mit echoreichen Markpyramiden

Bei den **Markschwammnieren** handelt es sich um eine kongenitale zystische Erweiterung der Sammelrohre mit kristallinen Einlagerungen. Die Markpyramiden sind deshalb sehr echoreich.
Bei der **Analgetikanephropathie** kommt es zu einer Kapillarsklerose der Markgefäße und in der Folge zu Papillennekrosen. Sonografisch beobachtet man echoreiche Einlagerungen zunächst an der Papillenspitze, später in der gesamten Markpyramide (→ Abb. 23.9).
Eine chronische Hyperkalzurie (z. B. bei Hyperparathyreoidismus, Sarkoidose, Plasmozytom) führt zur **medullären Nephrokalzinose.** Hier kommt es zunächst zu einer diffusen Echogenitätszunahme in den Randbereichen der Papillen (→ Abb. 23.10), die im weiteren Verlauf die gesamte Papille betrifft. Sonografisch erscheint damit die Nierenrinde girlandenförmig verschmälert.
Eine **chronische Hypokaliämie** bei Conn- und Bartter-Syndrom sowie chronischer **Diuretika-Abusus** führen ebenfalls zur Ausbildung von echoreichen Markpyramiden. Eine weitere Ursache ist die Ablagerung von Uratkristallen, die eine Uratnephropathie verursacht, z. B. bei Tumorerkrankungen und Chemotherapie.

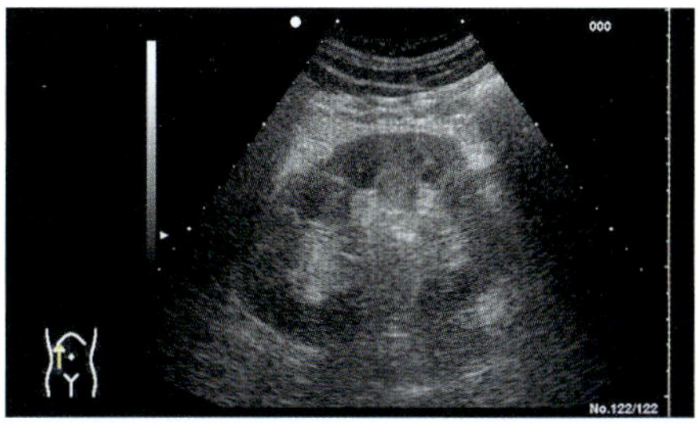

Abb. 23.1 Diabetische Niere im Frühstadium: Das Gesamtvolumen ist stark vergrößert, die Rinde verbreitert und echoreicher. Die Markpyramiden sind davon deutlich echoarm abgesetzt. [M512]

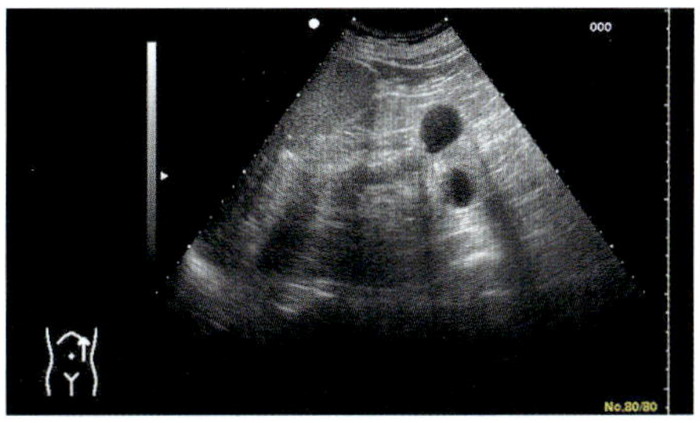

Abb. 23.2 Diabetische Niere im Terminalstadium (dialysepflichtig): Die Niere ist verkleinert, das Parenchym verschmälert, echoreich und von der echoreichen Umgebung kaum noch zu unterscheiden. Degenerative Zysten. [M512]

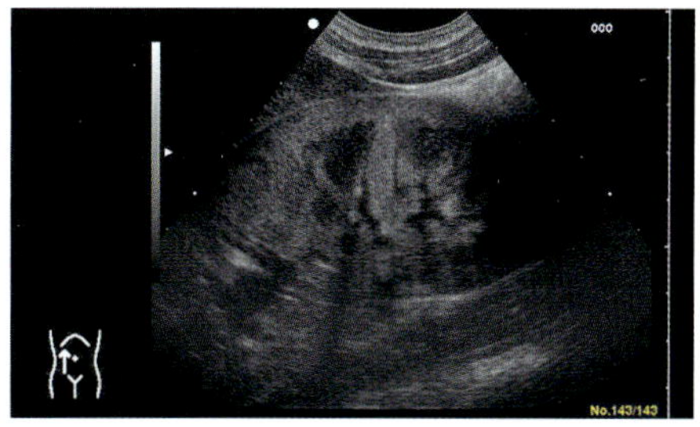

Abb. 23.3 Akute Glomerulonephritis: stark vergrößerte Nieren mit verbreitertem echoreichem Parenchym. Die Markpyramiden sind davon echoarm abgesetzt. [M512]

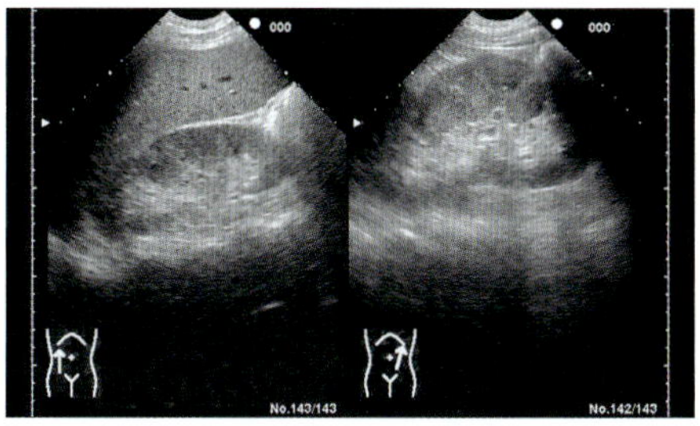

Abb. 23.4 Akute linksseitige Pyelonephritis: stark vergrößerte linke Niere mit verbreitertem Parenchym. Die rechte Niere ist normal groß. [M512]

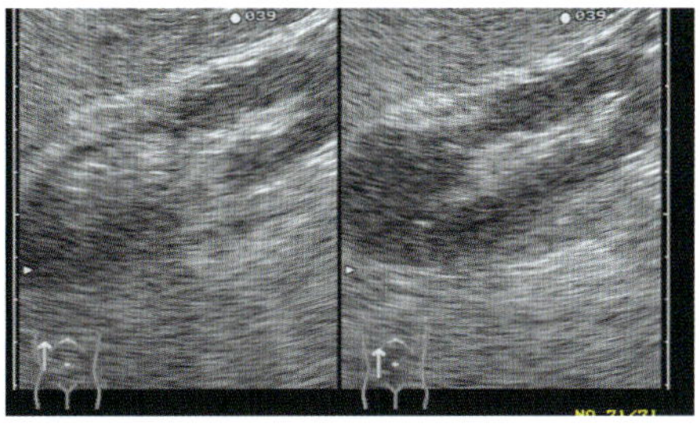

Abb. 23.5 Verkleinerte Niere bei chronischer Pyelonephritis: partiell narbige Verschmälerung des Parenchyms mit fokaler Hypertrophie des Restparenchyms [M512]

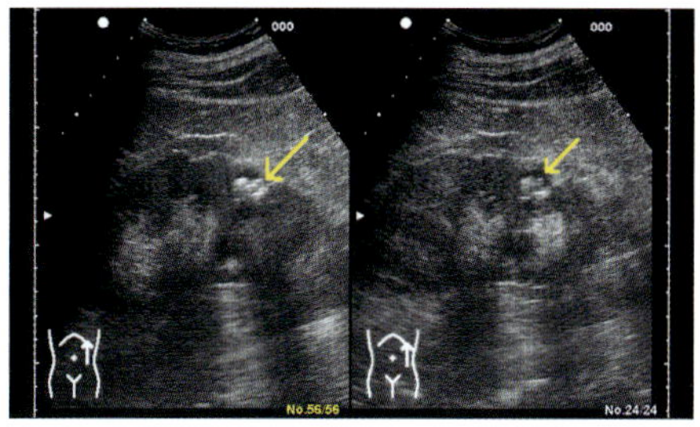

Abb. 23.6 Parenchymverkalkung (Pfeil) nach abgelaufener Nierentuberkulose [M512]

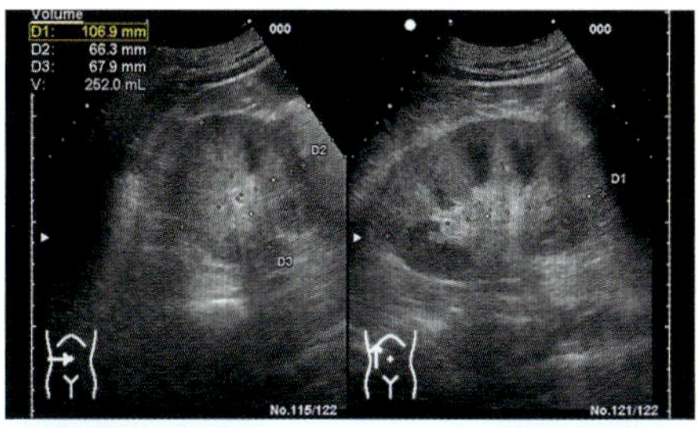

Abb. 23.7 Schockniere im Rahmen eines Multiorganversagens bei Malaria: große echoreiche Nieren bei breitem echoreichem Parenchym mit gut sichtbaren Markpyramiden [M512]

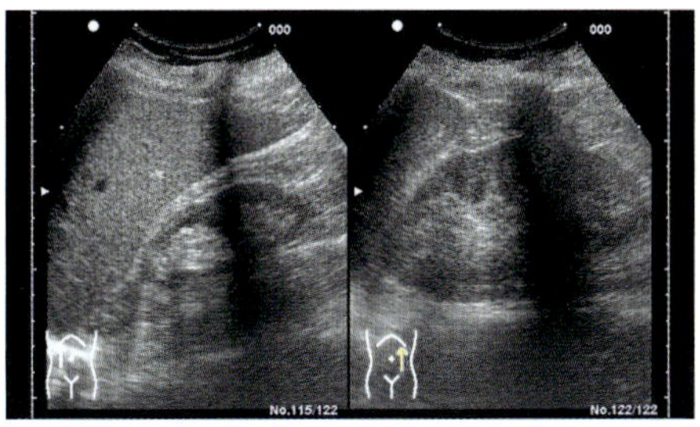

Abb. 23.8 Schrumpfniere rechts als Zufallsbefund unbekannter Ursache: kompensatorische Hypertrophie links [M512]

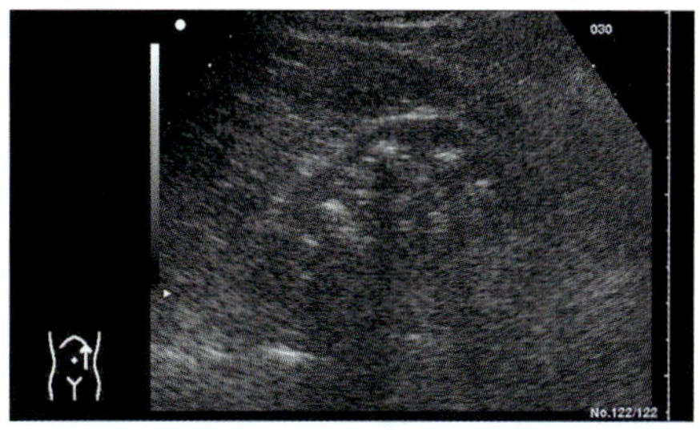

Abb. 23.9 Verkleinerte Nieren mit verschmälertem Parenchym bei dialysepflichtigem Patienten nach langjährigem Analgetikaabusus. Die Markpyramiden sind vollständig verkalkt. [M512]

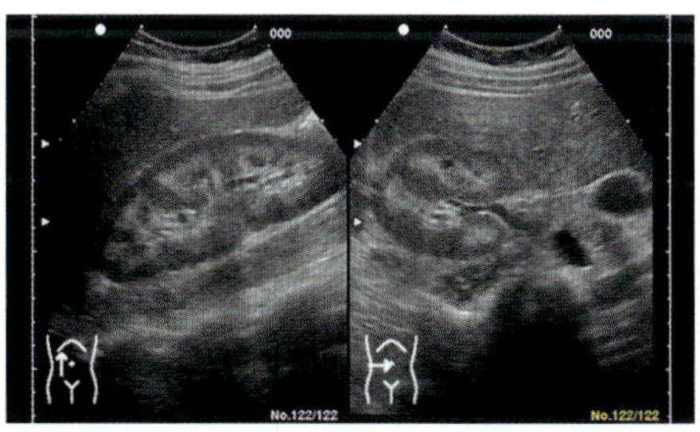

Abb. 23.10 Medulläre Nephrokalzinose mit diffuser Echogenität in den Randbereichen der Markpyramiden. Die etwas echoärmere Rinde verschmälert sich scheinbar. [M512]

Zusammenfassung

- Eine Vergrößerung des Nierenvolumens ist ein uniformes Symptom im Anfangsstadium vieler Nierenerkrankungen.
- Die Größenzunahme ist unspezifisch. Klinische Erscheinungen sind für die Ermittlung der Grunderkrankung deshalb wesentlich.
- Ein differenzialdiagnostischer Hinweis ergibt sich aus der Einseitigkeit oder Beidseitigkeit der Volumenveränderung.
- Im weiteren Verlauf kann es zur Nierenverkleinerung bis hin zur Schrumpfniere kommen.

Nephrolithiasis und Harnstau

Der Nachweis von **Nierensteinen (Nephrolithiasis)** ist schwieriger als die Darstellung von Gallensteinen, da sich die echoreichen Nierensteine in einer echoreichen Umgebung befinden (→ Abb. 24.1). Oft ist der distale Schallschatten beim Auffinden eines Steins hilfreich. Anderseits können durch Brechungsphänomene im zentralen Echokomplex distale Schallschatten entstehen, die Steine vortäuschen. Für einen sicheren Steinnachweis muss der Stein deshalb eine gewisse Größe erreicht haben (ca. > 0,5 cm). Schaltet man den Farbdoppler zu, so entsteht an kristallinen Strukturen das **Twinkling-Artefakt** (→ Abb. 24.2), das bei der Erkennung von Steinen hilfreich sein kann. In einem erweiterten Nierenhohlsystem sind Konkrementechos besser sichtbar (→ Abb. 24.3). Große Nierenbeckenausgusssteine sind oft sehr schwer von der Umgebung (echoreiche Darmluft) zu unterscheiden, insbesondere, wenn das Parenchym verschmälert oder nicht mehr vorhanden ist (→ Abb. 24.4).
Bei **Uretersteinkoliken** sollte der erweiterte Ureter in seinem Verlauf v. a. an den typischen Engstellen nach einem obstruierenden Konkrement abgesucht werden (distales Pyelon, Kreuzung mit den Iliakalgefäßen, prävesikal) (→ Abb. 24.5). In diesen Bereichen ist das Twinkling-Artefakt besonders hilfreich (→ Abb. 25.6).

Harnstau

Der Nierensinus (zentraler Echokomplex) enthält Fettgewebe, Gefäße und das Nierenhohlsystem mit dem Pyelon und den Kelchen. Er ist normalerweise echoreich.
Bei einer **Harnwegsobstruktion** wird das flüssigkeitsgefüllte Nierenhohlsystem mit den Kelchen, dem Pyelon und dem erweiterten Ureter echoarm sichtbar. Bei einer sackartigen Aufweitung des Pyelons spricht man von einer „Hydronephrose". Je nach Dauer der Obstruktion lassen sich die Veränderungen in vier Stadien einteilen (→ Tab. 24.1).

Ursachen des Harnstaus

Häufigste Ursache eines Harnstaus sind Konkremente in den ableitenden Harnwegen. Weitere Ursachen sind **Papillennekrosen** oder eine **Einblutung in das Nierenhohlsystem.** Bei einer **eitrigen Pyelonephritis** kann sich Eiter im erweiterten Nierenhohlsystem echogen demarkieren und einen Spiegel bilden (→ Abb. 24.11). Auch ein **Urothelkarzinom** kann eine Harnabflussstörung hervorrufen (→ Abb. 24.12).
Ein **vesikoureteraler Reflux** führt durch Rückstau aus der Harnblase zu einem Aufstau in die Niere.
Ureterstenosen entstehen durch Entzündungen oder Raumforderungen (z. B. Morbus Ormond, retroperitoneale Malignome).
In der **Schwangerschaft** kommt es regelmäßig zu einer physiologischen Erweiterung des Nierenhohlsystems (→ Abb. 24.13). Dies betrifft v. a. die rechte Niere im letzten Schwangerschaftsdrittel. Eine therapeutische Intervention ist nur bei Auftreten von Beschwerden notwendig.

Verwechslungsmöglichkeiten

Als Normvariante kommt das **ampulläre Nierenbecken** vor. Im Gegensatz zur Hydronephrose sind die Kelche wegen der fehlenden Druckerhöhung nicht erweitert (→ Abb. 24.14).
Zentrale Nierenzysten sind länglich geformt, da sie sich den umgebenden tubulären Strukturen anpassen (→ Abb. 25.2). Die Septen zwischen den Zysten und die fehlende Erweiterung des Pyelons ermöglichen die Unterscheidung. Umgekehrt kann ein Harnstau in bestimmten Schallkopflagen ein ähnliches Bild wie bei Zysten hervorrufen (→ Abb. 24.8).
Insbesondere bei schlanken jungen Menschen, aber auch bei Rechtsherzinsuffizienz sind die **Nierenvenen** erweitert und können einen Harnstau vortäuschen (→ Abb. 24.15). Anhand ihres Verlaufs lassen sie sich unterscheiden. Im Farbmodus stellt sich der venöse Blutfluss farbig kodiert dar.

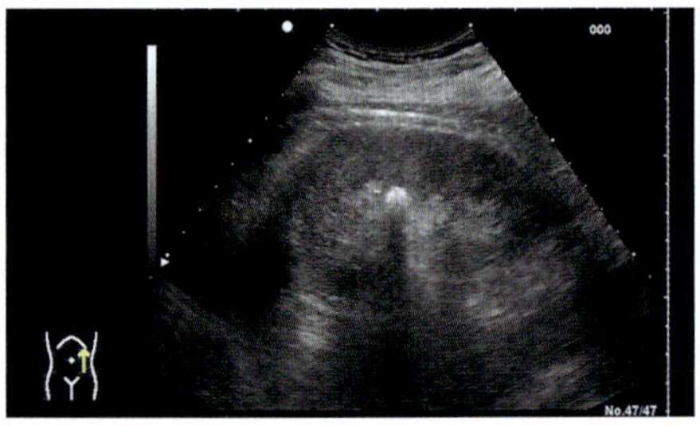

Abb. 24.1 Nierenstein mit Schallschatten [M512]

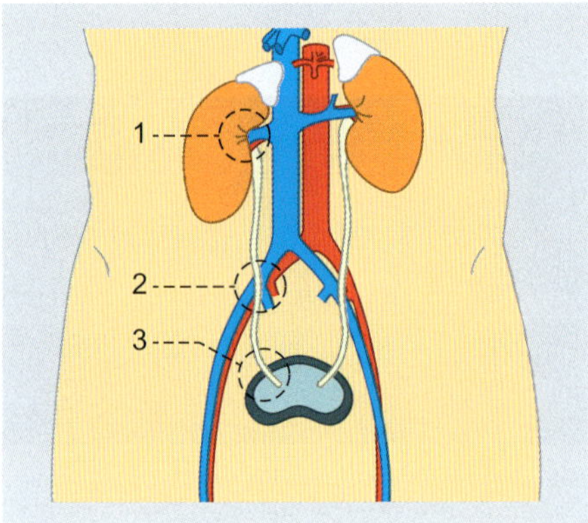

Abb. 24.5 Engstellen des Ureters. 1: Ureterabgang, 2: Ureterkreuzung mit Iliakalgefäßen, 3: Prävesikal im Ureterostium. [L231]

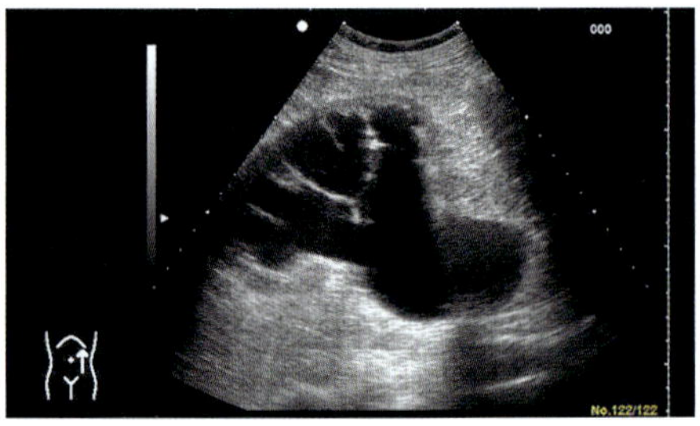

Abb. 24.9 Harnstau Stadium 3: Erweiterung des Nierenhohlsystems mit erweiterten („aufgebrauchten") Kelchhälsen und Parenchymverschmälerung [M512]

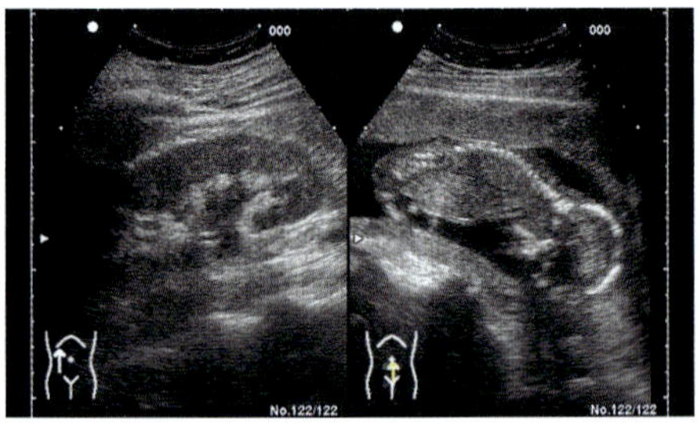

Abb. 24.13 Physiologischer Harnstau (links) bei Schwangerschaft (rechts) [M512]

Tab. 24.1 Stadien des Harnstaus

	Stadium	Sonografisches Bild
Akuter Harnstau	1	Erweiterung des Nierenhohlsystems: keine Parenchymverschmälerung (→ Abb. 24.7)
Chronischer Harnstau	2	Erweiterung des Nierenhohlsystems: „aufgebrauchte" (erweiterte) Kelchhälse (→ Abb. 24.8)
	3	Erweiterung des Nierenhohlsystems: „aufgebrauchte" (erweiterte) Kelchhälse, Parenchymverschmälerung (→ Abb. 24.9)
	4	starke Erweiterung des Nierenhohlsystems: kein erkennbares Parenchym mehr, „hydropische Sackniere" (→ Abb. 24.10)

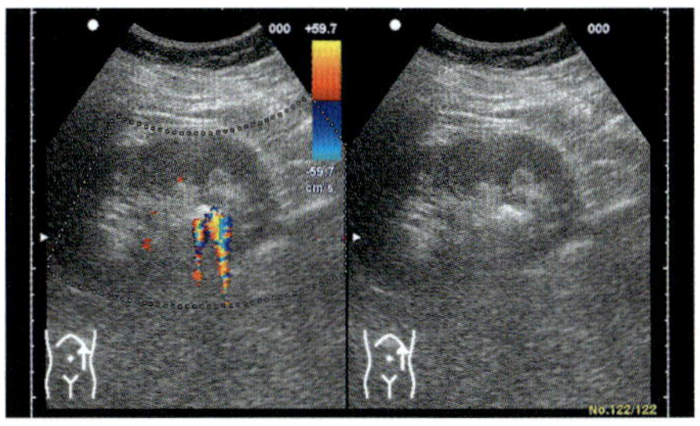

Abb. 24.2 Nierenstein mit Twinkling-Artefakt [M512]

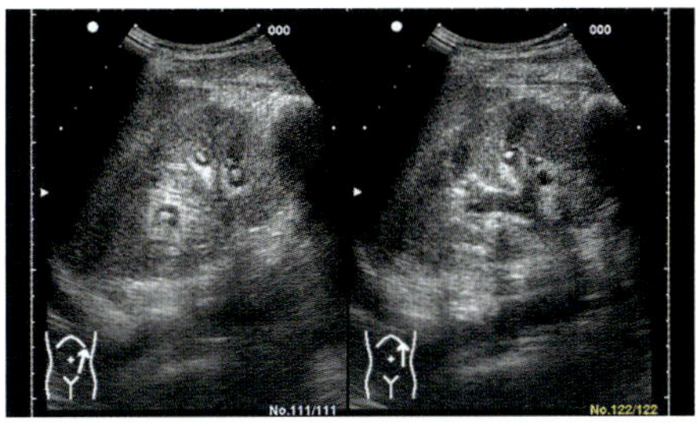

Abb. 24.3 Steine im erweiterten Nierenhohlsystem [M512]

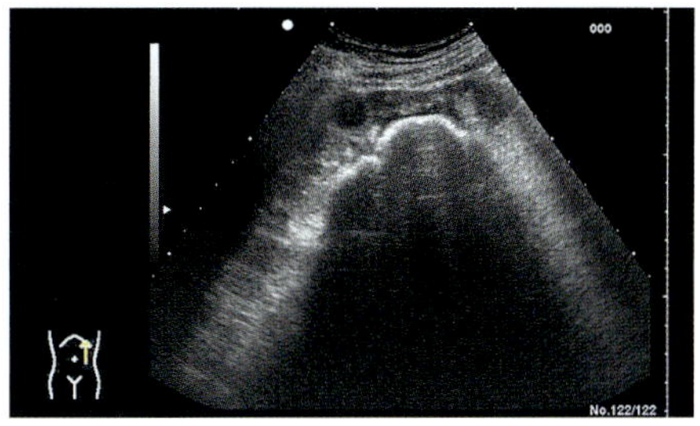

Abb. 24.4 Nierenbeckenausgussstein [M512]

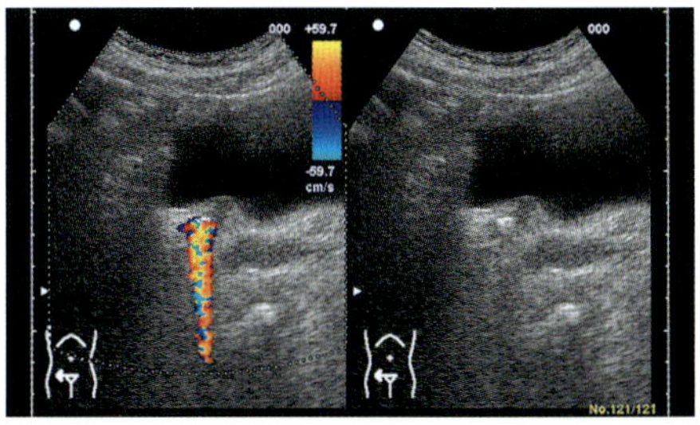

Abb. 24.6 Prävesikal eingeklemmter Ureterstein. Im Farbmodus verbesserte Darstellbarkeit durch das Twinkling-Artefakt. [M512]

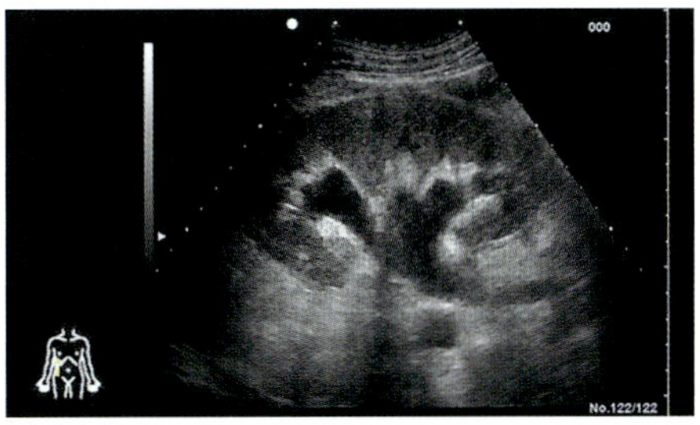

Abb. 24.7 Harnstau Stadium 1: Erweiterung des Nierenhohlsystems ohne Parenchymverschmälerung [M512]

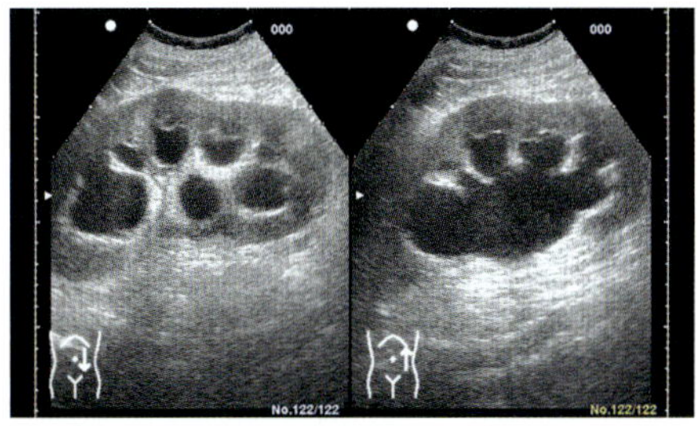

Abb. 24.8 Harnstau Stadium 2: Erweiterung des Nierenhohlsystems mit erweiterten („aufgebrauchten") Kelchhälsen. Links: wie Zysten. [M512]

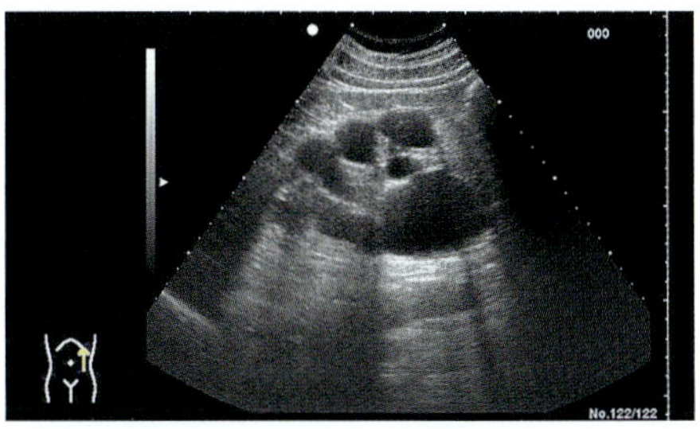

Abb. 24.10 Harnstau Stadium 4: starke Erweiterung des Nierenhohlsystems. Kein erkennbares Parenchym mehr „Hydropische Sackniere". [M512]

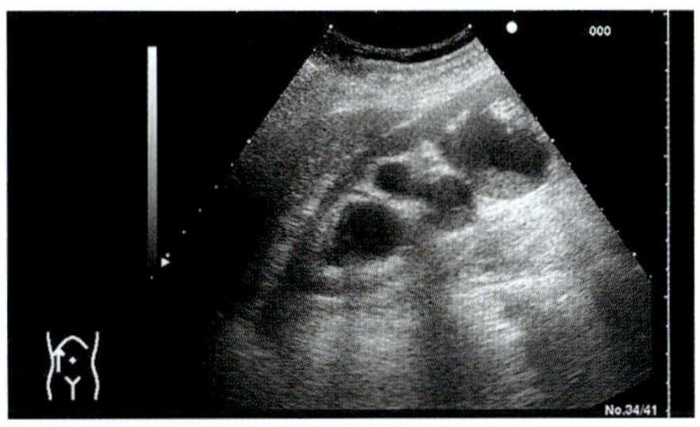

Abb. 24.11 Eitrige Pyelonephritis mit Spiegelbildung [M512]

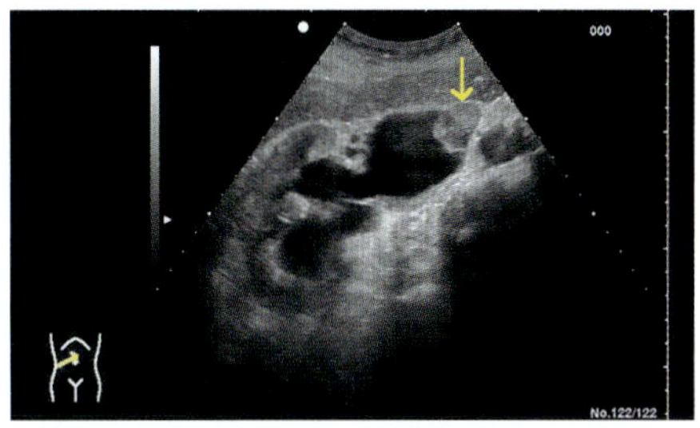

Abb. 24.12 Urothelkarzinom (Pfeil) [M512]

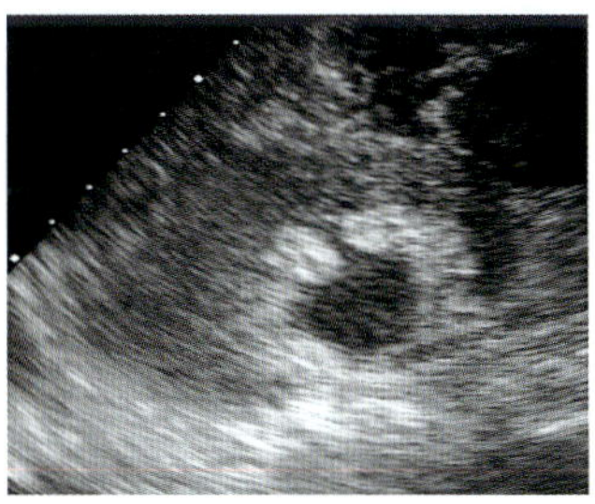

Abb. 24.14 Ampulläres Nierenbecken. Die Kelche sind nicht erweitert. [M512]

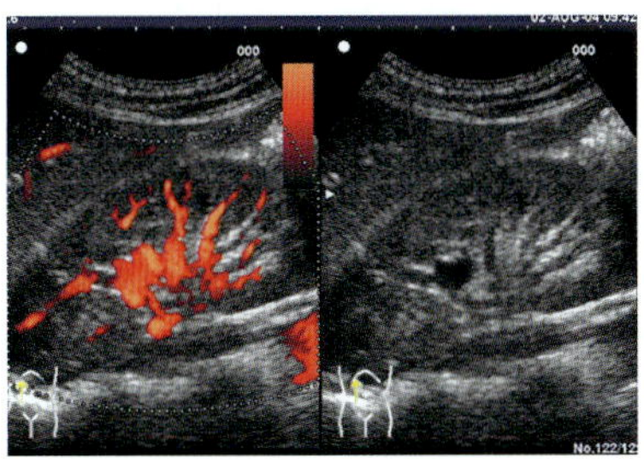

Abb. 24.15 Erweiterte Nierenvenen können im B-Bild (rechts) mit einem Harnstau verwechselt werden. Im Farbmodus (links) sind die farbig durchströmten Venen eindeutig zu erkennen. [M512]

Zusammenfassung

- Häufigste Ursache eines Harnstaus sind Uretersteine. Bei einer Nierenkolik lassen sich Konkremente meist als helle Reflexe an den physiologischen Engstellen auffinden. Echoreiche Steine sind im echoreichen Nierensinus weniger gut sichtbar. Im Farbmodus kann man sie durch das Twinkling-Artefakt besser erkennen.
- Das Nierenhohlsystem einschließlich der Ureteren wird erst beim Vorliegen eines Harnstaus als liquide echofreie Struktur sichtbar.
- Ein Harnstau lässt sich anhand der Aufweitung des Nierenhohlsystems und der Parenchymbreite in vier Stadien einteilen.

Fokale Veränderungen der Nieren

Liquide Raumforderungen

Dysontogenetische Nierenzysten sind häufig. Sie sind normalerweise echofrei, zeigen eine distale Schallverstärkung und einen Zystenrandschatten. Kortikale Zysten, die dem Parenchym aufsitzen, und Zysten im Parenchym sind meistens rund (→ Abb. 25.1). (Para-)pelvine oder zentrale Zysten passen sich in ihrer Form den tubulären Strukturen des zentralen Echokomplexes an und verformen sich häufig länglich, wodurch sie mit einem erweiterten Nierenhohlsystem verwechselt werden können (→ Abb. 25.2).
Mehrere Zysten können durch feine Septen voneinander getrennt sein. Finden sich breitere Septen oder echogene Strukturen innerhalb der Zyste, so handelt es sich um **komplexe** bzw. **suspekte Zysten,** die bezüglich eines Malignoms abgeklärt werden müssen (→ Abb. 24.3).
Einzelne Nierenzysten haben keinen Krankheitswert. Sehr selten sind multiple Zysten als beginnendes Zeichen einer **familiären polyzystischen Nierendegeneration** bei Erwachsenen (→ Abb. 25.4). Im Endstadium sind die Nieren sehr stark vergrößert und vollständig polyzystisch umgewandelt. Es ist kein Parenchym mehr sichtbar, die Patienten sind dialysepflichtig. Häufig finden sich auch in anderen Organen Zysten ohne klinische Bedeutung.
Nierenabszesse weisen eine inhomogene komplexe Binnenstruktur und eine unregelmäßige unscharfe Begrenzung auf. Die Niere ist stark entzündlich vergrößert, die Atembeweglichkeit kann aufgehoben sein.
Flüssigkeit im Perirenalraum kommt bei retroperitonealen Einblutungen und als entzündliches Exsudat bei Nephritiden oder Pankreatitiden vor (→ Abb. 20.3).

Benigne solide Veränderungen

Solide benigne Tumoren, wie Fibrome, Adenome, Hämangiome und Onkozytome, sind selten. Relativ häufig kommen **Angiomyolipome** vor. Sie haben wegen ihres hohen Fettgehalts meist eine charakteristische echoreiche Struktur und können dadurch relativ gut von Malignomen unterschieden werden (→ Abb. 25.5). Bei der Erstdiagnose sollte zur Diagnosesicherung der Fettgehalt computertomografisch nachgewiesen werden.
Parenchymverkalkungen sind echoreich mit distalem Schallschatten. Sie können Folge von Abszessen, Hämatomen, eingebluteten Zysten oder Tuberkulose sein (→ Abb. 23.6).

Maligne Tumoren

Zufällig gefundene, noch symptomlose **Nierenkarzinome** sind häufig und haben im Anfangsstadium eine relativ gute Prognose. Sie werden anhand des Strukturunterschieds gegenüber dem angrenzenden Parenchym und an Vorwölbungen der Nierenoberfläche oft frühzeitig erkannt. Die Beurteilung der Feinarchitektur (Markpyramiden, Parenchymbrücken oder -zapfen) ermöglicht die Unterscheidung der zahlreichen Formvarianten. Eine Hyper- oder Hypovaskularisierung kann farbdopplersonografisch dargestellt werden (→ Abb. 25.6 und → Abb. 25.7).
Bei Auftreten von **Nierenmetastasen** ist der Primärtumor meist bereits bekannt. Von ihm hängt auch ihre Struktur ab. Seit Einführung der Kontrastmittelsonografie werden sie häufiger gefunden.
Der **Wilms-Tumor** tritt im Kindesalter auf und ist überwiegend inhomogen echoreich, manchmal auch mit echoarmen, zystischen und verkalkten Arealen.

Normvarianten und Lageanomalien

Die Nieren können entwicklungsgeschichtlich bedingt von ihrer normalen Form abweichen. Diese Normvarianten sind wichtige Differenzialdiagnosen zu pathologischen Befunden.
Hufeisennieren sind an ihren kaudalen Polen verschmolzen. Dies fällt bei der Längsschnittuntersuchung der großen Gefäße als Raumforderung ventral der Gefäße auf. Im Querschnitt lässt sich die Parenchymbrücke zwischen den beiden Nierenpolen identifizieren (→ Abb. 25.8).
Die **Columnae renales (Bertini-Säulen)** können in unterschiedlichem Maße hypertrophieren. Anhand ihrer homogenen Struktur und den unzerstörten Markpyramiden in der Nachbarschaft sind sie gut von Tumoren zu unterscheiden. Durch Verschmelzung der Columnae renales entstehen **Parenchymbrücken** (→ Abb. 25.9). Von einer **Doppelniere** spricht man, wenn darüber hinaus Nierenbecken, Ureteren und Gefäßversorgung doppelt angelegt sind.
Der **physiologische Milzbuckel** entspricht einer Vorwölbung des Parenchyms der linken Niere, die entwicklungsgeschichtlich auf die Nähe zur benachbarten Milz zurückzuführen ist (→ Abb. 25.10).
Bleibt die bei Kindern physiologische Renkulierung im Erwachsenenalter bestehen, spricht man von einer **persistierenden Renkulierung** (→ Abb. 22.9).
Bei einer **Rotationsanomalie** liegen Nierenhilusgefäße an atypischer Stelle. Sonografisch können dadurch verwirrende Bilder entstehen, die auch mit Raumforderungen verwechselt werden.
Findet man die Niere nicht an typischer Stelle, so kann eine nicht angelegte Niere **(Agenesie)** vorliegen. Handelt es sich um eine fehlgelagerte Niere **(Dystopie),** muss sie im gesamten Retroperitoneum einschließlich des Beckens **(Beckenniere)** gesucht werden (→ Abb. 25.11).
Sinkt die Niere im Stehen um > 5 cm ab, so liegt eine **Nephroptose** (Senkniere, Wanderniere) vor.

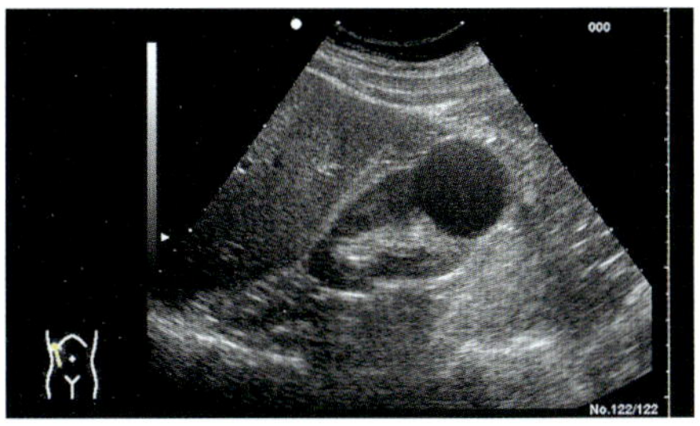

Abb. 25.1 Zyste im Nierenparenchym [M512]

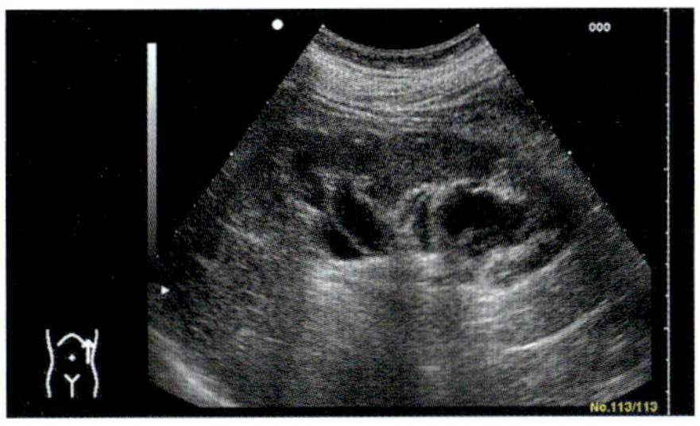

Abb. 25.2 Zentrale pelvine Zysten [M512]

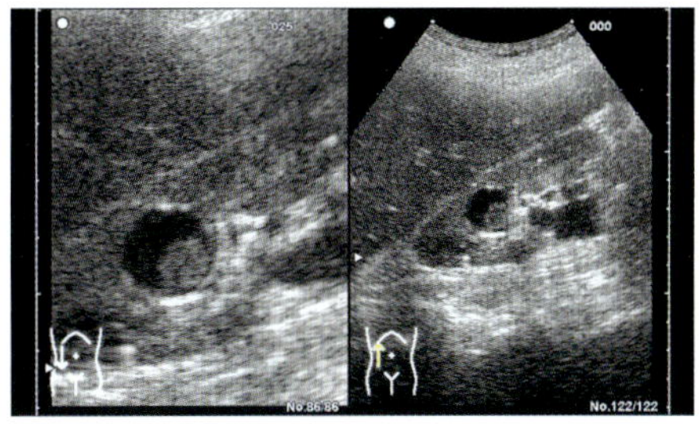

Abb. 25.3 Suspekte Zyste mit echogenem Inhalt [M512]

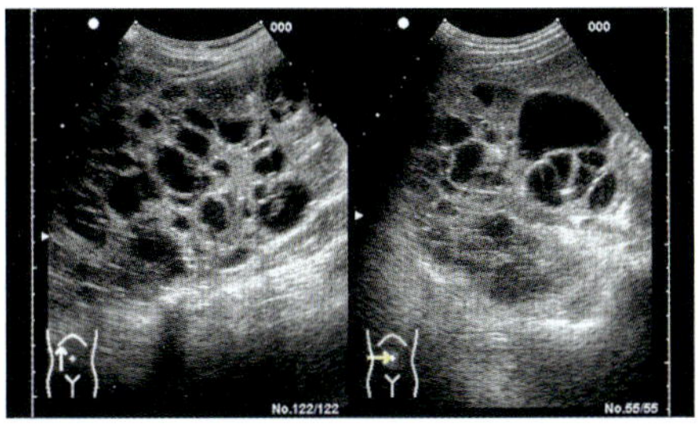

Abb. 25.4 Polyzystische Nierendegeneration [M512]

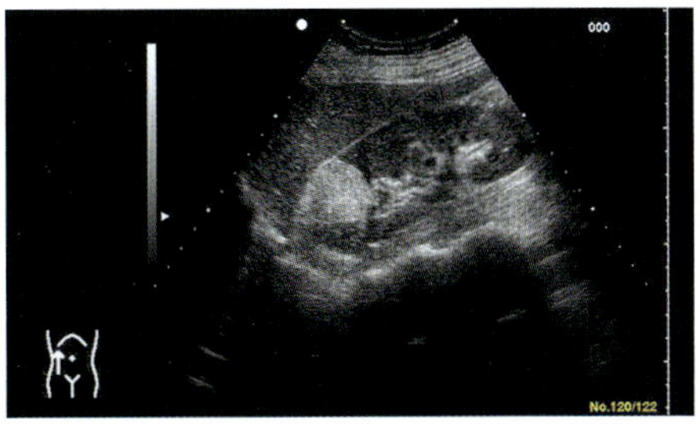

Abb. 25.5 Echoreiches Angiomyolipom [M512]

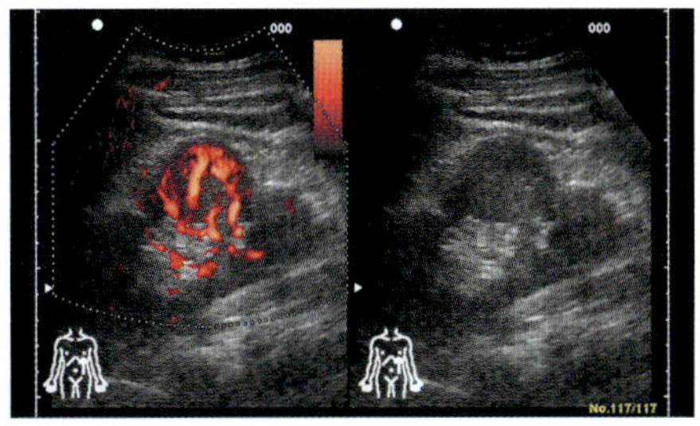

Abb. 25.6 Die Hypervaskularisation des Nierenkarzinoms wird im Farbdoppler deutlich. [M512]

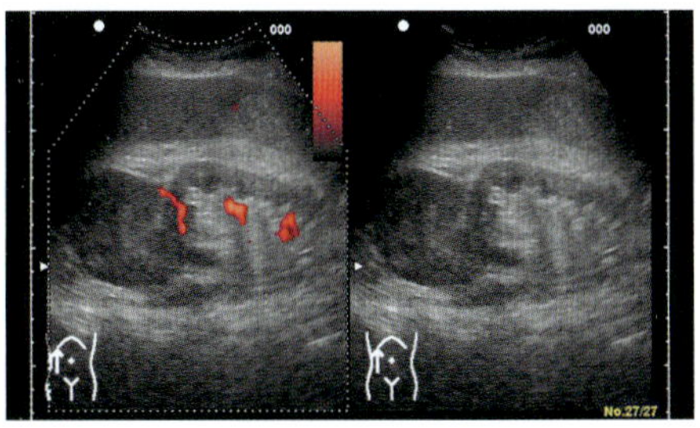

Abb. 25.7 Bei einem hypovaskularisierten Nierenkarzinom fehlen die Gefäße im Farbdoppler. [M512]

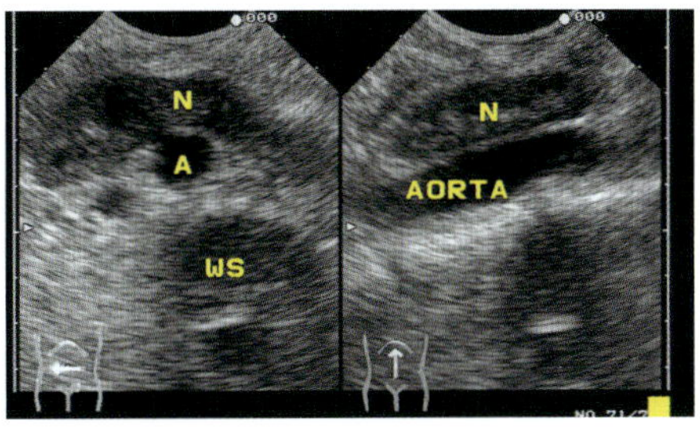

Abb. 25.8 Rechtes Bild: Die Niere (N) täuscht ventral der Aorta einen Tumor vor. Linkes Bild: Im Querschnitt ist ventral der Wirbelsäule (WS) und der Aorta (A) die Verschmelzung der beiden Nierenpole (N) zu erkennen. [M512]

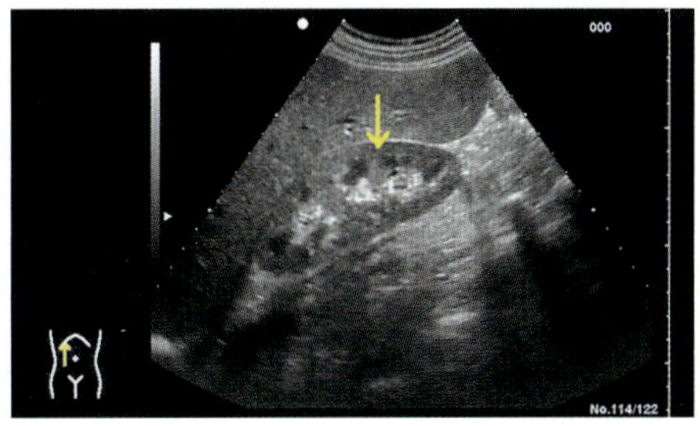

Abb. 25.9 Parenchymbrücke und prominente Columna renalis (Pfeil) neben unzerstörten Markpyramiden [M512]

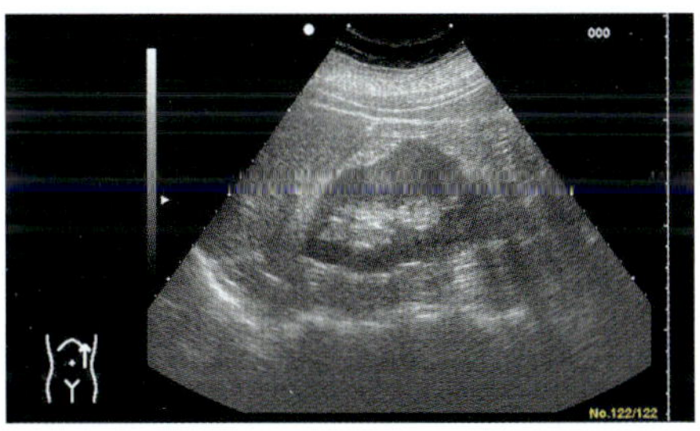

Abb. 25.10 Vorwölbung des Nierenparenchyms bei einem physiologischer Nierenbuckel (Milzbuckel) [M512]

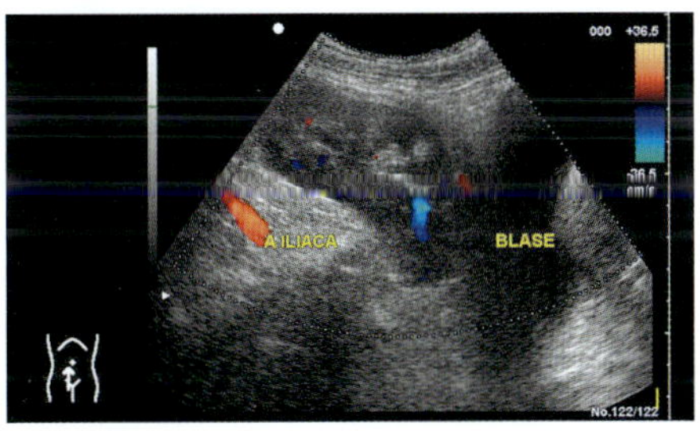

Abb. 25.11 Beckenniere unmittelbar neben der Harnblase [M512]

Zusammenfassung

- Banale Nierenzysten sind häufig und sonografisch eindeutig zu erkennen. Komplizierte Zysten mit echogenen Anteilen müssen weiter abgeklärt werden.
- Tumoren müssen gegenüber zahlreichen Formvarianten abgegrenzt werden. Häufigster benigner Tumor ist das Angiomyolipom, das sonografisch wegen seines hohen Fettgehalts sehr echoreich erscheint und im CT eindeutig von einem Karzinom unterschieden werden kann.
- Nierenkarzinome sind ein relativ häufiger sonografischer Zufallsbefund. Sie haben, wenn sie früh entdeckt und entfernt werden, eine sehr gute Prognose.

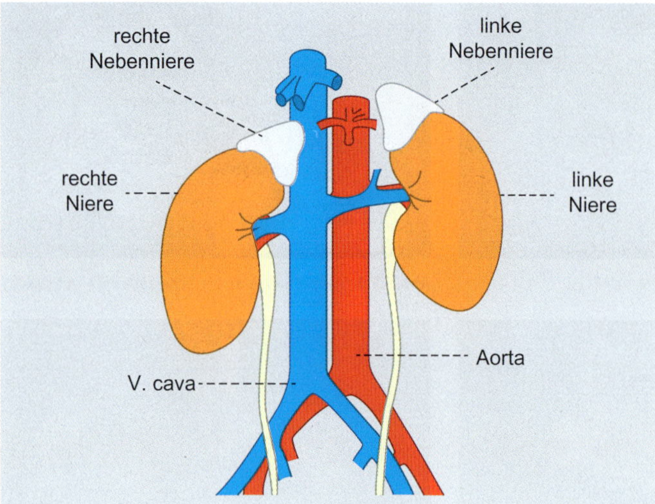

Abb. 26.1 Anatomische Lage der Nebennieren [L231]

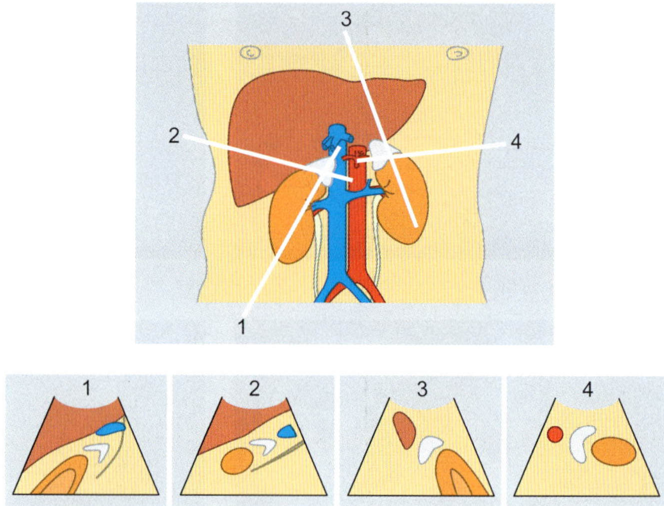

Abb. 26.2 Schallkopflagen zur Untersuchung der Nebennieren [L231]

Anatomie und Untersuchungstechnik

Die Nebennieren liegen retroperitoneal im Perirenalraum kranial und medial der oberen Nierenpole (→ Abb. 26.1). Auch mit hochauflösenden Geräten sind sie nicht immer darstellbar. Insbesondere die linke Nebenniere ist wegen ihrer retrogastralen Lage schwieriger auffindbar. Die endoskopische Sonografie ermöglicht bessere feindiagnostische Aussagen. Mit ihr lässt sich die linke Nebenniere besser erfassen.
Die rechte Nebenniere wird transhepatisch im Quer- oder Schrägschnitt aufgesucht (**Schnittebenen 1 und 2,** → Abb. 26.2). Man sucht sie medial und ventral des kranialen Nierenpols zwischen V. cava und dem echoarmen Crus diaphragmaticus auf. Sie hat die Form eines Y oder V (→ Abb. 26.3).
Die linke Nebenniere findet man am besten translienal zwischen kranialem Nierenpol und Aorta. Sie ist eher sichelförmig und kann bis zum Nierenhilus reichen (→ Abb. 26.4).
Die Länge beträgt 2–7 cm, die Dicke 0,5–1,2 cm und die Breite 1,5–4 cm. Bei Kindern besteht eine physiologische Hypertrophie. Der anatomische Aufbau in Mark, Rinde und die bindegewebige Kapsel lässt sich mit hochauflösenden Geräten als Fünfschichtenaufbau erkennen (→ Abb. 26.4).

Pathologische Veränderungen der Nebennieren

Nebennierenhypoplasie und -hyperplasie

Nebennierenhypo- (z. B. bei Morbus Addison) und -hyperplasie (z. B. bei hypophysärem Cushing-Syndrom) sind in der transabdominalen Sonografie nicht regelmäßig erkennbar.

Raumforderungen

Raumforderungen der Nebennieren sind relativ häufig. Sie können ab einer Größe von 5 mm erkannt werden. Sonomorphologisch unterscheidet man klinisch relevante Knoten nicht von klinisch bedeutungslosen Knoten. Differenzialdiagnostische Überlegungen sind deshalb nur im klinischen Kontext möglich.
Adrenokortikale Adenome können hormonell inaktiv sein oder morphologisches Korrelat eines **Morbus Conn** oder eines **Morbus Cushing.** Beim Auftreten von endokriner Symptomatik sind sie eher kleiner als Karzinome (2–5 cm bei Cushing-Syndrom, < 2 cm bei Conn-Syndrom, > 6 cm bei Karzinomen).
Die seltenen **Phäochromozytome** sind oft größer als Adenome und wegen regressiver Veränderungen (Einblutungen, zystische Degeneration, Verkalkungen) strukturinhomogen (→ Abb. 26.5). Man findet sie multilokulär im Bereich des Grenzstrangs.
Auch **primäre Nebennierenkarzinome** sind selten. Sie erreichen oft eine erhebliche Größe, die Echostruktur ist variabel, meist inhomogen. Sehr selten treten außerdem das **Neuroblastom** im Erwachsenenalter, das **Onkozytom, mesenchymale Neoplasien,** primäre adrenale **Lymphome** und **Hämangiome** auf.
Zysten, Einblutungen und Verkalkungen stellen sich wie in anderen Organen echofrei, gemischt echogen und reflexreich dar (→ Abb. 26.6).
Echogene Raumforderungen (Myolipome, Lipome, Angiomyolipome) und eine **Metastasierung** ausschließlich in den Nebennieren sind selten (→ Abb. 26.7 und → Abb. 26.8). Nebennierenraumforderungen sind

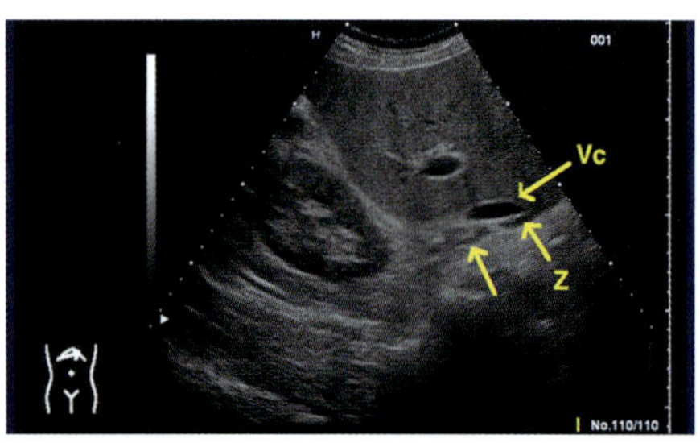

Abb. 26.3 Schnittebene 2: Man erkennt die Y-förmige normale rechte Nebenniere (unbeschrifteter Pfeil) zwischen V. cava (VC), Zwerchfell-Crus (Z), und Leberoberfläche. [M512]

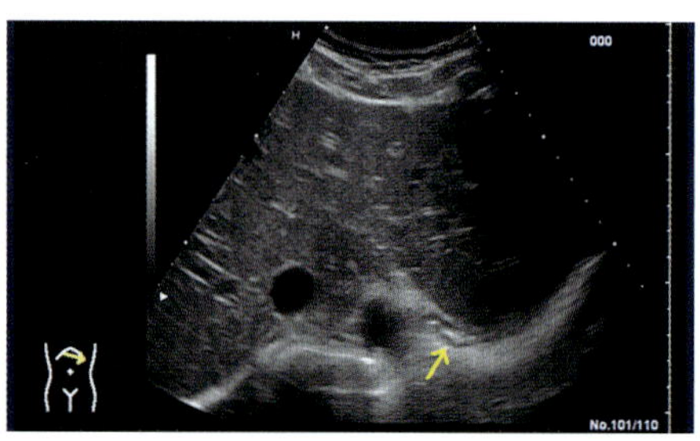

Abb. 26.4 Querschnitt (Schnittebene 4): Man sieht die linke Nebenniere (Pfeil) mit der charakteristischen Fünfschichtung. [M512]

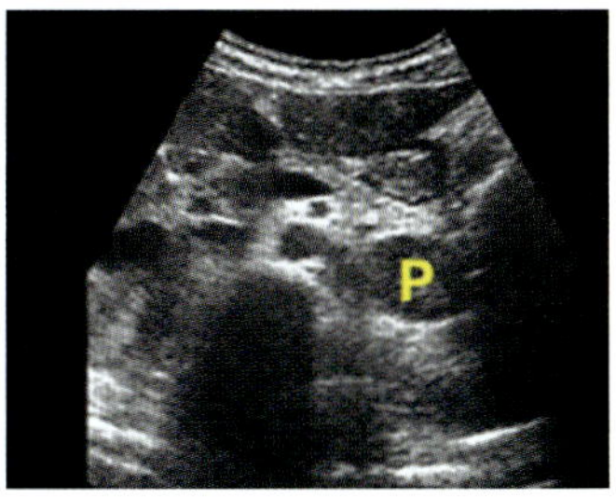

Abb. 26.5 Phäochromozytom (P) der linken Nebenniere im Oberbauchquerschnitt (Schnittebene 4) [M512]

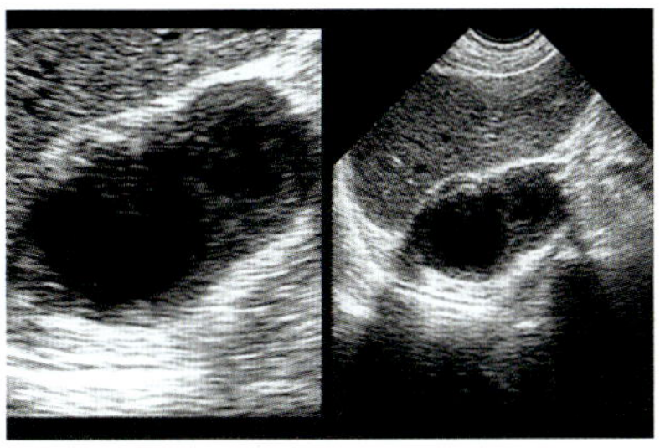

Abb. 26.6 Gemischt echogene Einblutung in die rechte Nebenniere (Schnittebene 1), links in der Vergrößerung [M512]

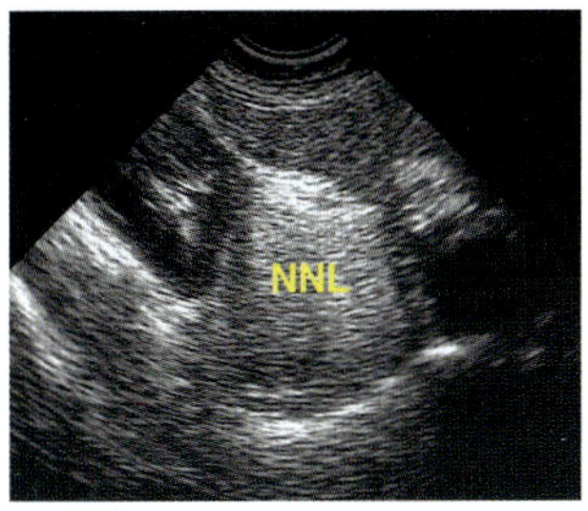

Abb. 26.7 Nebennierenmetastase (Pfeile) bei ubiquitär metastasierendem malignem Melanom (Schnittebene 1 und 2) [M512]

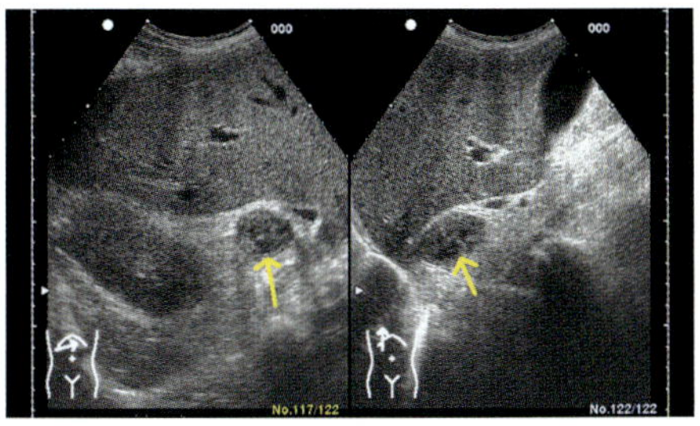

Abb. 26.8 Echoreiches Nebennierenlipom (NNL) (Schnittebene 2) [M512]

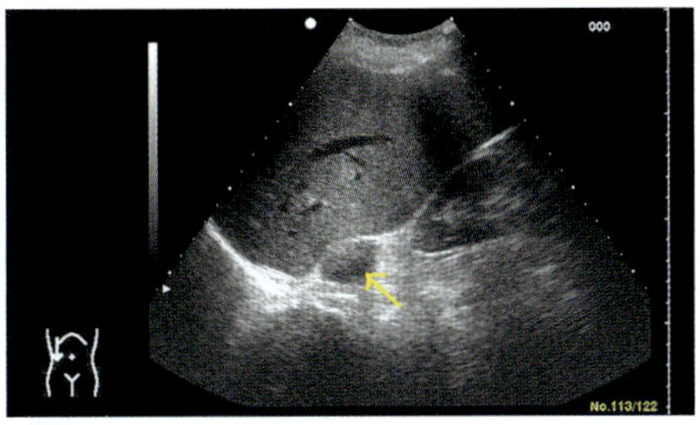

Abb. 26.9 Zufallsbefund am oberen Nierenpol: Inzidentalom (Pfeil, Schnittebene 1) [M512]

auch bei bekannter maligner Grunderkrankung überwiegend benigne. Sie kommen bei Bronchial-, Magen-, Mammakarzinomen, Melanomen und Lymphomen meist bilateral vor und können einen Morbus Addison verursachen.

Zufällig entdeckte Raumforderungen der Nebennieren ohne endokrine Aktivität und ohne bekannte maligne Grunderkrankung sind mit einer Prävalenz von 5 % relativ häufig und werden **Inzidentalome** genannt (→ Abb. 26.9). Sie sind nur vereinzelt maligne. Es handelt sich überwiegend um hormoninaktive adrenokortikale Adenome, seltener um subklinisch aktive kortisolproduzierende Adenome oder Phäochromozytome. Bei Verdacht auf ein Inzidentalom geht man folgendermaßen vor:

- Endokrinologisches Screeningprogramm
- Ausführliche bildgebende Diagnostik zum Ausschluss von morphologischen Malignitätszeichen (z. B. Infiltration) mit CT/MRT
- Hormonaktive Knoten und Knoten > 4 cm werden operativ entfernt
- Hormoninaktive Knoten < 4 cm werden verlaufskontrolliert.

Nebennierenveränderungen bei endokriner Symptomatik

Hormonaktive Tumoren können sich auch in einer sonografisch normalen Nebenniere verbergen. Bei endokriner Symptomatik und normalem Sonogramm sind deshalb CT, NMR und v. a. die spezifische Szintigrafie Lokalisationsmethoden der Wahl. Nebennierenveränderungen bei endokriner Symptomatik können auch im Rahmen multipler endokriner Neoplasien (MEN) vorkommen. Eine Schilddrüsen- und Nebenschilddrüsensonografie ist hier in jedem Fall indiziert.

Ursache des **Morbus Addison** ist häufig eine Nebennierenatrophie, die sonografisch nicht regelmäßig darstellbar ist. Andere Ursachen, wie Einblutungen, Metastasen oder Verkalkungen bei tuberkulöser Genese, sind dagegen erkennbar.

Beim **Cushing-Syndrom** liegt meist eine transabdominell sonografisch nicht erfassbare Nebennierenhyperplasie (hypophysär oder paraneoplastisch) vor. Selten handelt es sich um Adenome (beim Auftreten von Symptomen 2–5 cm groß) oder um Karzinome (> 6 cm groß).

Das **Conn-Syndrom (primärer Hyperaldosteronismus)** wird meist von kleinen (< 2 cm) unilateralen Adenomen verursacht, die sonografisch nur bedingt nachweisbar sind, seltener von einer sonografisch nicht darstellbaren bilateralen Hyperplasie.

Phäochromozytome sind unterschiedlich echogen oft mit Mikrozysten, selten mit Verkalkungen. Sie liegen meist unilateral in der Nebenniere aber auch extraadrenal entlang des Grenzstrangs (→ Abb. 26.5).

Zusammenfassung

- Normale Nebennieren, Nebennierenhyper- und -hypoplasie sowie kleine Tumoren sind mit transabdomineller Sonografie nicht regelmäßig darstellbar.
- Bei entsprechender endokriner Symptomatik und unauffälligem sonografischem Befund müssen bildgebende Methoden, wie spezifische Szintigrafie, CT, MRT, eingesetzt werden.
- Die endoskopische Sonografie ermöglicht darüber hinaus feindiagnostische Aussagen.
- Zufällig gefundene Tumoren der Nebennieren werden Inzidentalome genannt. Sie sind relativ häufig, selten maligne und müssen im klinischen Kontext beurteilt werden.

Milz: Anatomie und Untersuchungstechnik

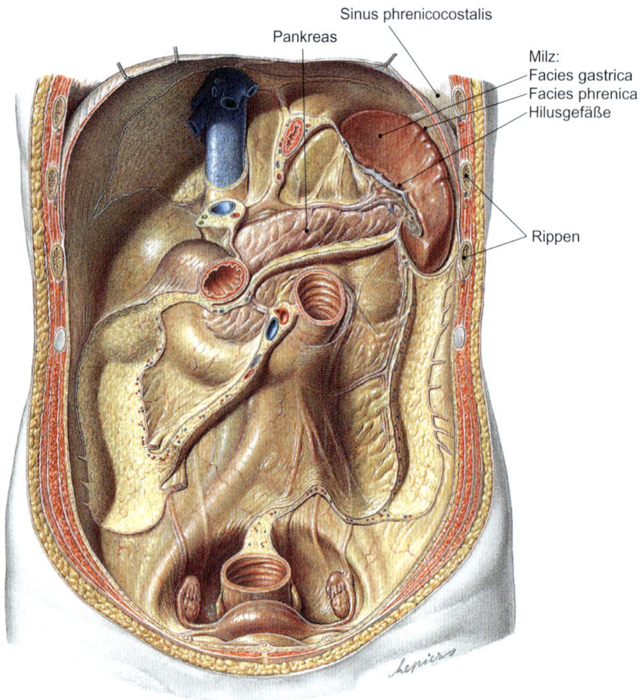

Abb. 27.1 Anatomische Lage der Milz [S007]

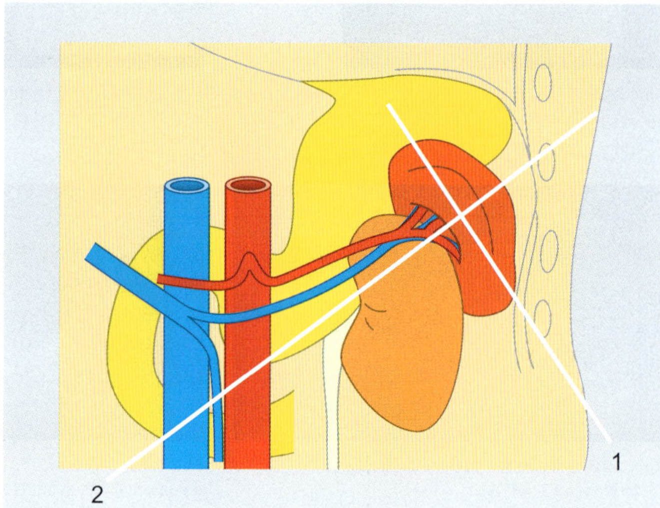

Abb. 27.2 Schallkopflagen zur Untersuchung der Milz: Längsschnitt (Schnittebene 1) und Querschnitt (Schnittebene 2) [L231]

Anatomie

Die Milz liegt unter dem linken Rippenbogen dorsolateral im Oberbauch (→ Abb. 27.1). Die normale Form des Organs ähnelt einem Kugelsegment und weist drei Flächen auf: Die äußere Facies phrenica ist dem Zwerchfell zugewandt und folgt in ihrer Längsachse etwa der zehnten Rippe. Die beiden anderen Flächen liegen der Niere bzw. dem Magen an und werden deshalb Facies renalis und Facies gastrica genannt. Die Form des medialen Rands begründet seinen Namen: Margo crenatus. Hier befindet sich der Milzhilus mit A. und V. lienalis, den Lymphgefäßen und Teilen des Pankreasschwanzes. Die Milz ist bis zum Hilus vollständig vom fest verwachsenen Peritoneum visceralis überzogen und zusätzlich vom Peritoneum parietalis umgeben. Dadurch entsteht eine Peritonealtasche, in der sich z. B. nach einer Milzruptur freie Flüssigkeit auffinden lässt (→ Kap. 36).

Die Milz ist sehr stark durchblutet. Die Indikation zur Punktion wird deshalb zurückhaltend gestellt. Die baumartig verzweigten Gefäße werden nur in der Farbdarstellung sichtbar (→ Abb. 27.7).

Untersuchungstechnik

Eine besondere Vorbereitung des Patienten ist nicht notwendig. Die Untersuchung erfolgt in Rücken- oder Rechtsseitenlage. Für den Längsschnitt wird zunächst ein Interkostalschnitt entlang der zehnten Rippe gelegt (→ Abb. 27.2 und → Abb. 27.3). Dabei wird darauf geachtet, dass der Hilus mit den Gefäßen mitangeschnitten ist. Für den Querschnitt wird der Schallkopf auf dem Scheitelpunkt der Konvexität um 90° entgegen dem Uhrzeigersinn gedreht (→ Abb. 27.4).

Der Patient befindet sich in Atemmittellage oder Exspiration, da die Milz in Inspiration von Luft im Sinus phrenicocostalis überlagert wird. Störende Rippenschatten werden durch Untersuchung in verschiedenen Atemlagen umgangen.

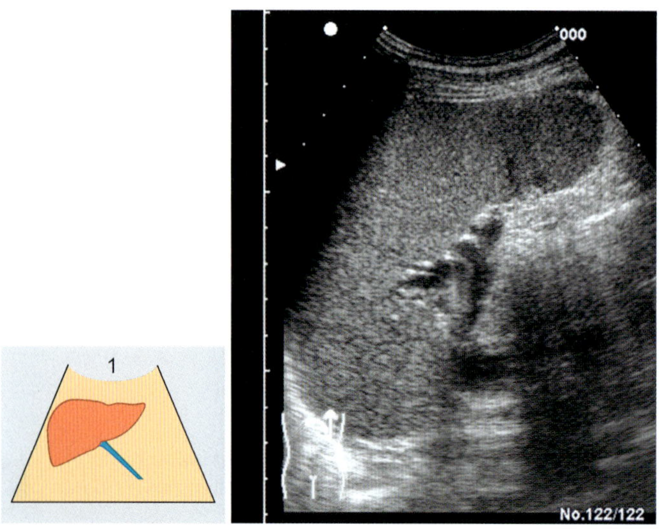

Abb. 27.3 Schnittebene 1: Längsschnitt der normalen Milz [a: L231, b: M512]

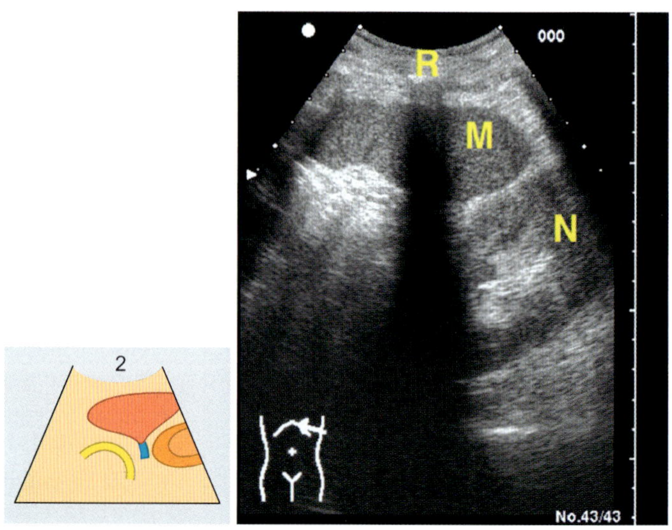

Abb. 27.4 Schnittebene 2: Querschnitt der normalen Milz. Ein Rippenschatten (R) überlagert teilweise Milz (M) und Niere (N). [a: L231, b: M512]

Die Schnittebenen der Milz ähneln einem Mandarinenstück (→ Abb. 27.5). Die Struktur ist homogen echoarm.
Im Längsschnitt werden Länge und Tiefe der Milz ausgemessen. Die Messlinien müssen im 90°-Winkel zueinander stehen. Im Querschnitt wird die Breite bestimmt (→ Abb. 27.6). Als Normalmaß gilt eine Tiefe von 4 cm, eine Breite von 7 cm und eine Länge von 11 cm.

> Die Merkzahl zur Milzmessung ist „4711".

Formvarianten

Nebenmilzen erscheinen als homogene, glatt begrenzte runde oder ovaläre Raumforderungen bis zu einer Größe von etwa 3 cm. Sie kommen häufig als harmlose Normvarianten vor. Bevorzugte Lage ist am Milzhilus und im Lig. gastrolienale. Ihre Echogenität und die Anordnung der Gefäße im Farbdoppler entspricht der Hauptmilz (→ Abb. 27.8). In der kontrastverstärkten Sonografie sind sie isoechogen zur Milz. Lymphome sind dagegen hypoechogen.
Eine **gelappte Milz (Lien lobatus)** kann als persistierende kindliche Form aufgefasst werden. Sie ist ohne klinische Bedeutung. Farbdopplersonografisch lässt sich in den einzelnen Lappen eine normale baumartige Verzweigung der Gefäße darstellen und gegenüber einer gestörten Vaskularisation in pathologischen Raumforderungen abgrenzen (→ Abb. 27.9).

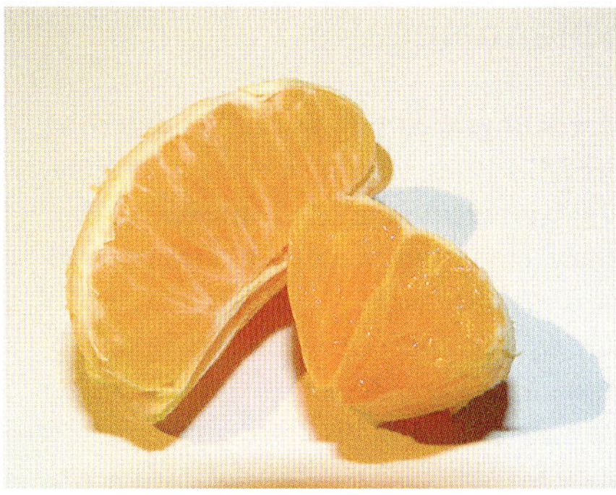

Abb. 27.5 Das sonografische Bild der Milz im Längs- und Querschnitt (→ Abb. 27.6) ähnelt einem Madarinenstück. [M512]

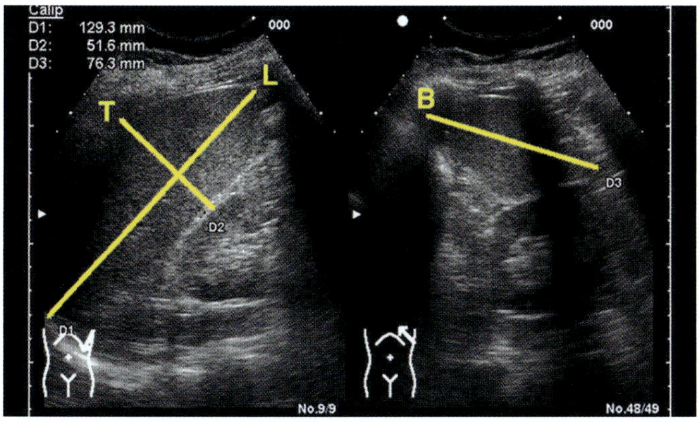

Abb. 27.6 Vermessung der Milz: Länge (L) und Tiefe (T) werden im Längsschnitt ausgemessen, die Breite (B) im Querschnitt. [M512]

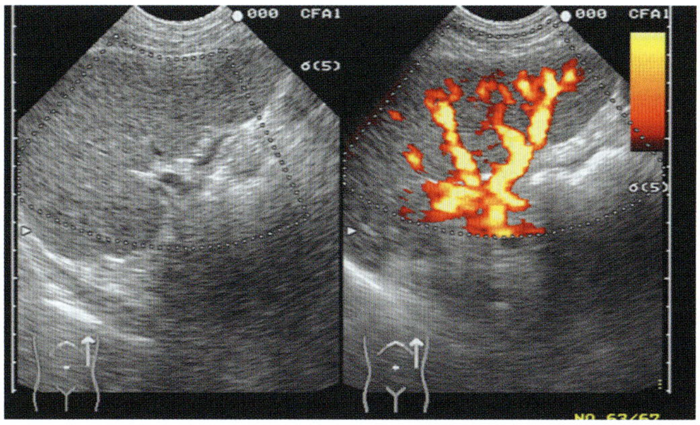

Abb. 27.7 Im B-Bild weitgehend homogenes Parenchym. Nur im Farbmodus (Powerangio) wird die kräftige Gefäßdurchblutung sichtbar. [M512]

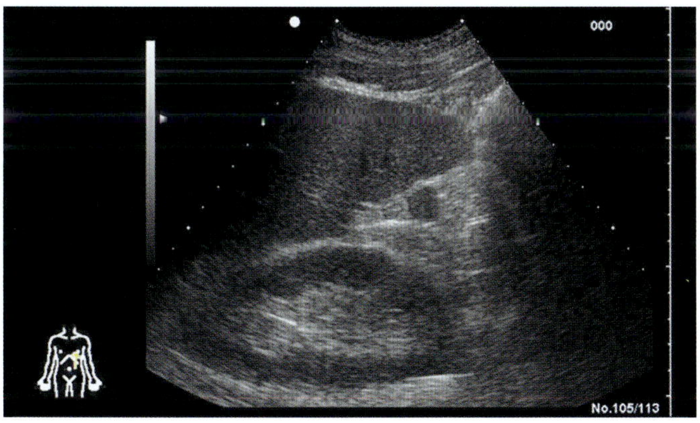

Abb. 27.8 Nebenmilz am Milzhilus [M512]

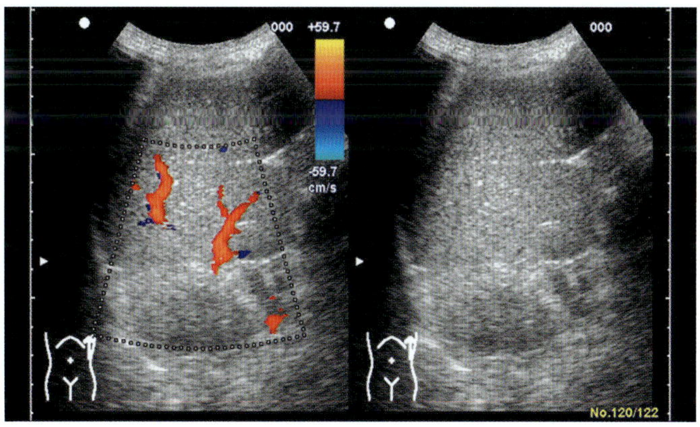

Abb. 27.9 Lien lobatus: persistierende Milzlappung mit ungestörter baumartiger Verzweigung der Milzgefäße (farbig kodiert) [M512]

Zusammenfassung

- Die Milz wird im Längsschnitt in einem Interkostalschnitt entlang der zehnten Rippe aufgesucht.
- Tipp: Anders als bei der Untersuchung der Leber gelingt die Darstellung am besten in Atemmittellage oder Exspiration, da in tiefer Inspiration der lufthaltige Sinus phrenicocostalis einen Teil der Milz verdeckt.
- Die Merkzahl zur Größenbestimmung der Milz ist 4711.

→ 28 Diffuse Veränderungen der Milz

Splenomegalie

Die häufigste pathologische Veränderung der Milz ist die homogene Vergrößerung. Die Größenzunahme betrifft anfangs v. a. den Tiefen- und Breitendurchmesser, sodass es zunächst zu einer Verrundung des Organs kommt (→ Abb. 28.1). Die vergrößerte Milz kann die linke Niere überragen (→ Abb. 28.2) und bis ins kleine Becken reichen (→ Abb. 28.3). Berührt die Milz den linken Leberlappen, so spricht man vom **Kissing-Phänomen** (→ Abb. 28.4).
Größe und Echogenität der Milz erlauben keine Rückschlüsse auf die zugrunde liegende Erkrankung. Anamnese, Klinik und zusätzliche Befunde ermöglichen die richtige Zuordnung.

Ursachen der Splenomegalie

Die Splenomegalie kann verursacht werden durch:

- Hämatologische Erkrankungen (z. B. maligne Lymphome, myeloproliferative Syndrome, hämolytische Anämien)
- Kongestive Splenomegalie (z. B. Leberzirrhose, Thrombosen des Portalsystems, Rechtsherzinsuffizienz)
- Speichererkrankungen (z. B. Glykogenosen, Lipidspeichererkrankungen)
- Infektiöse Erkrankungen (z. B. Viruserkrankungen, Sepsis, Malaria, Mononukleose)

Eine Reihe von zusätzlichen Befunden, die im Verlauf derselben Oberbauchsonografie erhoben werden können, gibt bezüglich der Ursache differenzialdiagnostische Hinweise oder ermöglicht eine definitive Diagnose.
Bei hämatologischen Systemerkrankungen ist neben der Splenomegalie der Nachweis vergrößerter intraabdomineller Lymphknoten wegweisend (→ Abb. 28.5).
Lymphome weisen oft rundliche Milzinfiltrate unterschiedlicher Anzahl und Größe auf, die meist echoarm, selten auch echogleich oder echoreich sind. Ein feinnodulärer Lymphombefall zeigt sich gelegentlich nur in einer kaum sichtbaren Strukturinhomogenität (→ Abb. 28.6) und ist manchmal nur mit Kontrastmittelsonografie darstellbar. Gegebenenfalls ist ein histologischer Nachweis notwendig.
Bei der **portalen Hypertension** finden sich in ausgeprägten Fällen weitere charakteristische Befunde, z. B. eine ursächlich zugrunde liegende Leberzirrhose mit Aszites (→ Abb. 12.5) oder erweiterte und varikös geschlängelte Portalgefäße (→ Abb. 28.7).
Eine **Thrombose** im Portalsystem zeigt sich sonografisch v. a. in einer Erweiterung des Gefäßlumens. Im B-Bild lässt sich gelegentlich das thrombotische Material mehr oder weniger echogen erkennen. Meist ist der Thrombus erst in der Farbdarstellung vom durchströmten Gefäßlumen zu unterscheiden (→ Abb. 28.8). Bei der Rechtsherzinsuffizienz liegt zusätzlich eine Stauungsleber mit erweiterten Lebervenen und atemunabhängig erweiterter V. cava vor.

> Bei einer unerwartet aufgefundenen Splenomegalie sollte gezielt nach Zeichen einer portalen Hypertension, portalen Thrombosen und vergrößerten Lymphknoten gesucht werden.

Infektionskrankheiten, wie Tuberkulose, Lues, Candidiasis, weisen oft neben der Splenomegalie fokale Strukturveränderungen unterschiedlicher Echogenität auf, die zu mehr oder weniger echoreichen Narben und/oder zu Verkalkungen führen können.

Hypo-/Asplenie

Eine kleine oder fehlende Milz kommt sehr selten vor. Mit zunehmendem Lebensalter nimmt die Größe der Milz ab. Konstitutionell kleine Milzen zeigen farbdopplersonografisch eine normale Vaskularisation. Eine fehlende Gefäßdarstellung kann Hinweis auf eine funktionelle Hypo-/Asplenie sein. Ursache sind Erkrankungen, wie Colitis ulcerosa, Sprue, Sichelzellanämie, Amyloidose, Graft-versus-Host-Erkrankung, nach allogener Knochenmarkstransplantation und Zustand nach Bestrahlung.

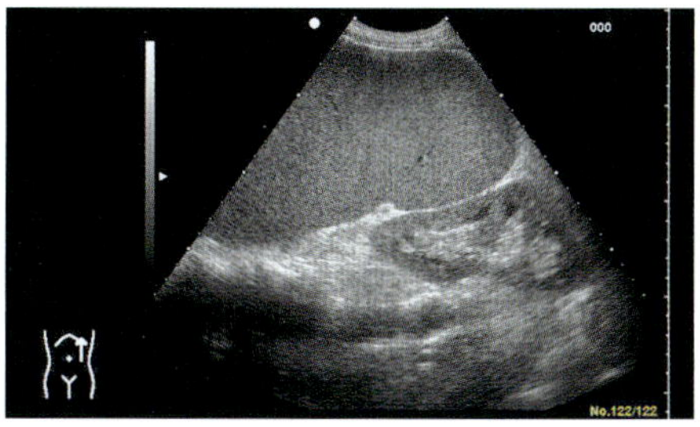

Abb. 28.1 Große verplumpte Milz [M512]

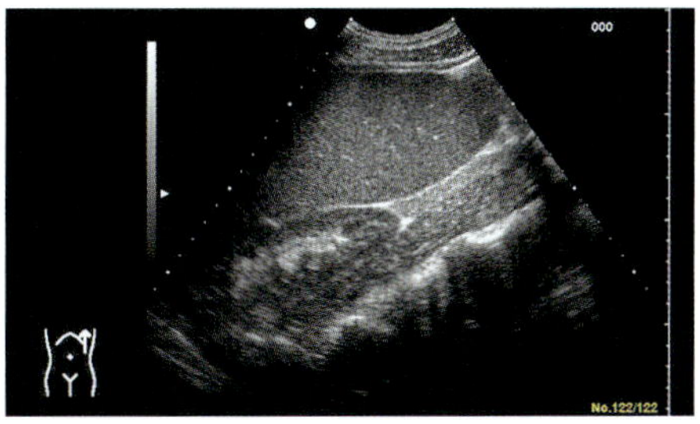

Abb. 28.2 Splenomegalie. Die linke Niere wird überragt. [M512]

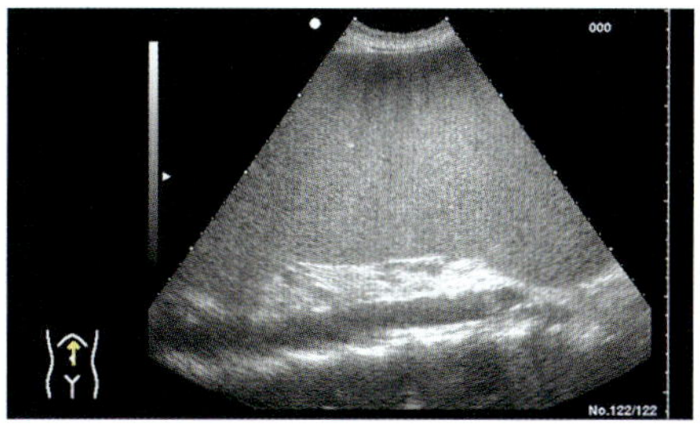

Abb. 28.3 Riesige bis ins kleine Becken reichende Milz in einem Oberbauchlängsschnitt bei chronisch lymphatischer Leukämie (CLL). Durch das „Schallfenster" der Milz wird die komplette Aorta gut sichtbar. [M512]

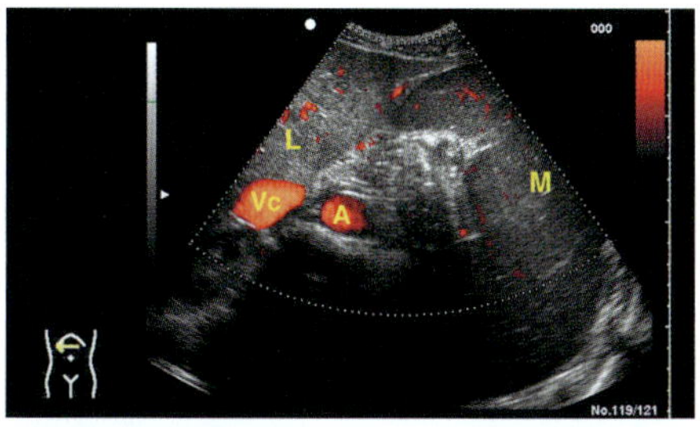

Abb. 28.4 Im Oberbauchquerschnitt berühren sich linker Leberlappen (L) und vergrößerte Milz (M) (Kissing-Phänomen). V. cava (Vc) und Aorta (A). [M512]

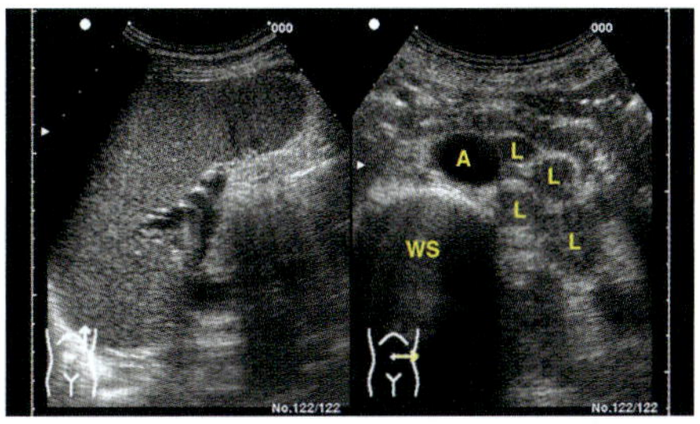

Abb. 28.5 Splenomegalie (linkes Bild). Rechts im Oberbauchquerschnitt: Wirbelsäule (WS), Aorta (A) und multiple echoarme mesenteriale Lymphknoten (L) bei Non-Hodgkin-Lymphom. [M512]

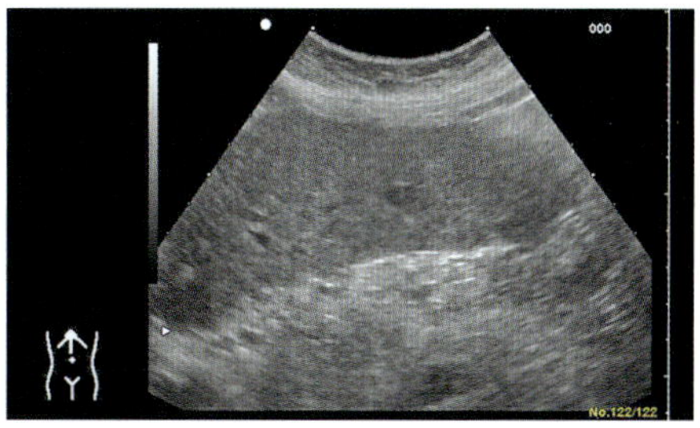

Abb. 28.6 Vergrößerte Milz mit kaum erkennbarer Strukturinhomogenität bei feinnodulärer Lymphominfiltration [M512]

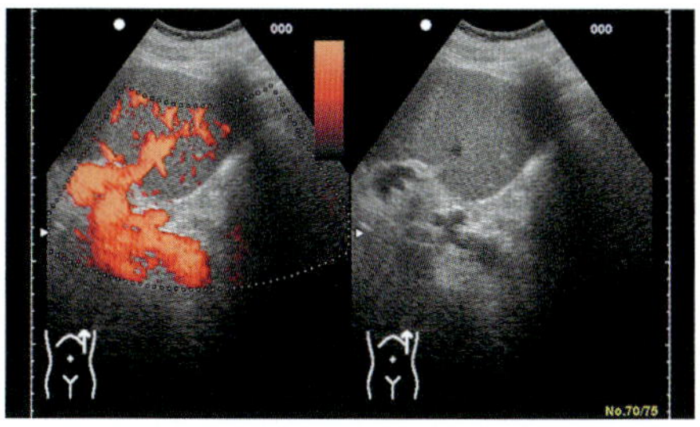

Abb. 28.7 Splenomegalie bei portaler Hypertension. Die Milzvene verläuft geschlängelt. Erst in der Farbdarstellung (linkes Bild) wird die variköse Erweiterung der Milzvene gut sichtbar. [M512]

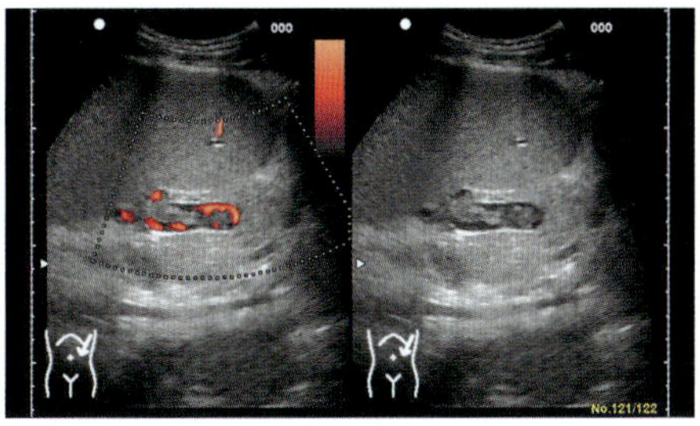

Abb. 28.8 Splenomegalie bei Thrombose der V. lienalis. Im B-Bild (rechtes Bild) echogenes Material in der erweiterten Milzvene. In der Farbdarstellung (linkes Bild) ist das durchströmte Restlumen farbig kodiert. [M512]

Zusammenfassung

- Häufigste pathologische Veränderung der Milz ist die Splenomegalie.
- Eine zufällig vorgefundene Splenomegalie kann meist aufgrund von Anamnese, Klinik und sonografischer Veränderungen an anderen Organen (Leberzirrhose, Pfortaderthrombose, Lymphknotenvergrößerung, Lymphominfiltrate) richtig zugeordnet werden.
- Eine Hypo- oder Asplenie ist selten und lässt sich farbdopplersonografisch bezüglich ihrer Funktionalität weiter differenzieren.

Primär benigne Tumoren (z. B. Hämangiome, Uferzellangiome, Hamartome, Lymphangiome) sind selten. Die häufigsten benignen Tumoren sind Hämangiome (→ Abb. 29.1). Sie sind überwiegend echoreich und zeigen in der Kontrastmitteldarstellung ein charakteristisches Irisblendenzeichen.
Primär maligne Tumoren (z. B. fibröses Sarkom, Kaposi-Sarkom, Teratom, fibröses Histiozytom, muzinöses Zystadenokarzinom, Leiomyosarkom, Fibrosarkom) sind eine Rarität (→ Abb. 29.2).
Milzmetastasen kommen fast ausschließlich in sehr späten Stadien einer Tumorerkrankung vor und sind deshalb differenzialdiagnostisch meist problemlos einzuordnen (→ Abb. 29.3 und → Abb. 29.4). Eine Ausnahme bilden Melanommetastasen, deren früher Nachweis klinisch bedeutsam sein kann (→ Abb. 29.5).

> Milzmetastasen kommen (mit Ausnahme von Melanommetastasen) i. d. R. nur im Terminalstadium einer Tumorerkrankung vor, wenn der Primärtumor bereits bekannt ist.

Lymphominfiltrationen bilden die häufigsten malignen Läsionen der Milz. Sie sind meistens echoarm und gehen häufig mit einer Milzvergrößerung einher. Ein feinnodulärer Befall in einer vergrößerten Milz ist sonografisch gelegentlich erst nach Verabreichung von Kontrastmittel erkennbar. Bei einer Splenomegalie mit oder ohne sichtbare Infiltrationen ohne erkennbare andere Ursache sollte immer eine hämatologische/lymphatische Systemerkrankung ausgeschlossen werden. Dazu gehört auch die Suche nach vergrößerten Lymphknoten in den typischen Regionen.
Ein diffuser kleinnodulärer Befall kommt eher bei niedrig malignen (→ Abb. 29.6), ein fokaler großnodulärer Befall eher bei hoch malignen Lymphomen und Morbus Hodgkin vor (→ Abb. 29.7). Differenzialdiagnostisch hilfreich ist oft das rasche Verschwinden der Knoten unter spezifischer Therapie.

> Häufigste maligne Raumforderung der Milz ist die Lymphominfiltration.

> Lymphominfiltrate sind überwiegend echoarm.

> Zufällig gefundene echoarme Läsionen mit oder ohne Splenomegalie sollten immer Anlass zum Ausschluss einer lymphatischen Systemerkrankung sein.

Angeborene **Milzzysten** (dysontogenetische, Epidermoidzysten, Dermoidzysten) zeigen sich rund, echofrei, scharf begrenzt mit dorsaler Schallverstärkung und Zystenrandschatten (→ Abb. 29.8). Sie sind gelegentlich von feinen Septen durchzogen und enthalten in seltenen Fällen sedimentierendes echogenes Material. Wandverkalkungen kommen vor.
Nicht epithelialisierte Pseudozysten sind häufiger. Sie entstehen vorwiegend posttraumatisch oder nach Abszessen oder Infarkten und sind sonomorphologisch nicht von angeborenen echten epithelialisierten Zysten zu unterscheiden.
Der **Echinococcus cysticus** der Milz ist sehr selten und ähnelt im ersten Stadium der angeborenen Milzzyste. In unklaren Fällen muss daher der Antikörpertiter zur Unterscheidung bestimmt werden. Später entwickelt sich das charakteristische Bild mit echoreicher Wandverdickung, bienenwabenartigen echodichten Septen („Zyste in der Zyste") oder zwiebelschalenartiger Wandschichtung mit einer echoärmeren Reaktionszone um die Zyste (→ Abb. 29.9). Schließlich kommt es zu Wandverkalkungen und Auftreten von mehr oder weniger echogenem Zysteninhalt, sodass zuletzt ein echokomplexes tumorartiges Gebilde resultiert.
Milzabszesse sind überwiegend echoarm uni- oder multifokal unscharf und unregelmäßig begrenzt (→ Abb. 29.10). Sie können ihr Erscheinungsbild innerhalb weniger

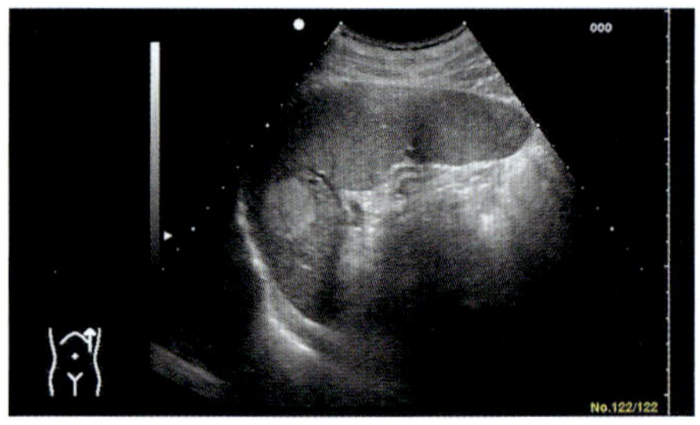

Abb. 29.1 Echoreiches Hämangiom der Milz [M512]

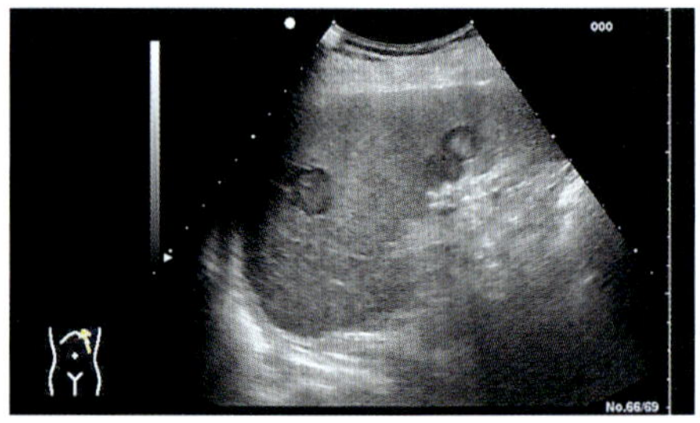

Abb. 29.5 Zwei echoarme Melanommetastasen mit echoarmem Randsaum (Halo) bei neu entdecktem Melanom am Unterschenkel und lokaler Lymphknotenmetastase in der Leiste [M512]

Tage ändern von eher solide zu liquide, unter Bildung einer echoreichen Begrenzung und oft spiegelbildenden echokomplexen Binnenechos. Gasbildende Bakterien verursachen sehr helle Echos mit den typischen dorsalen Reverberationen. Milzabszesse lassen sich i. d. R. anhand klinischer Erscheinungen, wie Schmerzen, starkem Krankheitsgefühl sowie ausgeprägten Entzündungszeichen, gut von anderen fokalen Veränderungen abgrenzen. Bei Immunschwäche, z. B. durch Drogen oder HIV-Infektion, kommen feinnoduläre im Nativsonogramm kaum sichtbare Mikroabszesse vor.

> **Merke:** Milzabszesse zeigen sonografisch eine große Variabilität.

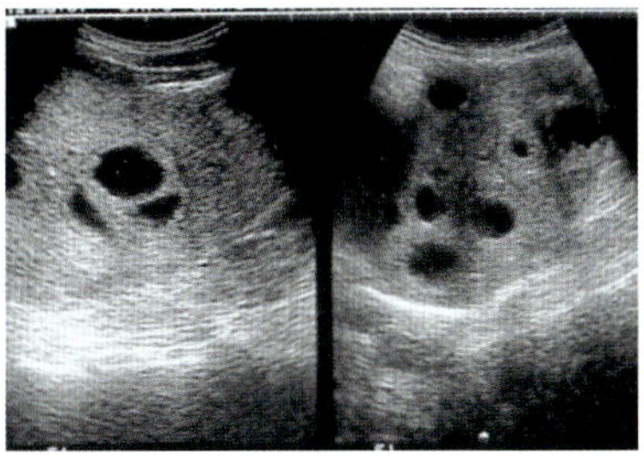

Abb. 29.2 Patient mit AIDS und Kaposi-Sarkomen ubiquitär: mehrere echogleiche Rundherde mit angedeutetem echoarmem Randsaum. In einigen Knoten befinden sich zentral wie ausgestanzt wirkende liquide Zonen. [M512]

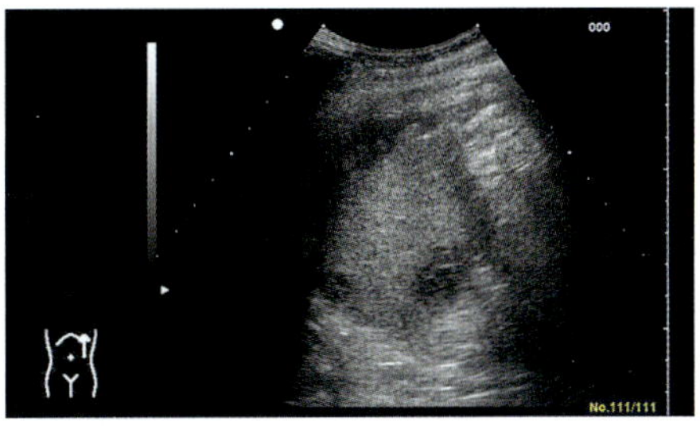

Abb. 29.3 Neu aufgetretene unscharf begrenzte echoarme Milzmetastasen eines lange bekannten ubiquitär metastasierenden Ovarialkarzinoms [M512]

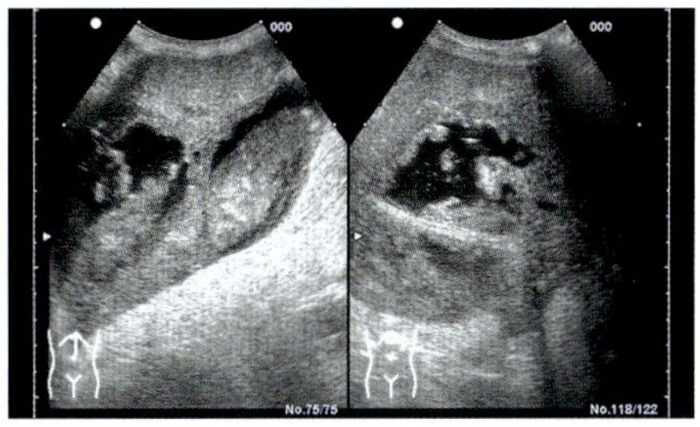

Abb. 29.4 Zwei große eingeblutete Melanommetastasen bei fortgeschrittener Tumorerkrankung [M512]

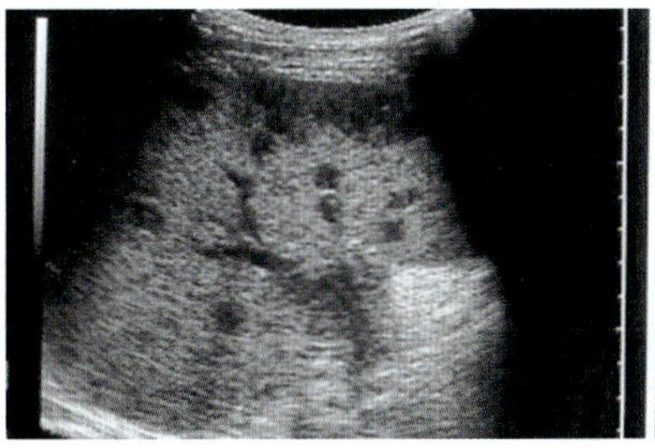

Abb. 29.6 60-jähriger Patient mit Leistungsknick. Bei der Erstuntersuchung zeigt sich eine Splenomegalie mit multiplen kleinen echoarmen Lymphominfiltraten. Im gesamten Abdomen in den typischen Regionen vergrößerte Lymphknoten. In der histologischen Untersuchung wird ein Non-Hodgkin-Lymphom nachgewiesen. [M512]

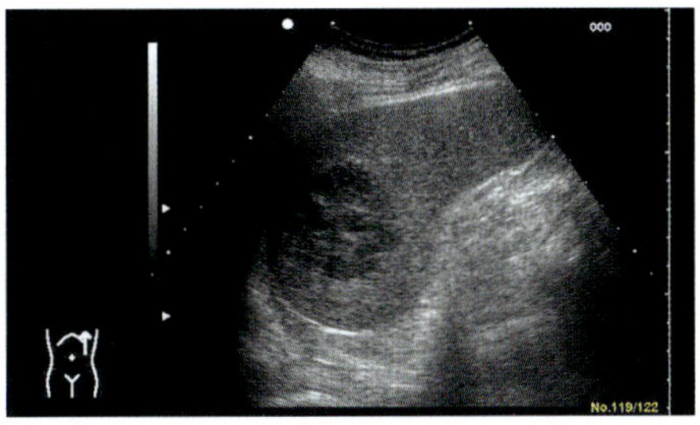

Abb. 29.7 Großes solitäres echoarmes Milzinfiltrat bei neu entdecktem Morbus Hodgkin [M512]

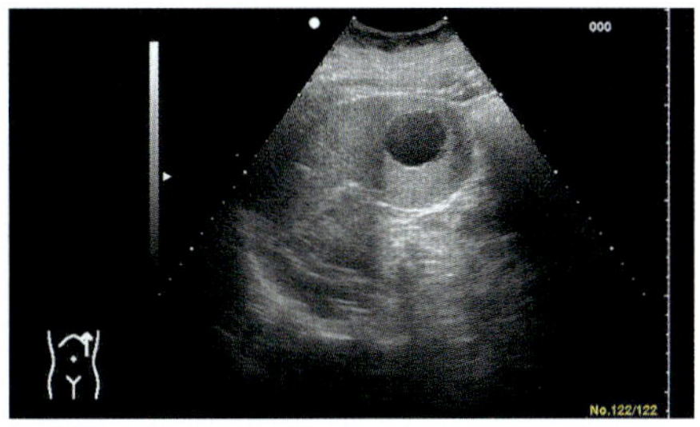

Abb. 29.8 Zufällig gefundene dysontogenetische Milzzyste [M512]

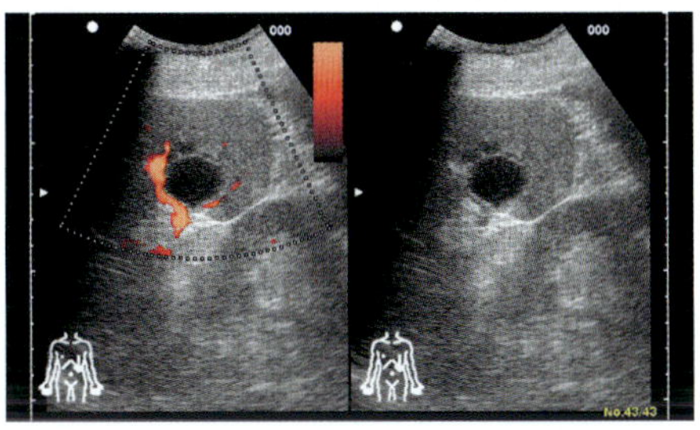

Abb. 29.9 Milzzyste mit echoreicher Kapsel, echoarmem Reaktionssaum und einzelnen Tochterzysten. Es handelt sich um eine Echinokokkuszyste im Stadium 2. [M512]

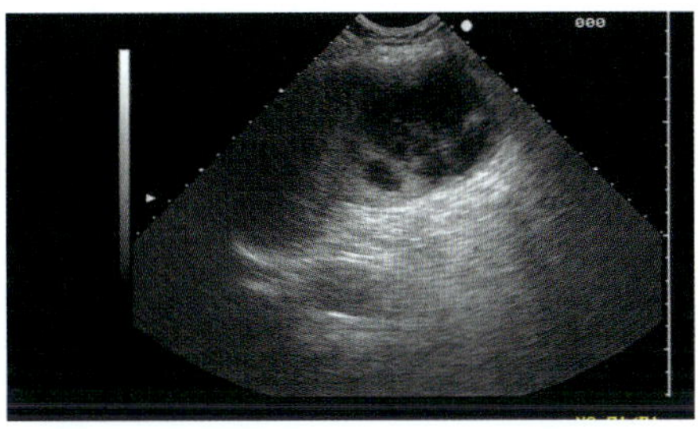

Abb. 29.10 Unscharf und unregelmäßig begrenzter echoarmer Milzabszess im Stadium der Kolliquation [M512]

Nach Traumata werden **Milzhämatome und Milzrupturen** gezielt gesucht. Hämatome liegen meist subkapsulär als halbmondförmige echofreie oder echoarme, selten auch echoreiche Areale (→ Abb. 29.11). Bei einer Kapselruptur kommt es zur Einblutung in die freie Bauchhöhle. Gelegentlich gelingt nur der Nachweis freier intraabdomineller Flüssigkeit, während die eigentliche Organläsion nicht sichtbar ist (→ Kap. 36).

Cave: Eine subkapsuläre Einblutung kann mit einem interponierten linken Leberlappen verwechselt werden.

Nach Kapselriss befindet sich echofreie oder echoarme Flüssigkeit in der Peritonealtasche um die Milz (Koller-Pouch) sowie intraperitoneal in den typischen Regionen (FAST).

Bei **zweizeitigen Milzrupturen** handelt es sich meist um einen primär schon kompletten Riss, dessen Blutung vorübergehend zum Stillstand gekommen ist, die aber schon bei physiologischer Erhöhung des abdominalen Drucks (Husten, Lachen) zur Blutung in die freie Bauchhöhle führen kann.
Ähnlich verursachen kleinere Hämatome bei einer **okkulten Milzruptur** durch Verklebungen lokalisierte perisplenische Hämatome, die sich im weiteren Verlauf vergrößern können (→ Abb. 29.12). Heftigere Traumata können die völlige Mazeration der Milz mit irregulären meist echoarmen Läsionen nach sich ziehen (→ Abb. 29.13). Klinische Parameter für akute Blutungen sind unzuverlässig. Regelmäßige kurzfristige Sonoverlaufskontrollen, anfangs im Abstand von wenigen Minuten, erlauben eine relativ zuverlässige Einschätzung der Situation (siehe auch FAST-Sonografie) und spielen eine wichtige Rolle für eine milzerhaltende konservative Therapie.
Einen Sonderfall bilden **Spontanrupturen** bei gleichzeitig vorliegender Splenomegalie. Hier muss nach Grunderkrankungen (z. B. hämatologische Systemerkrankungen) geforscht werden, bei denen schon Mikrotraumen (z. B. heftige Milzpalpation) zur Ruptur führen können (→ Abb. 29.14).
Verwechslungen ergeben sich immer wieder, wenn sich der linke Leberlappen über die Milz schiebt und damit eine Ruptur vortäuscht. Durch Atemexkursionen kann hier aber die Verschieblichkeit der beiden Organe aufgezeigt werden und damit eine **Scheinruptur** nachgewiesen werden (→ Abb. 29.15 und → Abb. 29.16).
Milzinfarkte stellen sich als echoarme keilförmige Defekte dar, deren Spitze zum Milzhilus reicht (→ Abb. 29.17). Sie heilen unter Zunahme der Echogenität, Abrundung der Kontur und Schrumpfung des infarzierten Bereichs aus, gelegentlich unter Hinterlassung von Verkalkungen, Pseudozysten oder eines intralienalen Pseudoaneurysmas (→ Abb. 29.18).
Verkalkungen der Milz sind echoreich mit dorsalem Schallschatten oder dorsalen Reverberationen. Sie entsprechen meist klinisch bedeutungslosen Vernarbungen (→ Abb. 29.19).
Selten findet man diffus verteilte kleine Verkalkungen nach Infektionen, wie sie z. B. bei immungeschwächten Patienten als Begleiterkrankungen vorkommen (→ Abb. 29.20).
Bei älteren Typ-2-Diabetikern beobachtet man gehäuft einen verkalkten zentralen Gefäßbaum, der einer **Mediasklerose** der Milzarterien entspricht (→ Abb. 29.21).

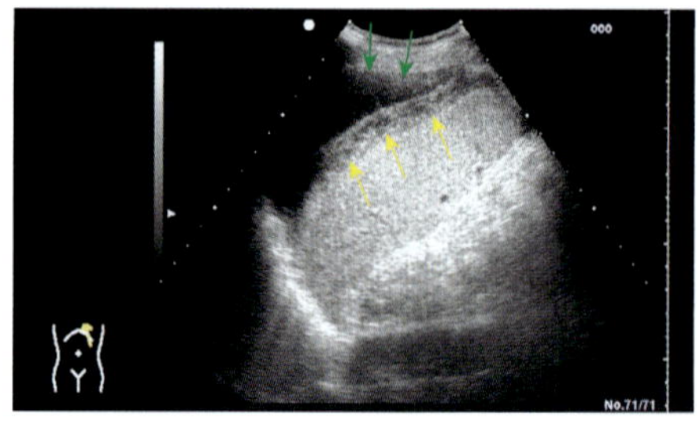

Abb. 29.11 Subkapsulär echoarmes Milzhämatom (gelbe Pfeile). Epikapsulär freies Blut als Zeichen einer Kapselruptur (grüne Pfeile). [M512]

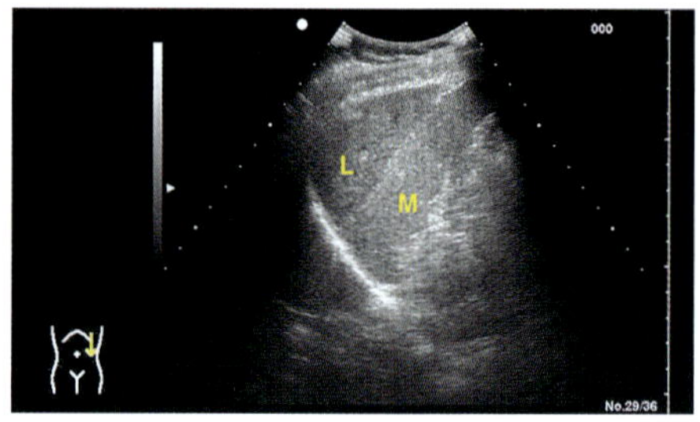

Abb. 29.15 Der linke Leberlappen (L) überlagert die Milz (M) halbmondförmig, sodass eine subkapsuläre Ruptur vorgetäuscht wird. [M512]

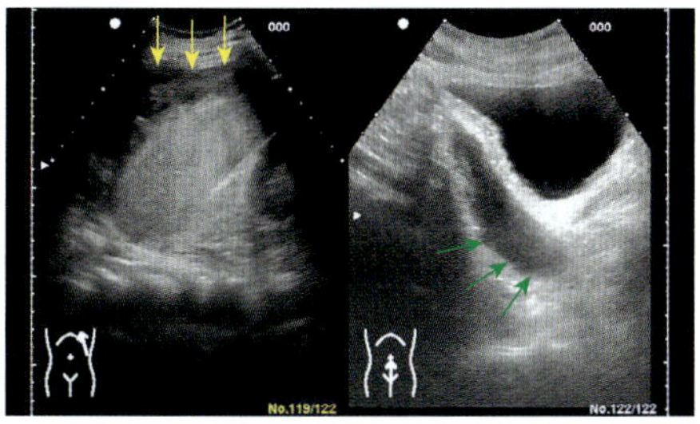

Abb. 29.12 Links perisplenisches echofreies Hämatom nach Milzruptur (gelbe Pfeile). Rechts echofreies Blut im Douglas-Raum (grüne Pfeile). [M512]

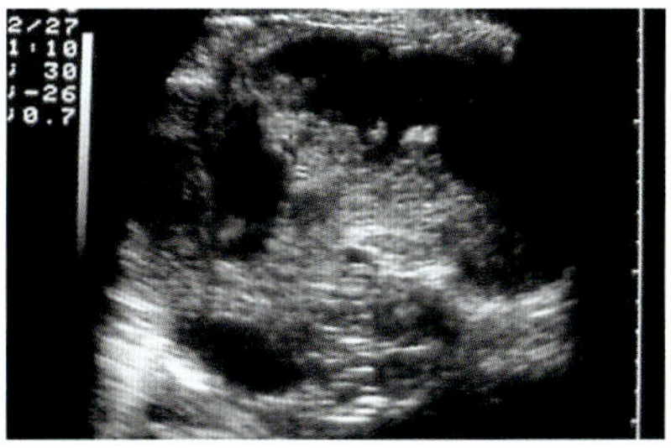

Abb. 29.13 Irreguläre unregelmäßig begrenzte echoarme Läsionen bei mazerierender Milzruptur [M512]

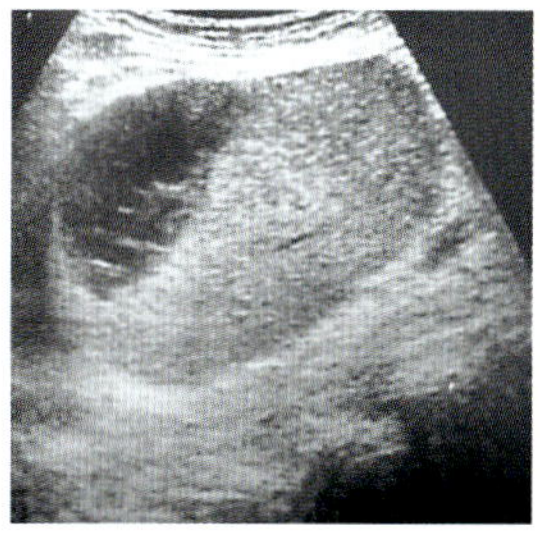

Abb. 29.14 Subkapsuläres Hämatom nach Mikrotrauma in einer vergrößerten Milz (Stoßen gegen die Tischkante). Ursache war eine bisher nicht diagnostizierte Haarzellleukämie. [M512]

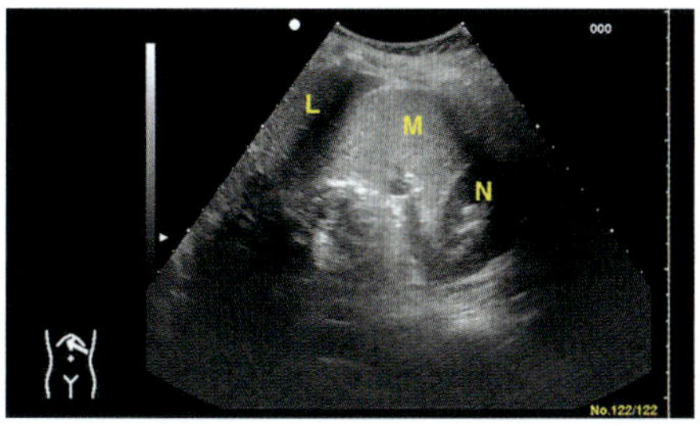

Abb. 29.16 In einer anderen Schnittebene verdeutlicht sich die anatomische Situation (→ Abb. 29.15). Die Milz (M) liegt zwischen linkem Leberlappen (L) und Niere (N). [M512]

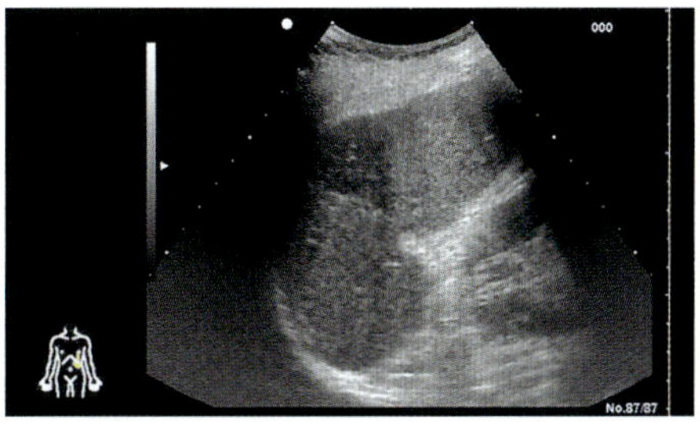

Abb. 29.17 Keilförmige echoarme Infarktzone, deren Spitze bis zum Milzhilus reicht [M512]

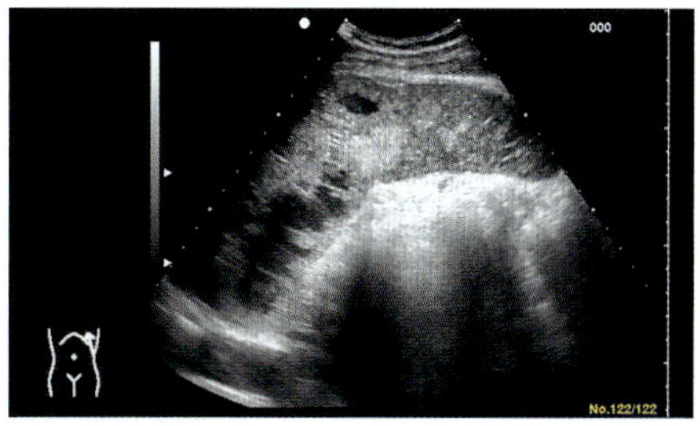

Abb. 29.18 Multiple vernarbte Infarkte der Milz bei Sichelzellanämie. Inhomogene echokomplexe Parenchymstruktur mit Pseudozysten, die nur in Kenntnis der Grundkrankheit richtig zu deuten ist. [M512]

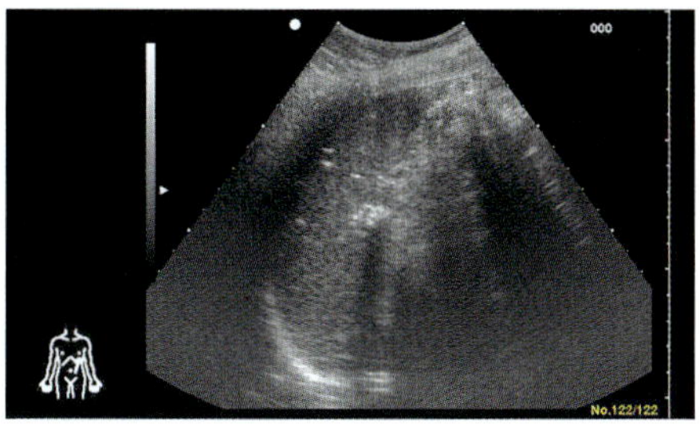

Abb. 29.19 Echoreiche Verkalkungen mit Schallschatten unbekannter Ursache [M512]

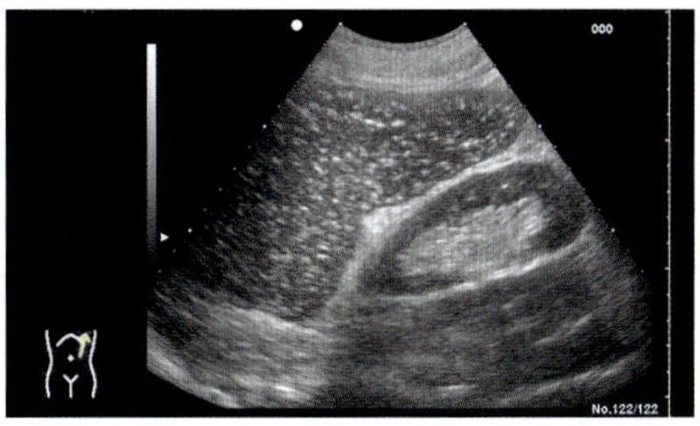

Abb. 29.20 Multiple kleine Verkalkungen in einer vergrößerten Milz bei derzeit beschwerdefreiem Patienten mit HIV-Infektion [M512]

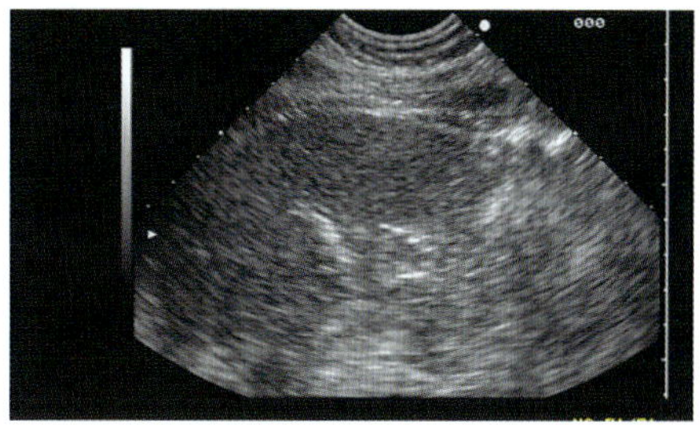

Abb. 29.21 Echoreich verkalkter Gefäßbaum bei einem 60-jährigem Typ-2-Diabetiker mit Mediasklerose [M512]

Zusammenfassung

- Zufällig gefundene Raumforderungen der Milz sind meist benigne.
- Häufigste maligne Raumforderungen sind Lymphominfiltrate.
- Milzabszesse werden anhand der typischen Klinik und dem charakteristischen Verlauf erkannt.
- Nach einem Trauma sind sonografische Verlaufsbeobachtungen der Organruptur und der intraperitonealen Einblutungen (siehe FAST-Sonografie) für eine milzerhaltende konservative Therapie entscheidend wichtig.

Magen-Darm: Anatomie und Untersuchungstechnik

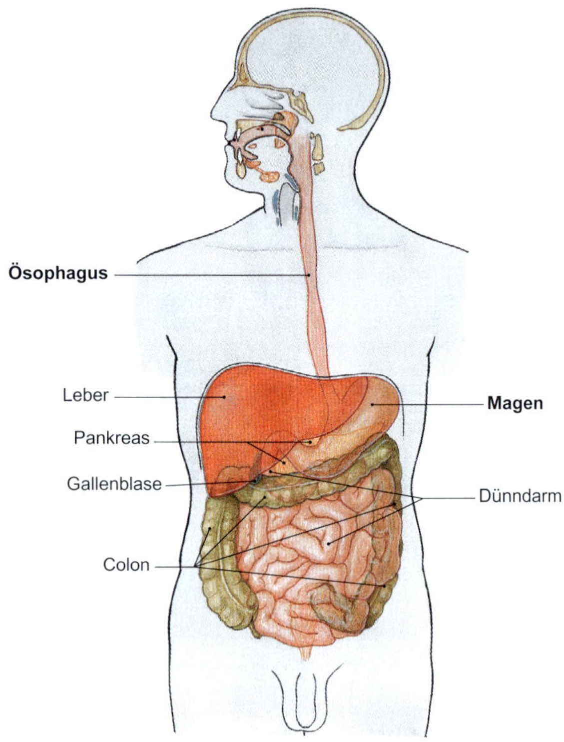

Abb. 30.1 Anatomie des Magen-Darm-Trakts [S007]

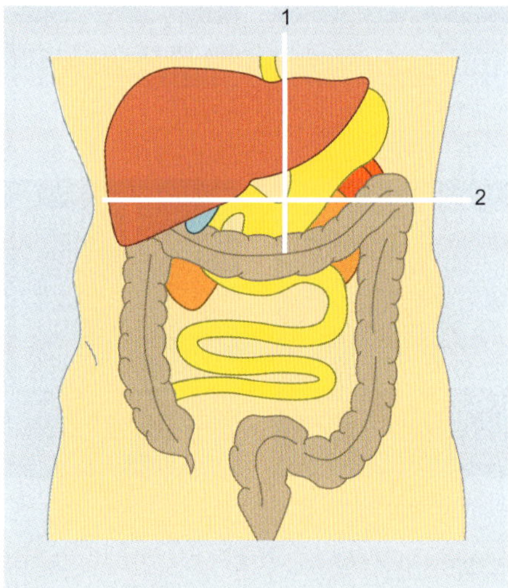

Abb. 30.2 Schallkopflagen zur Untersuchung des Magens: Oberbauchlängsschnitt (Schnittebene 1) und Oberbauchquerschnitt (Schnittebene 2) [L231]

Anatomie

Der Magen-Darm-Trakt besteht aus dünnwandigen Strukturen, die teilweise Luft enthalten. Manche Darmabschnitte sind deshalb nur inkonstant und inkomplett einsehbar.
Anhand ihrer Lagebeziehung lassen sich aber die meisten Darmsegmente sicher zuordnen. Zudem verbessern pathologische Veränderungen, wie Verdickung oder Echoarmut der Darmwände und intra- und extraluminale Flüssigkeit, die Sichtbedingungen.
Krankhafte Veränderungen im Magen-Darm-Trakt sind überaus häufig. Sie sind mit richtiger Untersuchungstechnik häufig sonografisch nachweisbar oder auszuschließen. Man sollte sich deshalb schon beim Einstieg in die Sonografie mit normalen Darmstrukturen vertraut machen (→ Abb. 30.1).
Der **Ösophagus** ist im Abdomen nur kurzstreckig am Übergang von der Kardia in den Magenfundus darstellbar.
Der Magen besteht aus dem normalerweise lufthaltigen und deshalb schlecht einsehbaren **Magenfundus** und dem besser abgrenzbaren **Magenkorpus, Antrum** und **Pylorus.**
Das **Duodenum** verläuft bogenförmig um den Pankreaskopf. Man unterscheidet kranial des Pankreaskopfes den Bulbus duodeni, lateral die Pars descendens und kaudal die Pars horizontalis duodeni, die im aortomesenterialen Winkel quer über die V. cava und die Aorta verläuft. Im Duodenum münden an der Papilla Vateri Gallengang und Pankreasgang.
Der **Dünndarm** ist 3–4 m lang. Die Schlingen liegen vielfach übereinander und sind am Mesenterium befestigt. Jejunum und Ileum gehen ohne scharfe Grenze ineinander über und lassen sich aufgrund ihrer Lage nur ungefähr zuordnen.
Das **Jejunum** befindet sich v. a. im linken Mittelbauch, das **Ileum** v. a. im mittleren und rechten Unterbauch. Der Dünndarm bildet die Plicae circulares **(Kerckring-Falten).** Sie bestehen aus Mukosa und Submukosa und wölben sich bis etwa 1 cm in das Lumen vor. Zahl und Höhe der Falten nimmt nach distal kontinuierlich ab.
Der Dünndarm mündet an der **Bauhin-Klappe** im rechten Winkel in das Kolon.
Das **Zäkum** ist der ca. 7 cm lange, blind endende Teil des Dickdarms unterhalb der Einmündungsstelle des terminalen Ileums. An seinem kaudalen Ende entspringt die **Appendix.** Sie liegt im rechten Unterbauch dem M. iliopsoas auf.
Das **Kolon** ist etwa 1 m lang und umgibt wie ein Rahmen den intraperitoneal gelegenen Dünndarm. Dieser wird in vier Abschnitte unterteilt: Colon ascendens, Colon transversum, Colon descendens und Sigmoid. Die beiden oberen Eckpunkte entsprechen der rechten und linken Kolonflexur. Das Sigmoid mündet in das Rektum, das mit dem Anus endet. Die Kolonwand wölbt sich in den **Haustren** halbkugelförmig zwischen tiefen Einschnürungen, den **Plicae,** vor. Die Plicae entsprechen, im Gegensatz zum Dünndarm, funktionellen muskulären Einschnürungen, die sich mit der Peristaltik verändern.

Untersuchungstechnik

Magen

Für die Übersichtsuntersuchung des Magen-Darm-Trakts wird ein 3,5-MHz-Schallkopf verwendet. Sie wird bei Bedarf wird mit einem hochauflösenden Schallkopf (5–9 MHz) fortgesetzt. Dazu wird mit dosierter Kompression störendes Darmgas weggedrückt.
Schmerzhafte Bereiche und Resistenzen werden gezielt aufgesucht **(Sonopalpation).**
Die Untersuchung erfolgt am nüchternen Patienten. Im Oberbauchlängsschnitt wird die **Kardia** in der Aortomesenterialebene als kleine ringförmige Struktur und das **Magenantrum** als etwas größere Ringstruktur angeschnitten (**Schnittebene 1,** → Abb. 30.2 und → Abb. 30.3). Im Oberbauchquerschnitt werden **Pylorus, Antrum** und ein Teil des **Korpus** sichtbar (**Schnittebene 2,** → Abb. 30.4). Der **Fundus** bleibt meist hinter einer Luftblase verdeckt. Um die Sicht zu verbessern, kann der Patient 1–2 Gläser stilles Wasser trinken. Man wartet einige Minuten, bis das echoreiche lufthaltige Wasser langsam echoärmer und

damit zum Schallfenster wird. Danach wird der Schallkopf so geführt, dass der Schallstrahl durch die Flüssigkeit hindurch alle Magenbereiche abtastet und dabei nicht durch Luft im Magen behindert wird. Dazu muss der Patient u. U. auch aufgesetzt oder gedreht werden.
Mit hochfrequenten Schallköpfen (z. B. 5–9 MHz) kann die Wandschichtung des Magens und des Darms dargestellt werden, die in etwa den anatomischen Schichten zuzuordnen ist (→ Abb. 30.4). Bei malignen Wandveränderungen geht meist die normale Schichtung verloren. Die Wanddicke des Magens ändert sich im Verlauf der Peristaltik. Sie sollte 8 mm nicht überschreiten.

Dünndarm

Das **Duodenum** ist meistens luftgefüllt und stellt sich deshalb als echoreicher Reflex dar, der den distalen Gallengang und Teile des Pankreaskopfes überdeckt. Auch hierbei kann ein Glas Wasser als Schallfenster dienen. Der Patient dreht sich dazu auf die rechte Seite, damit das Wasser durch den Pylorus in das Duodenum einfließt. Man hat dann einige Minuten Zeit, das Duodenum mit seinen Wandstrukturen, den distalen Gallengang und den Pankreaskopf besser einzusehen.
→ Abb. 30.5 zeigt die flüssigkeitsgefüllte **Pars horizontalis duodeni,** die im aortomesenterialen Winkel, quer über die Aorta hinweg, in das Jejunum übergeht. Hier besteht Verwechslungsgefahr, wenn das flüssigkeitsgefüllte Duodenum bei flüchtiger Betrachtung eine Raumforderung vortäuscht. Die Beobachtung der Peristaltik ermöglicht die Unterscheidung.
Der Dünndarm ist nicht kontinuierlich darstellbar. Pathologische Veränderungen, wie Wandverdickung oder Flüssigkeit im Lumen oder um den Darm, verbessern die Sicht (→ Abb. 30.6).
Jejunum und **Ileum** lassen sich sonografisch aufgrund ihrer Lage nur ungefähr zuordnen. Das Jejunum befindet sich überwiegend im linken Mittelbauch, das Ileum im rechten Unterbauch. Ist das Lumen flüssigkeitsgefüllt (z. B. bei Enteritis oder Ileus), werden die **Kerckring-Falten** sichtbar, die sich bevorzugt im Jejunum befinden und zum Ileum hin an Anzahl und Größe abnehmen. Sie stellen sich je nach Anschnitt als **Klaviertasten- oder Leiterzeichen** dar (→ Abb. 31.11).
Das **terminale Ileum** trifft im rechten Unterbauch im rechten Winkel auf das **Zäkum.**

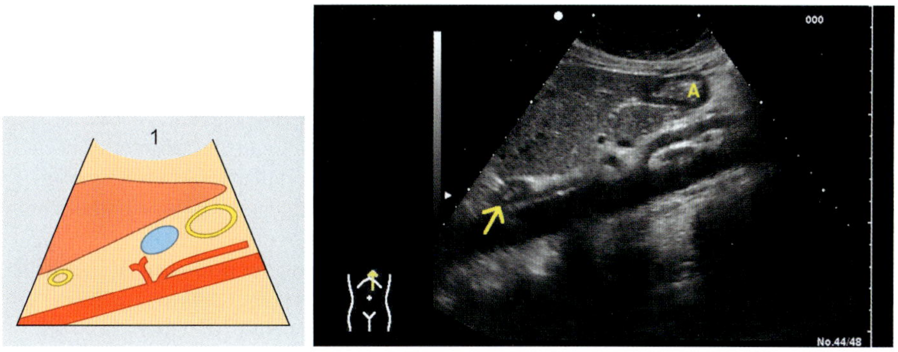

Abb. 30.3 Schnittebene 1: Oberbauchlängsschnitt. Man erkennt Antrum- (A) und Kardiakokarde (Pfeil). [a: L231, b: M512]

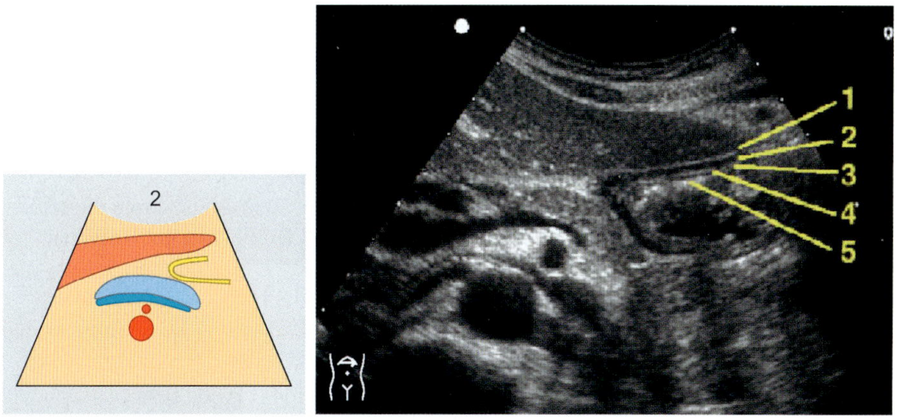

Abb. 30.4 Schnittebene 2: Oberbauchquerschnitt. Zu sehen ist der Magenkorpus mit den Schichten der Magenwand: 1 Tunica mucosa (Eintrittsecho), 2 Lamina muscularis mucosae (echoarm), 3 Tela submucosa (echoreich), 4 Tunica muscularis (echoarm), 5 Tunica serosa mit Tela subserosa (Austrittsecho). [a: L231, b: M512]

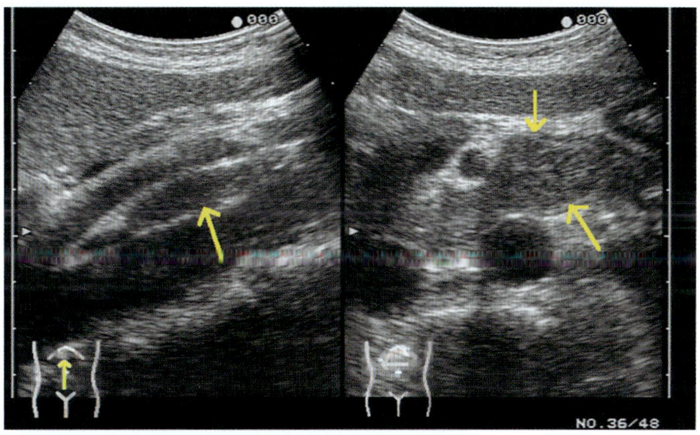

Abb. 30.5 Flüssigkeitsgefüllte Pars horizontalis duodeni (Pfeile) im aortomesenterialen Winkel [M512]

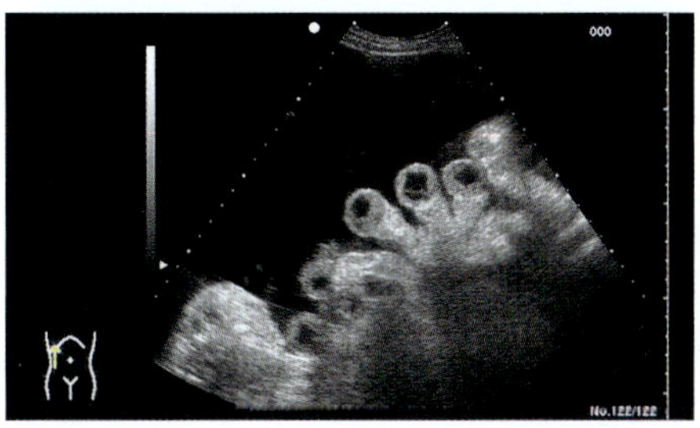

Abb. 30.6 Flüssigkeit im Darmlumen und um den Darm (Aszites) verbessert die Sicht auf Darmwand und Mesenterium. [M512]

Kolon

Im Oberbauchlängsschnitt ist das quer angeschnittene lufthaltige schattengebende Kolon transversum kaudal der Magenkokarde zu erkennen (→ Abb. 30.8), **vergleiche gleicher Schnitt bei Kolitis** (→ Abb. 30.9). Der gesamte Kolonrahmen wird vom Zäkum bis zum Rektum verfolgt (→ Abb. 30.7). Leitstruktur sind die echoreichen luftgefüllten Haustren (→ Abb. 30.10 und → Abb. 30.12).

Durch die Luftüberstrahlung **(Blooming-Effekt)** ist die schallkopfnahe Kolonwand meist nicht oder kaum zu sehen, die schallkopfferne Wand liegt im Schallschatten der Luft (→ Abb. 30.3, → Abb. 30.10 und → Abb. 30.12). Sie wird besser sichtbar, wenn eine entzündliche (→ Abb. 30.11) oder tumoröse Wandverdickung vorliegt. Mit zunehmender Ausprägung der Entzündung verschwindet die Haustrierung. Eine ausgeprägte zirkuläre Wandverdickung stellt sich im Querschnitt als Ringfigur dar **(pathologischen Kokarde,** → Abb. 30.9 und → Kap. 31).

Wegen seines geschlängelten Verlaufs lässt sich das Sigmoid nicht kontinuierlich darstellen. Zum Auffinden dienen als Leitstrukturen die Iliakalgefäße (→ Abb. 30.13), die vom lufthaltigen Sigma unterbrochen werden. Ein zirkulär wandverdicktes Sigmoid stellt sich dagegen als pathologische Kokarde dar (→ Abb. 30.14).

Die Darstellung der normalen **Appendix** ist in über 60 % möglich. Sonografisch erscheint die Appendix im Querschnitt als ovale Ringfigur **(Schießscheibe, Target-Läsion)** mit einem maximalen Durchmesser von 6 mm (→ Abb. 31.19). Im Längsschnitt zieht die Appendix als bis zu 25 cm lange tubuläre, blind endende Struktur nach kaudal und medial. Leitstrukturen zum Aufsuchen der Appendix sind das Colon ascendens mit dem Zäkum, die Iliakalgefäße und der M. ileopsoas.

Das proximale **Rektum** ist durch die gefüllte Blase in beiden Ebenen gut einsehbar (→ Abb. 30.15).

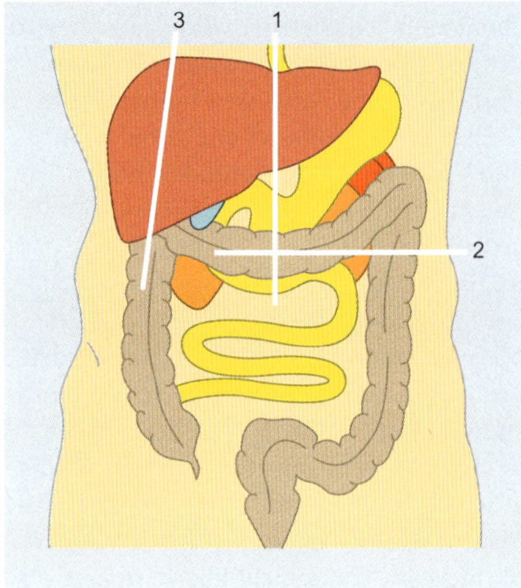

Abb. 30.7 Schallkopflagen zur Untersuchung des Kolons. Schnittebene 1 und 2: Colon transversum im Oberbauchlängs- und -querschnitt, Schnittebene 3: Colon ascendens mit Flexur. [L231]

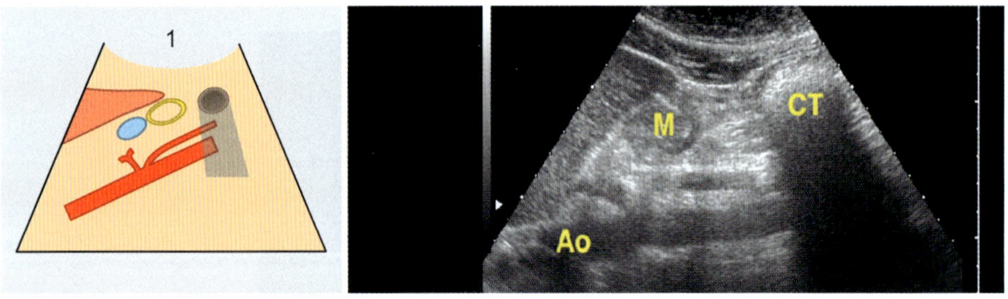

Abb. 30.8 Schnittebene 1: Oberbauchlängsschnitt. Normales Colon tranversum (CT), lufthaltig mit Schallschatten, Magenantrum (M) und Aorta (Ao) [a: L231, b: M512]

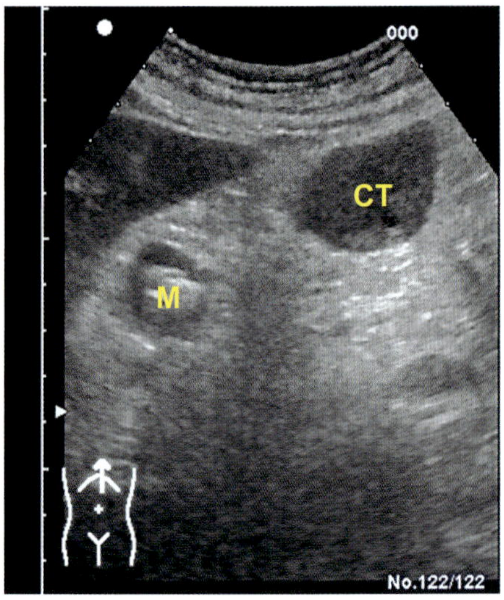

Abb. 30.9 Antibiotikainduzierte Kolitis. Zirkulär echoarme Wandverdickung (= „pathologische Kokarde") des Colon transversum (CT), Magenantrum (M) [M512]

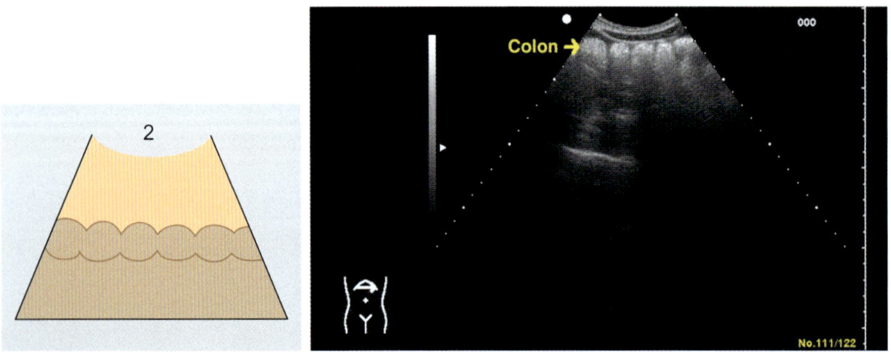

Abb. 30.10 Schnittebene 2: Oberbauchquerschnitt. Normales luftgefüllte haustriertes Colon transversum (Pfeil). [a: L231, b: M512]

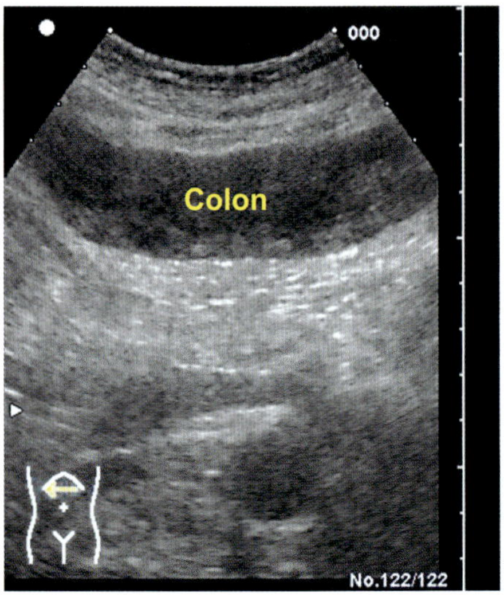

Abb. 30.11 Antibiotikainduzierte Kolitis. Echoarme Wandverdickung. Haustrenverlust. Auch die Hinterwand ist jetzt sichtbar. [M512]

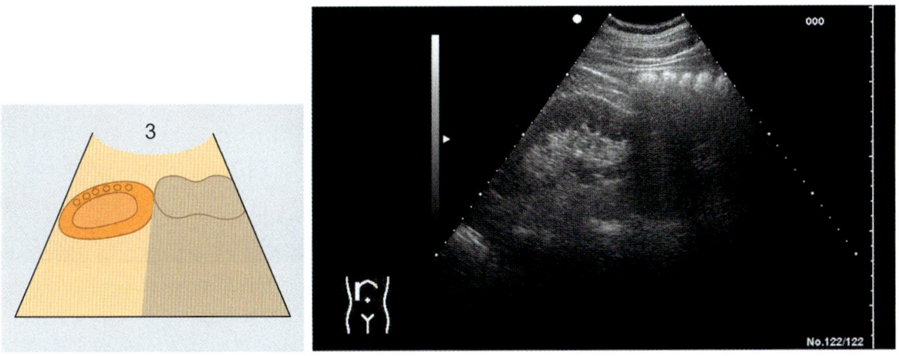

Abb. 30.12 Schnittebene 3: Colon ascendens. Die rechte Kolonflexur überlagert den kaudalen Nierenpol. [a: L231, b: M512]

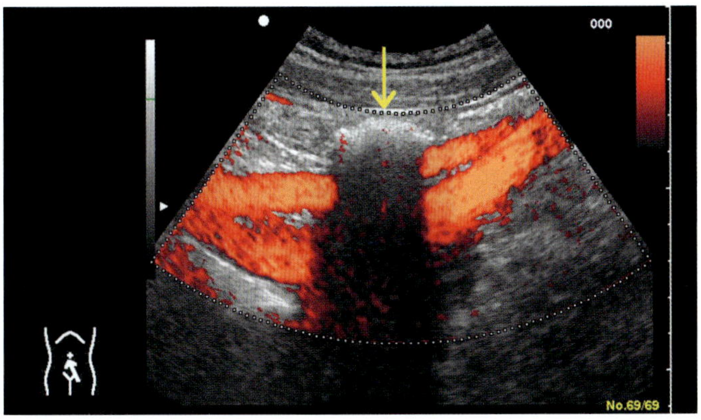

Abb. 30.13 Lufthaltiges Sigmoid (Pfeil) im Querschnitt. Leitstrukturen sind die hier farbig kodierten Iliakalgefäße. [M512]

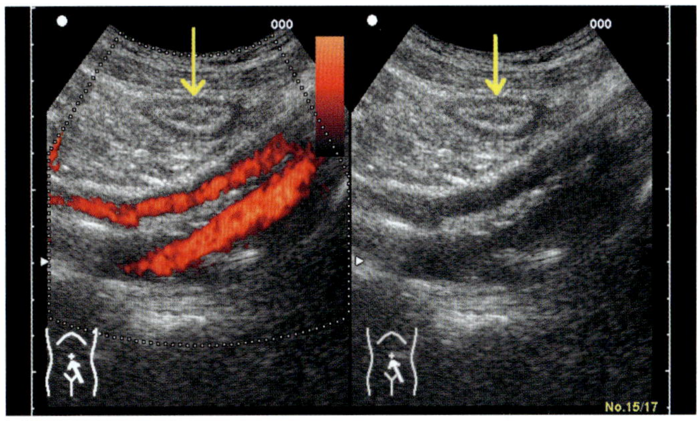

Abb. 30.14 Zirkuläre Wandverdickung (pathologische Kokarde) des Sigmoids (Pfeil) bei antibiotikainduzierter Kolitis [M512]

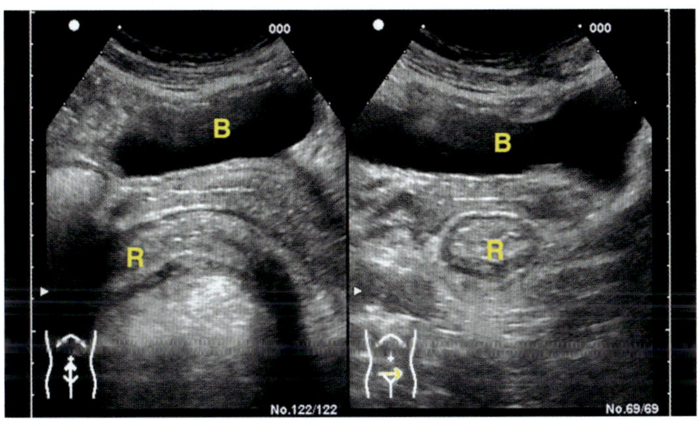

Abb. 30.15 Rektum (R) dorsal der Harnblase (B) im Längs- und Querschnitt [M512]

Zusammenfassung

- Die Strukturen des Magen-Darm-Trakts sind dünnwandig und teilweise mit Luft gefüllt. Sie sind deshalb sonografisch oft schwer zu erkennen und erschweren die Darstellung der übrigen Bauchorgane eher als Schallhindernisse. Große Abschnitte des Magen-Darm-Trakts lassen sich jedoch eindeutig zuordnen und explorieren.
- Hinzu kommt, dass viele Erkrankungen des Magen-Darm-Trakts mit einer Wandverdickung und einer Ansammlung von intraluminaler Flüssigkeit einhergehen, was zu einer eindrucksvollen Verbesserung der Sicht führt.
- Für die Übersichtsuntersuchung wird die 3,5-MHz-Sonde verwendet. Hochfrequente Sonden (5–9 MHz) verbessern die Auflösung und ermöglichen eine Feindarstellung bis hin zur Darstellung der Wandschichtung, die von keiner anderen bildgebenden Methode erreicht wird.

Veränderungen des Magen-Darm-Trakts

Magenentleerungsstörung

Eine Magenentleerungsstörung kommt bei einer Reihe von Erkrankungen vor. Als Ursache gelten Wandschwellungen, z. B. bei Ulkus oder Tumoren des Magens und der umgebenden Organe (z. B. Pankreaskopfkarzinom) sowie funktionelle Störungen wie eine neurogene Gastroparese, z. B. bei Diabetes mellitus oder ein Ileus.
Man findet einen vergrößerten, mit Flüssigkeit und Nahrungsresten gefüllten Magen **(Retentionsmagen).** In Abhängigkeit von der vorher aufgenommenen Nahrung ist der Inhalt unterschiedlich echogen (→ Abb. 31.1).
Beim nüchternen Patienten ist die Fläche der Antrumkokarde in der Aortomesenterialebene normalerweise nicht größer als ca. 3 cm^2.
Eine **Gastroparese** kann durch einen **Funktionstest** entdeckt werden. Man untersucht den Patienten dazu in einer in 45° sitzenden Position in der Aortomesenterialebene. Nach Trinken von einem Glas Wasser (200 ml) weitet sich die Antrumfläche etwa auf das 4- bis 5-Fache auf. Erreicht die Antrumfläche nach ca. 20 min nicht wieder den Ausgangswert, so besteht der Verdacht auf eine Motilitätsstörung.

Magenwandverdickung

Bei benignen Erkrankungen, die zu einer Magenwandverdickung führen, ist die Wandschichtung i. d. R. erhalten. Als Ursache kommen alle **Gastritisformen** infrage. Die häufige *Helicobacter-pylori*-Gastritis führt meist nur zu einer geringen Verdickung der Mukosa und Submukosa, selten zu einer **Riesenfaltengastritis.** Sehr selten kommt die Riesenfaltengastritis beim **Morbus Ménétrier** vor. Auch das **hereditäre Angioödem** verursacht erheblich geschichtete Wandverdickungen, die innerhalb von wenigen Stunden bis Tagen Ausprägung und Lokalisation ändern und unterschiedliche Abschnitte des Magen-Darm-Trakts nacheinander betreffen können (→ Abb. 31.2).
Auch beim **zirrhösen Magenkarzinom** können die verschiedenen Wandschichten noch teilweise erhalten sein. Dies ist von Bedeutung, da der endoskopisch bioptische Nachweis unter Umständen schwierig ist.
Umschriebene Wandverdickungen entsprechen meist neoplastischen Veränderungen.
Magenkarzinome und **Magenlymphome** sind i. d. R. echoarm und unregelmäßig begrenzt, die Wandschichtung ist aufgehoben. Größere Magenkarzinome lassen sich an einer meist asymmetrischen semizirkulären oder zirkulären Wandverdickung erkennen (**Kokarde,** → Abb. 31.3). Das Lymphom des Magens kann umschrieben knollig oder diffus wachsen. Die Magenwand kann hirnwindungsartig verdickt sein. Hinweise auf ein Lymphom geben evtl. diffus verteilte intraabdominelle Lymphknoten und eine Splenomegalie.
Gastrointestinale Stromatumoren (GIST) sind seltene mesenchymale Tumoren, die überwiegend benigne sind. Sie kommen im gesamten Magen-Darm-Trakt vor und zeigen sonografisch eine rundliche homogene Raumforderung bei erhaltener Wandschichtung (→ Abb. 31.4).
Große **Ulzera** sind als umschriebene Wandverdickung erkennbar. Das Ulkus grenzt sich im Zentrum als Flüssigkeit oder mit Luft gefüllte Läsion ab. Ein kleines ulzeriertes Karzinom ist davon sonografisch nicht zu unterscheiden. Sieht man neben der Wandverdickung Flüssigkeit oder Luft in der Umgebung des Magens, so ist von einer **Perforation** auszugehen. **Freie intraperitoneale Luft** kann in linker Seitenlage zwischen Leberkuppe und Peritoneum als beweglicher heller Reflex aufgesucht werden (→ Abb. 31.5).
Eine **reaktive Wandverdickung** findet sich bei Pankreatitis im Bereich des entzündlichen Exsudats bei kardialer Stauung und portaler Hypertension.

Akute Enteritis und Enterokolitis

Enteritiden und **Enterokolitiden** sind die häufigste Ursache von Bauchschmerzen mit oder ohne Diarrhö. Sie sind meist nach wenigen Stunden oder Tagen selbstlimitierend. Andererseits können heftige Bauchschmerzen in der Akutphase gegenüber dringend therapiebedürftigen Erkrankungen differenzialdiagnostische Probleme aufwerfen. Insbesondere ist die Abgrenzung gegenüber einer akuten Appendizitis ein häufiges Problem **(Pseudoappendizitis).**
Bei einer Enteritis findet man eine Hyperperistaltik und vermehrt Flüssigkeit im Dünndarm (→ Abb. 31.6). Das Darmlumen ist im Gegensatz zum Ileus nicht dilatiert. In schweren Fällen ist die Darmwand verdickt (pathologische Kokarden, → Abb. 31.7).
Bei akuter Enterokolitis durch pathogene Keime, wie *Campylobacter jejuni, Yersinia enterocolitica,* Salmonellen etc., kommt es zu einer Schwellung des Zäkums, des Colon ascendens und des terminalen Ileums (**Ileocaecitis,** → Abb. 31.8). Die regionalen mesenterialen Lymphknoten können vergrößert sein. Klinisch äußert sie sich häufig mit

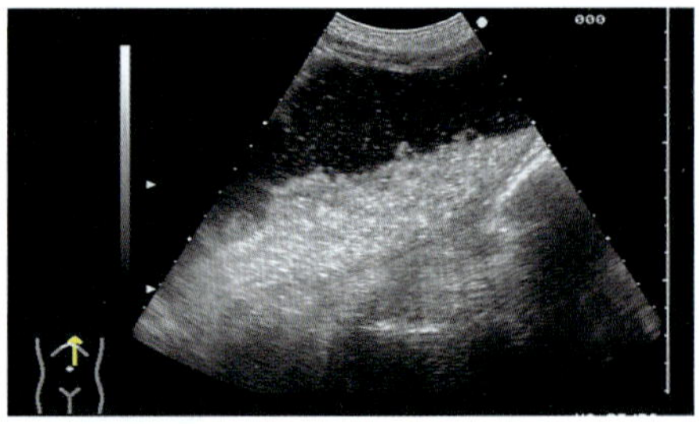

Abb. 31.1 Riesiger Magen, gefüllt mit Speiseresten, die einen Spiegel bilden [M512]

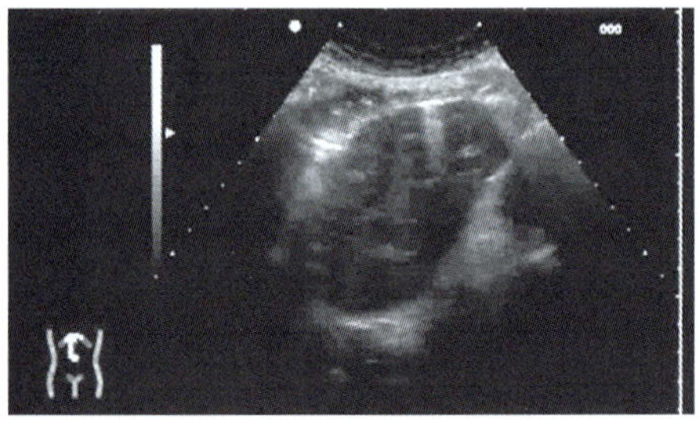

Abb. 31.5 Freie intraperitoneale Luft. Auf der Leberkuppe heller Reflex mit Kometenschweifartefakt. [M512]

rechtsseitigen Unterbauchschmerzen **(Pseudoappendizitis).** Gegebenenfalls ist eine spezifische Therapie erforderlich, oder es besteht eine Meldepflicht.
Während oder nach einer Antibiotikatherapie kann es zu wässrigen, schleimigen oder blutigen Durchfällen kommen, die mit einer Wandverdickung im Kolon einhergehen (→ Abb. 31.9). Maximalvariante ist die **pseudomembranöse Kolitis** (häufig durch Clostridium difficile bedingt). Mit Abklingen der klinischen Symptomatik wird eine Abnahme der Wandverdickung bis zur Normalisierung innerhalb von Tagen bis Wochen beobachtet.

Weitere seltenere Darmerkrankungen

Die **Glutenenteropathie (Sprue, Zöliakie)** wird wegen ihrer unspezifischen Symptomatik (Anämie, Durchfälle, Gewichtsverlust) häufig erst spät erkannt. Sonografisch findet man im Jejunum eine Wandverdickung mit verplumpten Kerckring-Falten, vermehrte Flüssigkeit im Lumen und Hyperperistaltik, die auch als „Waschmaschinenphänomen" bezeichnet wird und vergrößerte mesenteriale Lymphknoten. Es kommt zur Faltenumkehr, d. h., die Anzahl der Falten nimmt im Jejunum ab und im Ileum zu (→ Abb. 31.10).
Die **Tuberkulose** führt zu verschiedenen Veränderungen. Auffällig sind vergrößerte, sehr echoarme, manchmal liquide Lymphknoten, die auch eine Tumorerkrankung vortäuschen können.
Das seltene hereditäre **Angioödem (Quincke-Ödem)** kann sehr heftige Bauchschmer-

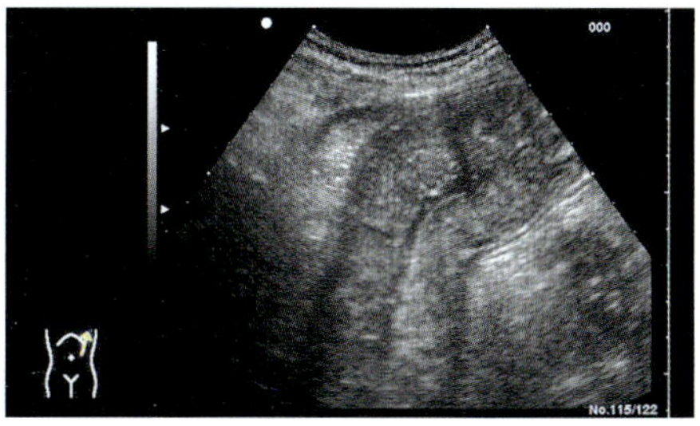

Abb. 31.2 Zirkulär geschichtet wandverdickter Magen bei hereditärem Angioödem (Quincke-Ödem) [M512]

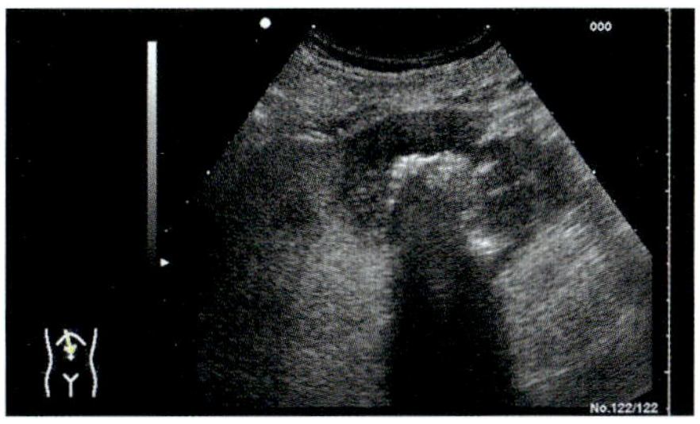

Abb. 31.3 Zirkuläre, unregelmäßig begrenzte echoarme Wandverdickung (pathologische Kokarde) mit aufgehobener Wandschichtung bei Antrumkarzinom [M512]

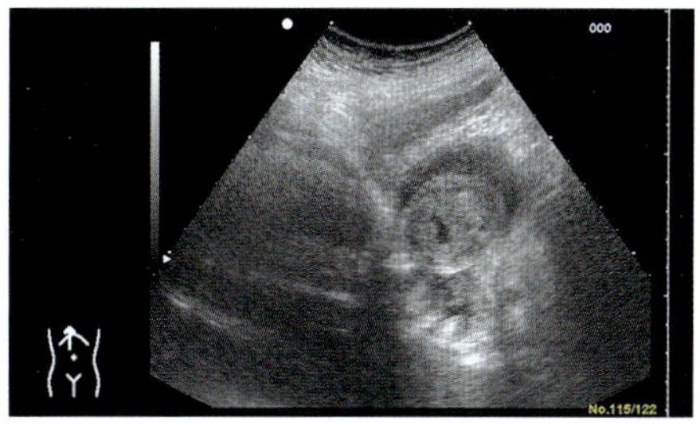

Abb. 31.4 GIST-Tumor der Kardia. Im flüssigkeitsgefüllten Magen glatt begrenzte runde Raumforderung. [M512]

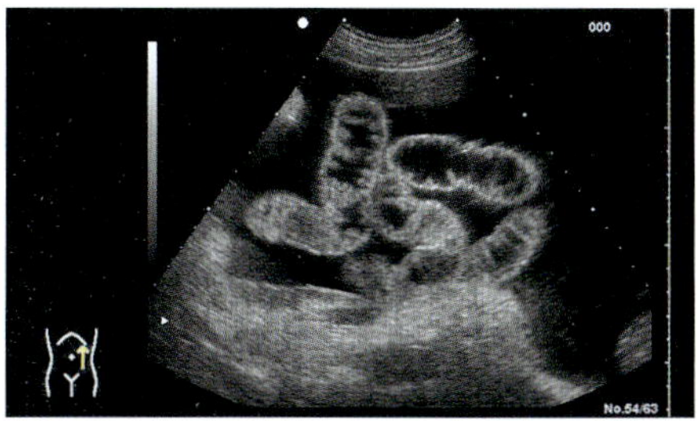

Abb. 31.6 Flüssigkeitsgefüllte Darmschlingen, die sich im Aszites gut abgrenzen [M512]

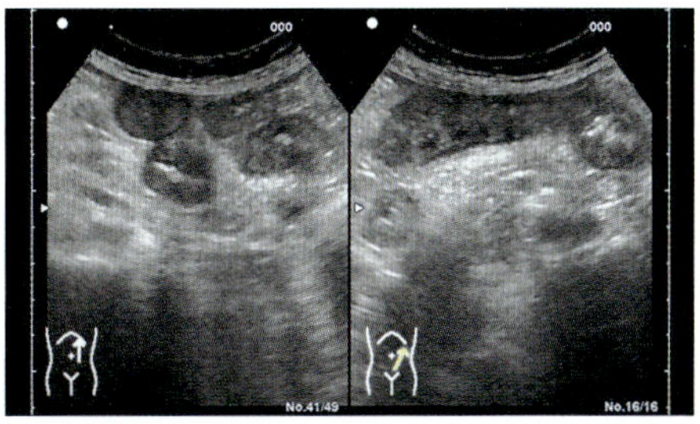

Abb. 31.7 Ausgeprägte Enteritis bei deutlich verdickter Darmwand. Im Querschnitt pathologische Kokarden. [M512]

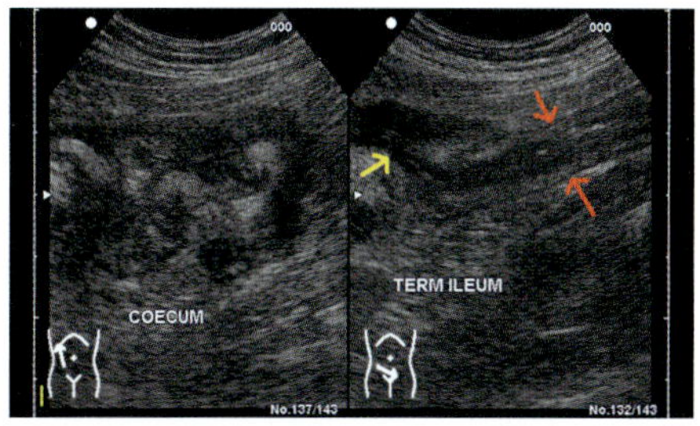

Abb. 31.8 Ileocaecitis bei *Yersinia enterocolitica*. Zäkum und terminales Ileum (rote Pfeile) sind wandverdickt. Verdickte Bauhin-Klappe (gelber Pfeil). [M512]

zen verursachen und ist mit konventioneller Diagnostik schwer zu erkennen. Der sonografische Befund ist mit erheblicher Wandschwellung (Mukosa-Ödem) von Magen und Darm wegweisend. Ausprägung und Lokalisation des Mukosa-Ödems können sich innerhalb von Stunden bis Tagen sehr stark verändern und bis zum Ileus führen, begleitet von zum Teil massivem Aszites (→ Abb. 31.2).

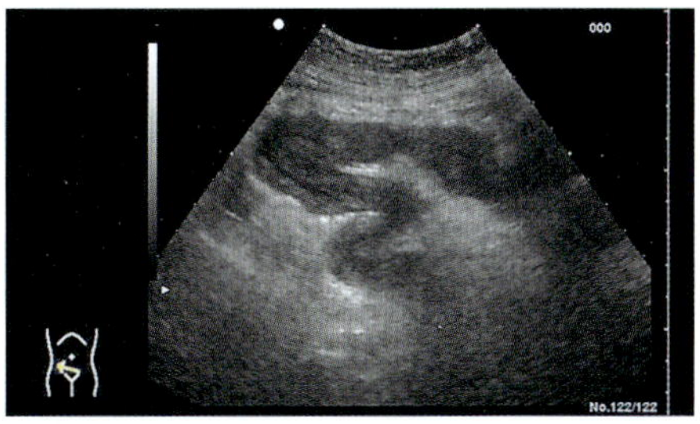

Abb. 31.9 Colon ascendens, rechte Flexur und Colon transversum echoarm wandverdickt bei antibiotikaassoziierter Kolitis [M512]

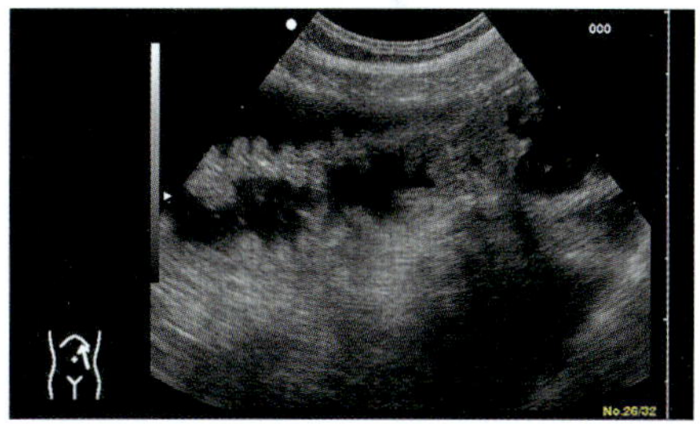

Abb. 31.10 Verdickte Dünndarmwand bei Sprue mit verplumpten Kerckring-Falten. [M512]

Darmektasie und mechanischer Ileus

Häufigste Form des mechanischen **Dünndarmileus** ist der **Brideileus.** Er ist sonografisch frühzeitig gut zu erkennen und zeigt ein typisches Bild: Der Dünndarm ist proximal des Hindernisses auf > 2,5 cm **dilatiert** und mit echofreier oder echogener Flüssigkeit gefüllt.
Im Jejunum werden die Kerckring-Falten je nach Anschnitt als **Klaviertasten-** oder **Leiterzeichen** sichtbar. Der Darm ist von geringen Mengen intraperitonealer Flüssigkeit umgeben (→ Abb. 31.11).
Es besteht anfangs eine Hyper- oder Pendelperistaltik, die später in einen paralytischen Ileus übergehen kann. Neben den erweiterten Dünndarmschlingen liegen leere Darmschlingen **(Hungerdarm)** vor (→ Abb. 31.12). Das Kolon ist unauffällig.
Im Ileum nehmen Zahl und Größe der Falten ab, wodurch eine gewisse Höhenlokalisation der Obstruktion möglich ist. Darüber hinaus ist die Darmwand im Bereich der Obstruktion oft ödematös verdickt und der Darminhalt prästenotisch meist etwas echoreicher.
Die Bride selbst ist überwiegend nicht sichtbar. Radiologisch ist der Brideileus in der Abdomen-Leeraufnahme erst Stunden später zu erkennen, nämlich dann, wenn sich Lufthauben im Darm gebildet haben. Um den Ileus gut zu sehen, sollte der Darm dann von der Seite her angeschallt werden. Ansonsten wird er von den ventral gelegenen Lufthauben verdeckt (→ Abb. 31.13).
Gelegentlich ist der Darminhalt echogen, wodurch der Ileus sonografisch schwerer zu erkennen ist (→ Abb. 31.14).
Beim **Dickdarmileus** ist das Kolon prästenotisch massiv dilatiert, häufig verursacht durch ein Kolonkarzinom. Der Aufstau kann sich bis in den Dünndarm fortsetzen.
Beim **paralytischen Ileus** ist der gesamte Darm weitgestellt. Es findet sich keine oder kaum mehr Peristaltik. Er tritt z. B. postoperativ, bei Pankreatitis, Peritonitis und bei mesenterialen Ischämien auf.
Zudem können **Tumoren,** eine Invagination, eine **Hernie** oder ein großer **Gallenstein** zum mechanischen Ileus führen.
Die **Invagination** des Dünndarms ist beim Erwachsenen selten und hat im Gegensatz zum Kleinkind meist einen Tumor als Ursache. Sonografisch erkennt man im Querschnitt im Bereich der Invagination drei übereinandergeschichtete Darmwände und das eingeschlossene echoreiche Mesenterium (→ Abb. 31.15).

Appendizitis

Die entzündete Appendix verliert im Querschnitt ihre ovale Form und wird rund. Die Wandschichtung bleibt anfangs erhalten. Es entsteht die typische schießscheibenartige Formation (**Target-Formation,** → Abb. 31.16). Der Durchmesser nimmt auf > 6 mm zu. Manchmal enthält das Lumen echoarmes Sekret. Kotsteine stellen sich als bogenförmiger Reflex im Lumen dar (→ Abb. 31.17). Das angrenzende Zäkum und Ileum ist meist reaktiv verdickt. Häufig findet man einen feinen Exsudatsaum im Bereich des Zäkums. Das umgebende Fettgewebe erscheint echoreicher **(echoreiche Netzkappe).** Im Farbdoppler sieht man eine vermehrte Vaskularisation (→ Abb. 31.18).
Eine Appendizitis kann nur ausgeschlossen werden, wenn die gesamte Appendix dargestellt wurde und keine entzündlichen Zeichen darstellbar sind (→ Abb. 31.19).
Die normale Appendix ist in über 60 % sonografisch erkennbar. Mit zunehmenden entzündlichen Veränderungen verbessern sich Sensitivität und Spezifität. Auch Lagevarianten, wie retrozökal gelegene Appendizitiden, zeigen sich anhand der Wandverdickung und intraluminalen und extraluminalen Flüssigkeitsansammlungen deutlich.
Treten Nekrosen oder Abszesse auf, geht die Wandschichtung verloren. Es bilden sich Entzündungsstraßen entlang der Darmwände oder umschriebene Abszesse, die unterschiedliche Echogenität aufweisen können (**perityphlitischer Abszess,** → Abb. 31.20). Man erkennt sie an ihrer scharfen Begrenzung und der Lokalisation zwischen den Darmschlingen, die meist reaktiv verdickt sind. Kommt es zur Perforation mit perityphlitischem Abszess, ist die Appendix selbst oft ganz oder teilweise zerstört.

Pseudoappendizitiden

Zahlreiche Erkrankungen können klinisch eine Appendizitis vortäuschen:

- Ileitis terminalis/Morbus Crohn
- Infektiöse Enterokolitis (Ileocaecitis)
- Lymphadenitis mesenterialis
- Divertikulitis
- Ureterstein/Nierenkolik
- Cholezystitis
- Pankreatitis
- Perforation
- Adnexitis/Abszess
- Komplizierte Ovarialzysten
- Extrauteringravidität
- Invagination
- Tumor
- Meckel-Divertikulitis
- Omentuminfarkt

Die meisten sind sonografisch darstellbar, die Sonografie spielt daher beim Nachweis eine wichtige Rolle.

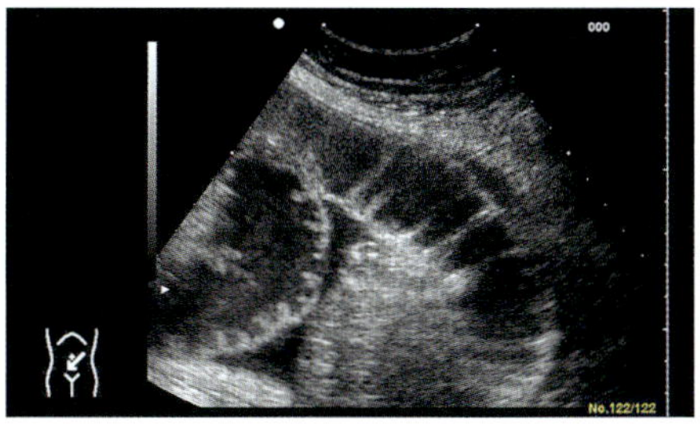

Abb. 31.11 Dünndarmileus mit sichtbaren Kerckring-Falten (Klaviertasten-, Leiterzeichen). Flüssigkeit im Darmlumen, Lumenerweiterung, freie Flüssigkeit um den Darm. [M512]

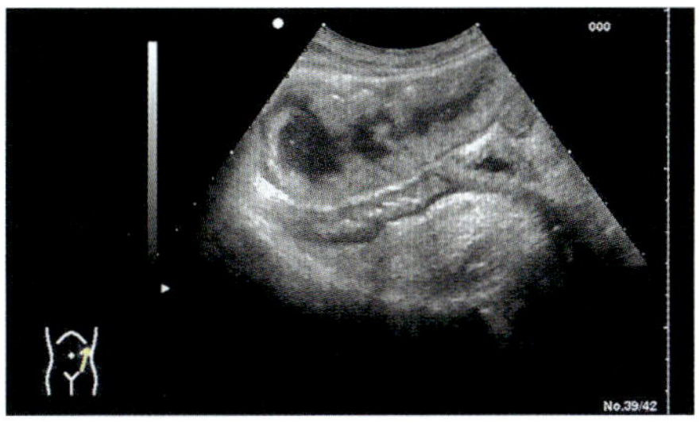

Abb. 31.12 Bridenileus. Proximal der Bride ist das Lumen erweitert, distal zeigt sich der leere Hungerdarm. Am Hindernis ist die Darmwand verdickt. [M512]

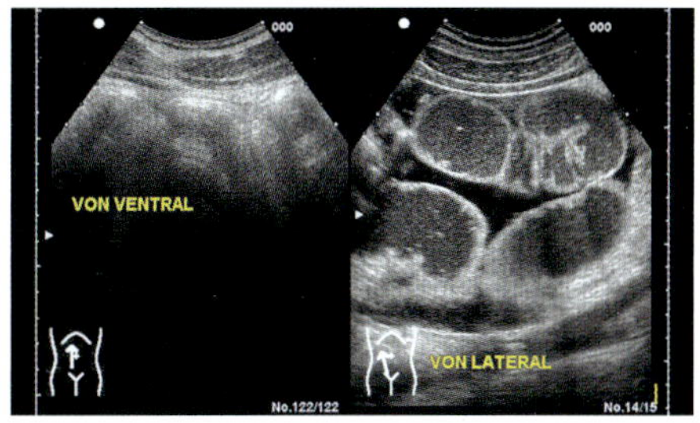

Abb. 31.13 Die Ileuszeichen (Flüssigkeit intraluminal und extraluminal, Lumendistension) sind nur sichtbar, wenn der Schallkopf von lateral aufgesetzt wird (rechtes Bild). Bei ventralem Schall verdecken Lufthauben im Darm die Sicht (linkes Bild). [M512]

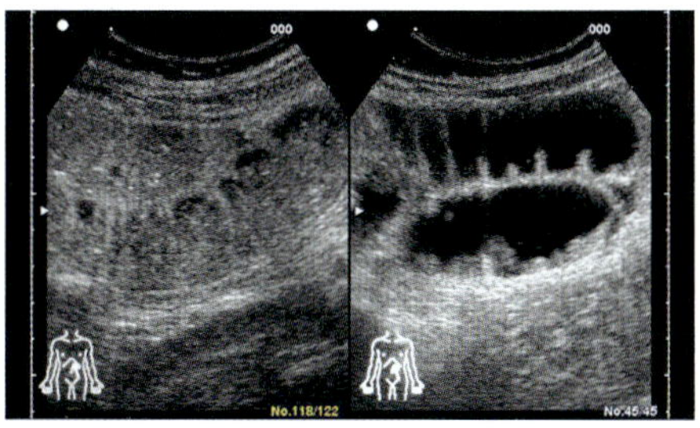

Abb. 31.14 Dünndarmileus mit gut sichtbarer intraluminaler echofreier Flüssigkeit (rechtes Bild). Ileus mit schwieriger erkennbarer echogener Flüssigkeit gefüllt (linkes Bild). [M512]

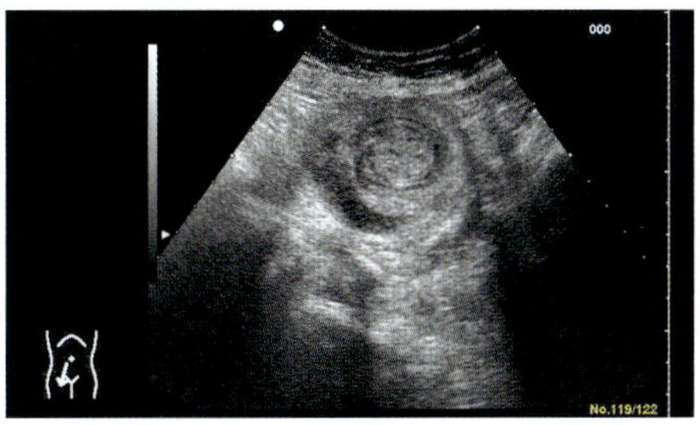

Abb. 31.15 Dünndarminvagination im Querschnitt mit drei ineinandergeschichteten Wänden und zentralem Tumor [M512]

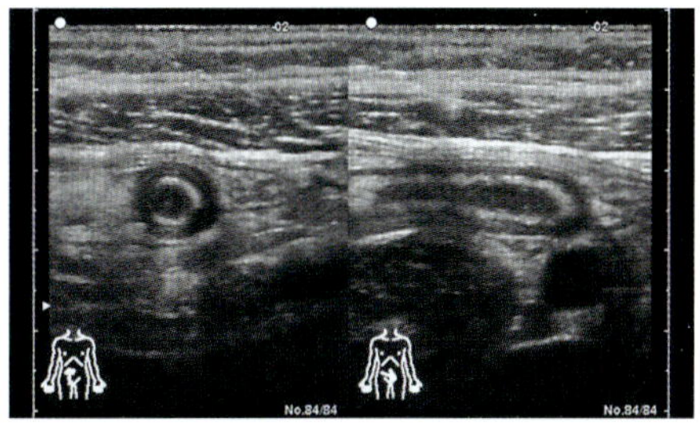

Abb. 31.16 Appendizitis mit verrundetem vergrößertem Querdurchmesser (Target-Formation). Echoreiche Netzkappe in der Umgebung. [M512]

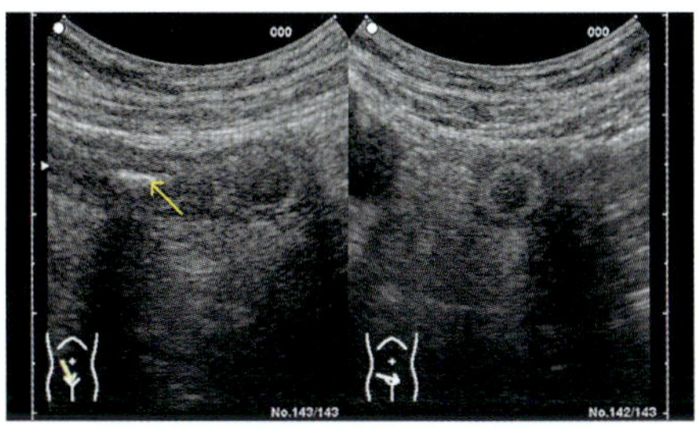

Abb. 31.17 Appendizitis mit Kotstein (Pfeil) [M512]

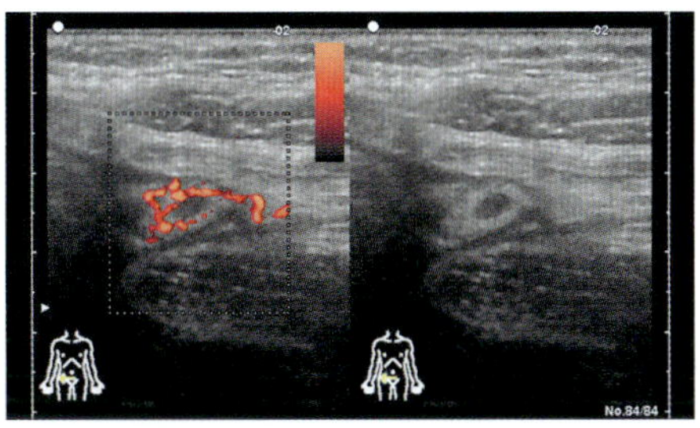

Abb. 31.18 Hypervaskularisation bei Appendizitis [M512]

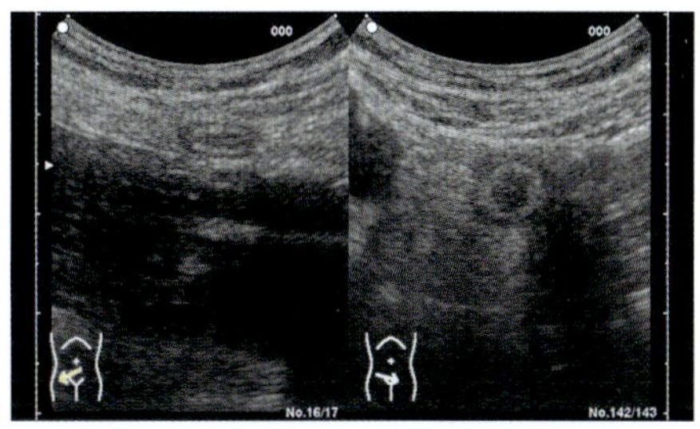

Abb. 31.19 Zum Ausschluss einer Appendizitis muss die gesamte Appendix durchgemustert werden: normale ovale Appendix auf dem M. Ileopsoas (linkes Bild). Weiter distal zeigt sich die gleiche Appendix entzündlich abgerundet und wandbetont (Schießscheiben- oder Target-Läsion) (rechtes Bild). [M512]

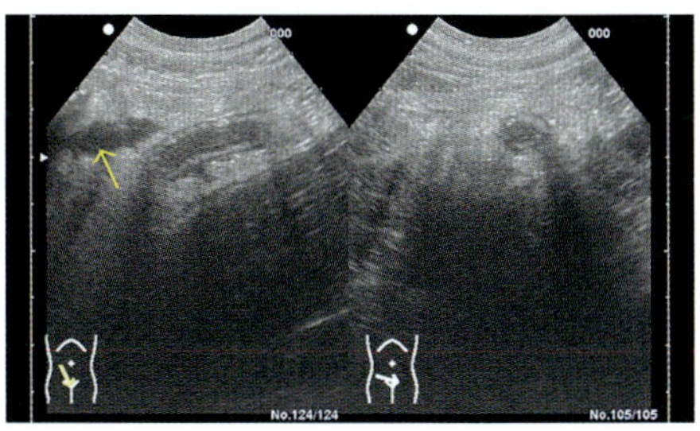

Abb. 31.20 Perityphlitischer Abszess (Pfeil) [M512]

Chronisch-entzündliche Darmerkrankungen

Der **Morbus Crohn** ist eine chronische Darmentzündung mit **zirkulärer Wandverdickung,** die alle Wandschichten betrifft. Die Wandverdickung kann sich verschieden manifestieren: als **echoarme Wand** mit fehlender Schichtung oder mit **akzentuierter Schichtung** und abgrenzbarem äußerem echoarmem Ring, echoreicher Mittelschicht und echoarmer innerer Begrenzung. Eine fehlende Peristaltik im entzündlichen Bereich drückt sich im Kolon mit einem **Haustrenverlust** aus. Typisch ist der Befall mehrerer Darmsegmente mit plötzlichem Übergang von entzündlich verändertem zu normalem Darm (→ Abb. 31.21).
Bevorzugte Lokalisation ist das terminale Ileum. Die Wanddicke erreicht häufig mehr als 10–12 mm. Im akuten Schub ist eine hirnwindungsartige (gyriforme) geschichtete Form häufig (→ Abb. 31.22).
Entzündliche **Fistelgänge** und **Abszesse** sind häufig. Entzündliche Lumenverengungen oder narbige **Stenosen** führen zum Ileus in den proximalen Darmabschnitten.
Die entzündliche Wandverdickung bei der **Colitis ulcerosa** betrifft nur die Mukosa des Kolons. Dementsprechend weniger stark ausgebildet überschreitet sie selten 8 mm (→ Abb. 31.23). Es zeigt sich ein typischer, distal betonter kontinuierlicher Befall, der unterschiedlich weit vom Rektum nach proximal aufsteigt. Die Wand ist im akuten Stadium eher echoarm akzentuiert, im subakuten Stadium eher gering verbreitert. Als Komplikation kommt das toxische Megakolon vor.

Divertikulitis

Luftgefüllte Divertikel sind am ebenfalls luftgefüllten Kolon sonografisch schlecht zu erkennen. Liegt dagegen eine Divertikulitis vor, ist die Wand des Divertikels echoarm akzentuiert und deshalb gut sichtbar. Das Divertikel enthält dann reflexreiche Luft (→ Abb. 31.24) oder echofreie Flüssigkeit (→ Abb. 31.25) und ist von einer „echoreichen Netzkappe" umgeben. Die Kolonwand ist einige Zentimeter proximal und distal der Divertikulitis ebenfalls zirkulär akzentuiert und im Querschnitt als ringförmige Struktur (pathologische Kokarde) erkennbar. Mit der Einfingerpalpation kann das schmerzhafte Divertikel gezielt aufgesucht werden. Perforationen werden als umschriebene liquide Areale um das Divertikel darstellbar, manchmal mit Lufteinschlüssen (→ Abb. 31.26).

Ischämische Darmerkrankungen

Ischämien des **Dünndarms** können durch arterielle oder venöse Verschlüsse verursacht sein. Man findet anfangs eine Hyperperistaltik, später einen paralytischen Ileus. Die Darmwand ist echoarm verdickt. Bei gangränöser Veränderung findet man Gasreflexe in der Darmwand, zum Teil auch in den Portalgefäßen. Betroffen sind kurze Darmsegmente oder der gesamte Darm, seltener das **Kolon.** Typischerweise handelt es sich dann um das distale Kolon, das von der A. mesenterica inferior versorgt wird. Farbdopplersonografisch ist in der akuten Phase die Durchblutung vermindert oder fehlt ganz. In der anschließenden subakuten Phase kann sie in eine mäßige verbesserte Durchblutung übergehen.

Darmtumoren

Polypen des Dünndarms und des Kolons sind unter guten Bedingungen gelegentlich sichtbar. Auch kleine, noch asymptomatische **Kolonkarzinome** oder bisher unbekannte Karzinome bei älteren Patienten mit Eisenmangelanämie sind bei gezielter Suche auffindbar, zumal die angrenzende Kolonwand oft zirkulär wandakzentuiert erscheint und damit auffällig ist. Wegen der nur unvollständigen Einsehbarkeit des Darms darf die Sonografie aber keinesfalls als Screeningmethode zum Ausschluss von Polypen oder Karzinomen angesehen werden.
Größere Karzinome sind als unscharf und unregelmäßig begrenzte echoarme Formationen darstellbar (→ Abb. 31.27). Sie führen zu einer meist asymmetrischen, mehr oder weniger zirkulären Wandverdickung (pathologische Kokarde). Die Wandschichtung ist im Bereich des Tumors aufgehoben. Infiltrationen in die Nachbarorgane sind im Gegensatz zur Endoskopie, mit der oft die Engstelle nicht mehr überwunden werden kann, ebenso zu erkennen wie Lymphknotenmetastasen in der Umgebung.
Zur vollständigen Untersuchung gehört auch die Durchmusterung der Leber nach Metastasen am besten mit Kontrastmittelsonografie. Maligne **Lymphome** des Darms erscheinen ähnlich. Weitere Symptome, wie eine Splenomegalie mit oder ohne fokalen Lymphombefall und eine gleichmäßige Verteilung vergrößerter intraabdomineller Lymphknoten, sind diagnostisch wegweisend.

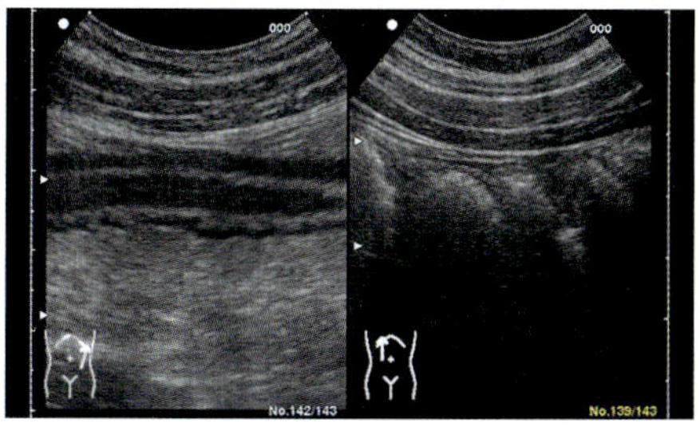

Abb. 31.21 Morbus Crohn. Colon descendens mit geschichteter Wandverdickung und Haustrenverlust (rechtes Bild). Beim gleichen Patienten normales Colon ascendens (linkes Bild). [M512]

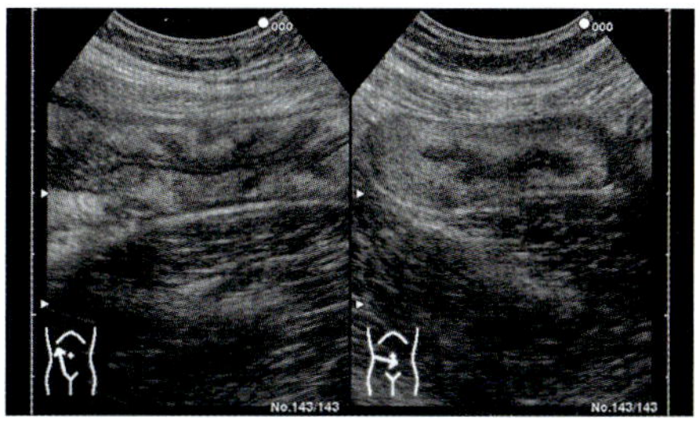

Abb. 31.22 Morbus Crohn mit geschichteter gyriformer Wandverdickung im Colon ascendens [M512]

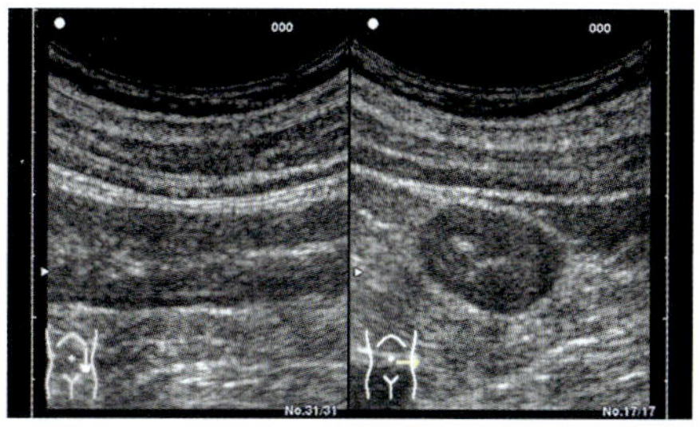

Abb. 31.23 Colitis ulcerosa mit echoarmer Wandverdickung und Haustrenverlust [M512]

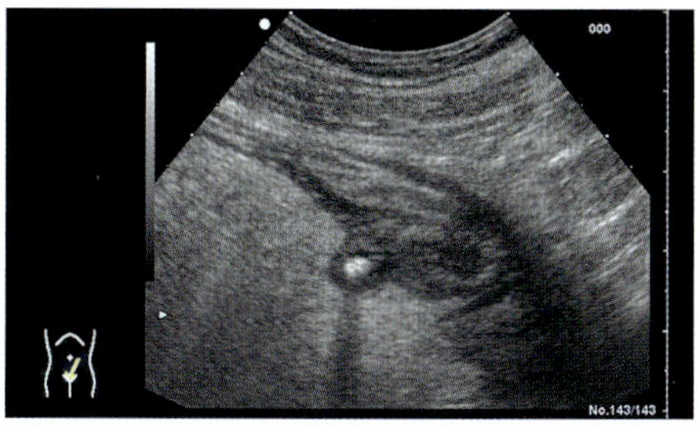

Abb. 31.24 Divertikel mit entzündlich echoarmer Wand und zentralem Luftreflex mit Schallschatten. Die angrenzende Kolonwand ist echoarm verdickt. [M512]

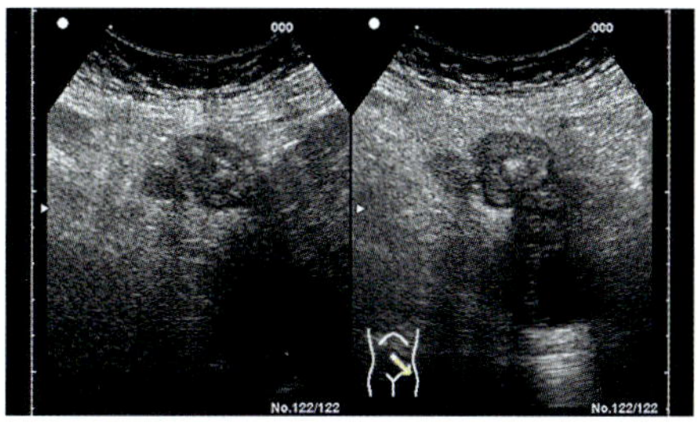

Abb. 31.25 Entzündlich verändertes Divertikel mit echoarmer Wand und Flüssigkeitsfüllung. Die angrenzende Kolonwand ist echoarm zirkulär verdickt. [M512]

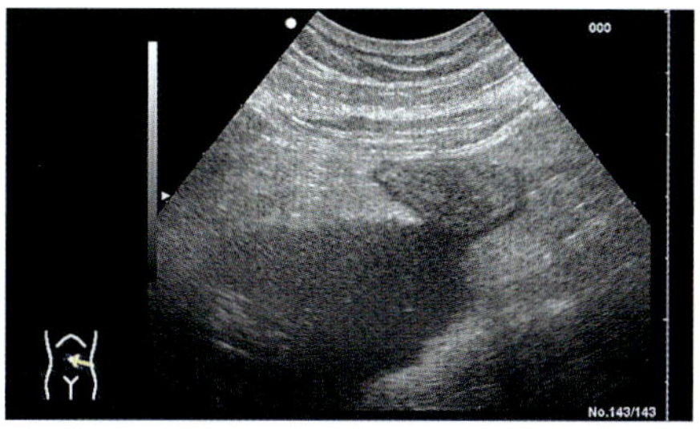

Abb. 31.26 Breite Flüssigkeitsstraße bei perforierter Divertikulitis. Das Divertikel ist nicht mehr erkennbar. Die Kolonwand ist zirkulär verdickt. [M512]

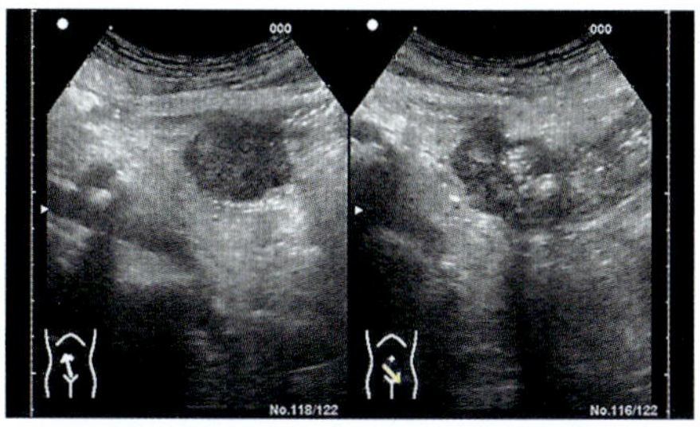

Abb. 31.27 Echoarmes, überwiegend exophytisch wachsendes Kolonkarzinom. Das angrenzende Kolon ist unregelmäßig echoarm wandverdickt. [M512]

Zusammenfassung

- Wegen der guten endoskopischen Zugänglichkeit spielt die Sonografie für die Diagnostik des Magens eine geringere Rolle.
- Die sehr häufigen akuten Enteritiden und Enterokolitiden sind anhand der Wandakzentuierung oder -verdickung, der intraluminalen Flüssigkeit und der Hyperperistaltik zu erkennen. Dies ist bei akuten Bauchschmerzen differenzialdiagnostisch sehr hilfreich.
- Der Ileus lässt sich sonografisch noch vor der konventionellen Röntgenaufnahme erkennen.
- Eine Appendizitis kann inzwischen mit einer Sensitivität von 90 % sonografisch gesichtet werden. Die normale Appendix lässt sich in 60 % darstellen und ermöglicht damit eine Ausschlussdiagnostik. Ein weiterer klinischer Gewinn ist das Erkennen von Erkrankungen, die eine Appendizitis vortäuschen (Pseudoappendizitiden).
- Sonografische Veränderungen bei chronisch-entzündlichen Darmerkrankungen (Morbus Crohn, Colitis ulcerosa) ermöglichen Aussagen zur Aktivität. Auf invasivere Untersuchungsmethoden kann meist verzichtet werden.
- Die Sensitivität und Spezifität der Diagnostik einer Divertikulitis erreichen Goldstandardwerte.
- Die Sonografie ist als Screeningmethode zum Ausschluss kleiner Tumoren oder Polypen nicht geeignet, da nicht alle Bereiche gleich gut eingesehen werden können.
- Dennoch sind auch kleine Tumoren oft gut darstellbar. Die Beurteilung der Durchgängigkeit des Lumens, einer Invasion in die Umgebung oder einer Metastasierung kann klinisch hilfreich sein.

→ 32 Unterbauch: Anatomie und Untersuchungstechnik

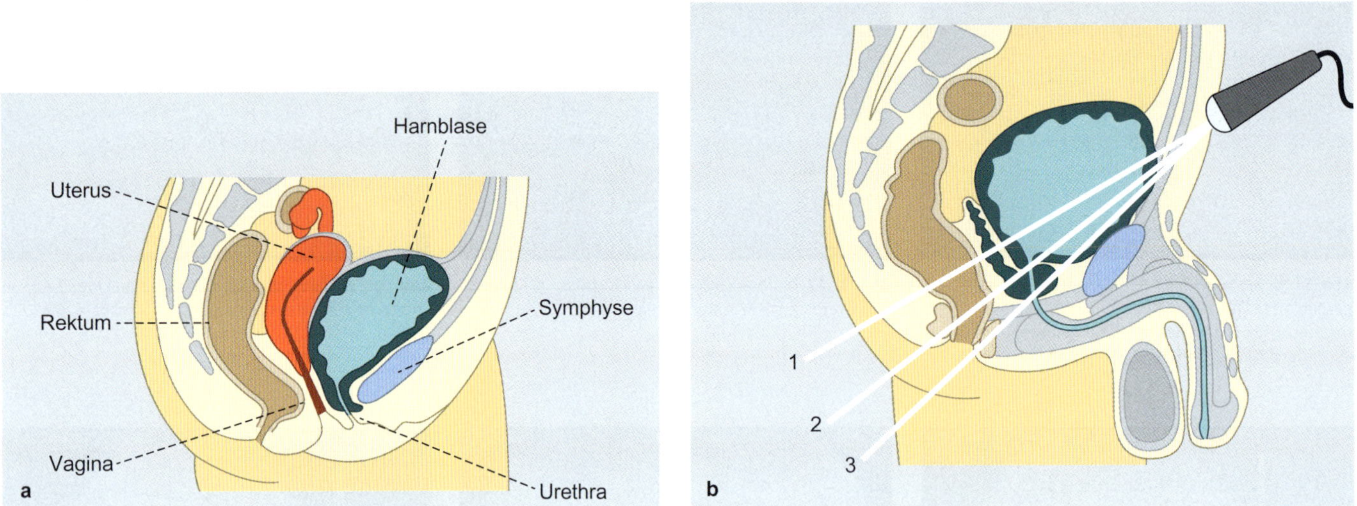

Abb. 32.1 Anatomie von weiblichem (a) und männlichen Unterbauch (b). Schallkopflagen zur Untersuchung beim Mann: Der Schallkopf wird hinter die Symphyse gekippt (Schnittebenen 1–3). [L231]

Anatomie

Die Harnblase liegt dorsal der Symphyse im kleinen Becken. Unmittelbar dahinter befindet sich bei der Frau der Uterus mit der Vagina und den Adnexen (→ Abb. 32.1a), beim Mann die Prostata mit den Samenblasen (→ Abb. 32.1b). Der Douglas-Raum liegt bei der Frau zwischen Uterus und Rektum (Excavatio recto-uterina), beim Mann zwischen Harnblase und Rektum (Excavatio rectovesicalis).

Untersuchungstechnik

Harnblase

Der Schallkopf wird sowohl im Längs- als auch im Querschnitt oberhalb der Symphyse aufgesetzt und der Schallstrahl nach kaudal hinter die Symphyse gerichtet (→ Abb. 32.1b und → Abb. 32.2). Die flüssigkeitsgefüllte Harnblase dient als Schallfenster, sie sollte deshalb ausreichend gefüllt sein. Trotz des Flüssigkeitsgehalts ist die Harnblase nicht ganz echofrei. Sie enthält zahlreiche echogene Strukturen, die Artefakten entsprechen. Ihre Form verändert sich je nach Füllungszustand. Im Querschnitt zeigt sie sich annähernd rund oder oval, im Längsschnitt verjüngt sie sich nach kranial und ventral.
Das Harnblasenvolumen kann nach der Ellipsoidformel (V = L × B × T × 0,5) näherungsweise bestimmt werden. Dazu wird im Längsschnitt die Länge und Tiefe, im Querschnitt die Breite ausgemessen (→ Abb. 32.3). Das Volumen beträgt beim Mann maximal 750 ml, bei der Frau 550 ml.

Die Dicke der Harnblasenwand ist vom Füllungszustand abhängig und überschreitet im gefüllten Zustand nicht 8 mm. Am Blasenboden münden die beiden Ureteren an den Ureterostien, an denen man den Urineinstrom (Jet-Phänomen) in die Harnblase beobachten kann, der v. a. im Farbmodus deutlich zu sehen ist (→ Abb. 32.4).

Prostata und Samenblasen

Die Prostata ist dorsal der Harnblase und ventral des Rektums gelegen. Sie zeigt sich im Querschnitt annähernd kastanienförmig, echoarm und homogen (**Schnittebene 2,** → Abb. 32.5a). Die normalen Maße betragen etwa: 35 mm (L) × 45 mm (B) × 30 mm (T), bzw. 15–20 ml. Das Volumen wird nach Ellipsoidformel (V = L × B × T × 0,5) be-

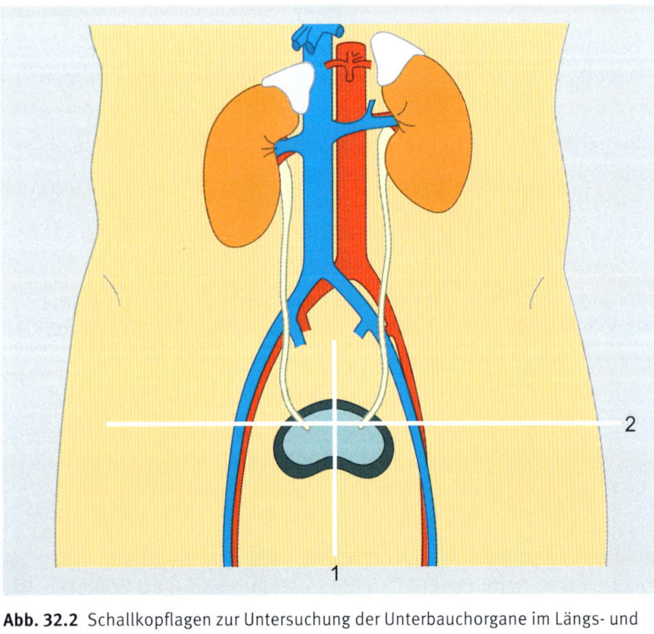

Abb. 32.2 Schallkopflagen zur Untersuchung der Unterbauchorgane im Längs- und im Querschnitt (Schnittebenen 1 und 2) [L231]

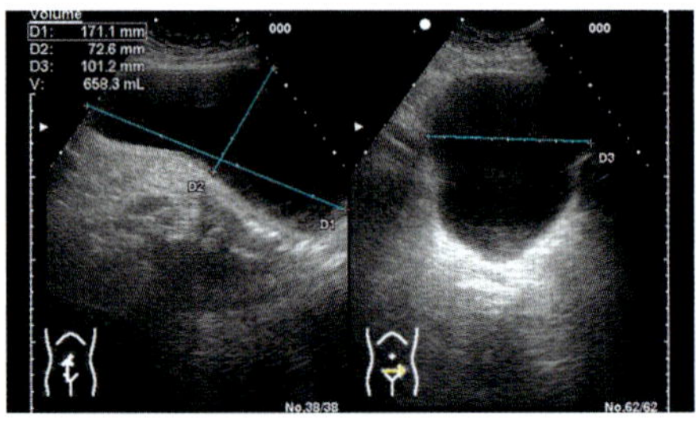

Abb. 32.3 Messung der Harnblase im Längs- und Querschnitt [M512]

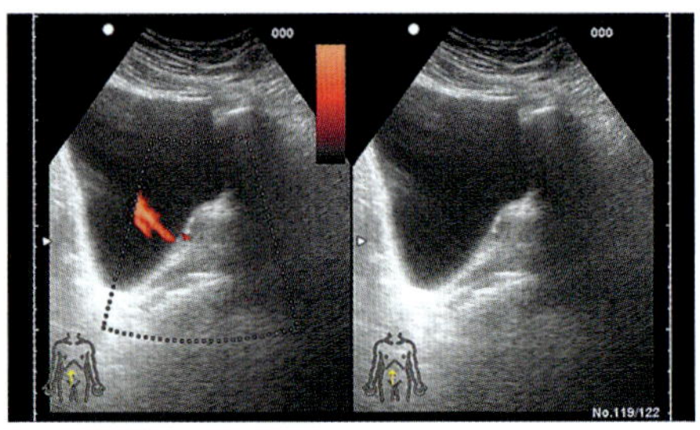

Abb. 32.4 Urineinstrom in die Blase (Jet-Phänomen) im Farbmodus [M512]

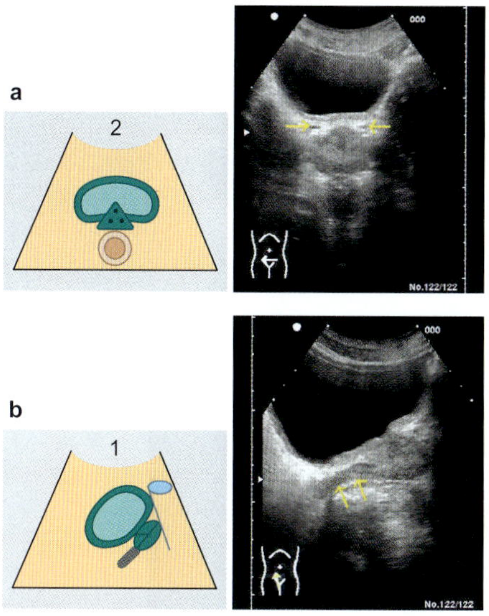

Abb. 32.5 Normale Prostata und Samenblase (Pfeile). Schnittebene 2 (Querschnitt, a) und Schnittebene 1 (Längsschnitt, b). [a: L231/M512, b: L231/M512]

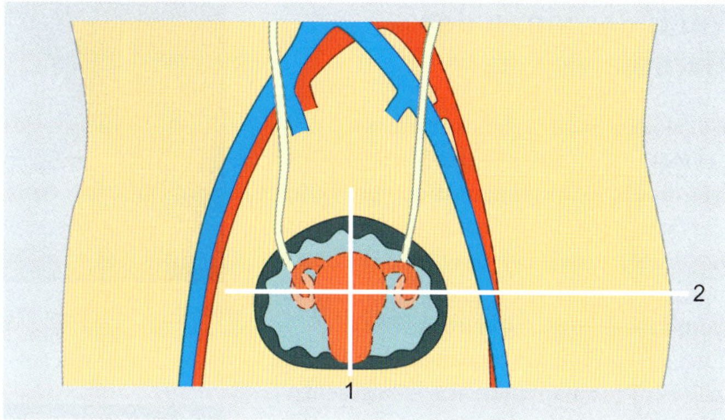

Abb. 32.6 Schallkopflagen zur Untersuchung von Uterus, Vagina und Adnexe im Längs- und Querschnitt (Schnittebenen 1 und 2) [L231]

stimmt. Die Größe nimmt mit dem Lebensalter zu.
Die transabdominelle Beurteilung der Prostata ermöglicht nur eine orientierende Beurteilung. Für die Feindiagnostik wird die transrektale Methode eingesetzt.
Die Samenblasen schließen sich im Längsschnitt kranial der Prostata an und verlaufen als echoarme homogene keulenförmige Strukturen schräg nach lateral (**Schnittebene 1,** → Abb. 32.5b). Krankhafte Veränderungen werden am besten mittels transrektalem Ultraschall beurteilt.

Uterus, Vagina und Adnexe

Der Uterus stellt sich im Längsschnitt unmittelbar dorsal der Blase als birnenförmiges, echoarmes Organ dar (**Schnittebene 1,** → Abb. 32.6, → Abb. 32.7a). Er ist normalerweise anteflektiert und ändert seine Lage entsprechend der Blasenfüllung.
Bei der **geschlechtsreifen Frau** ist der Uterus bei Nullipara ca. 7 × 3 × 4 cm, bei Pluripara etwas größer (10 × 5 × 6 cm). Der Uterus ist von der echoreichen Serosa glatt begrenzt. Das **Myometrium** ist homogen echoarm. Die Dicke des **Endometriums** ändert sich bei der prämenopausalen Frau zyklusabhängig. Unmittelbar nach der Menstruation erscheint es als schmales echoreiches Band mit einer Höhe von etwa 3 mm. Periovulatorisch ist das Endometrium durch einen echoreichen Saum vom Myometrium abgegrenzt. Danach nimmt die Echogenität des Endometriums zu und wird zunehmend homogen echoreich. Dessen Durchmesser wird als doppelte Endometriumdicke gemessen und erreicht bis zu 20 mm (→ Abb. 32.7b). Wenig intrakavitäre Flüssigkeit ist physiologisch.
Im **Douglas-Raum** dorsal des Uterus sind kleine Flüssigkeitsmengen in Abhängigkeit vom Zyklus normal.
In der **Postmenopause** verkleinert sich der Uterus im Mittel auf 4,5 × 1,5 × 2 cm.

Das Endometrium verändert sich bei der geschlechtsreifen Frau zyklusabhängig und erreicht eine Höhe bis zu 2 cm.

Die **Vagina** ist als echoarme, schlauchartige Struktur mit zentralem echoreichen, strichförmigen Lumenreflex dorsal der Harnblase zu erkennen (→ Abb. 32.7).
Die **Tuben** sind normalerweise sonografisch transabdominell nicht abgrenzbar.
Die **Ovarien** lassen sich als echoarme, ovaläre Organe mit kleinen Follikeln (→ Abb. 32.8) darstellen. Das durchschnittliche Ovar ist 3,5 cm lang, 2 cm breit und 2,5 cm tief. Ein reifer Follikel kann bis auf 2,5 cm heranwachsen.

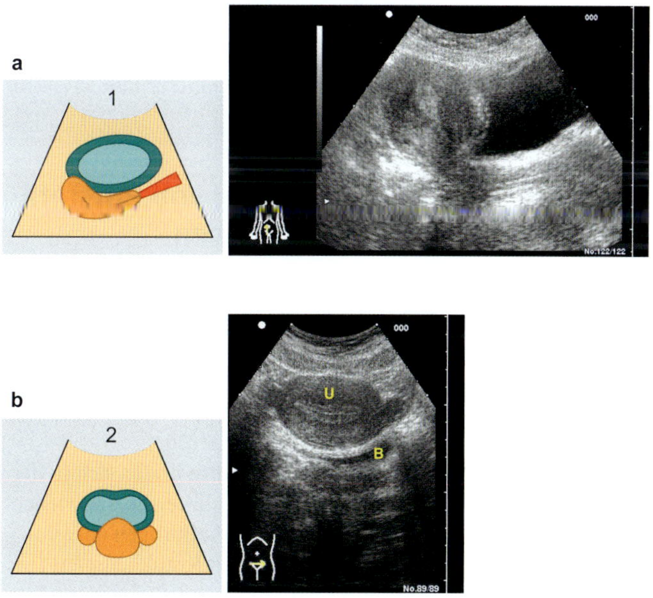

Abb. 32.7 Der Uterus im Längsschnitt (Schnittebene 1, a). Im Querschnitt liegt der Uterus (U) bei voller Harnblase (B) dorsal (Schnittebene 2, b). Bei leerer Harnblase ist er nach ventral geknickt und kommt vor der Harnblase zur Darstellung (2b). [a: L231/M512, b: L231/M512]

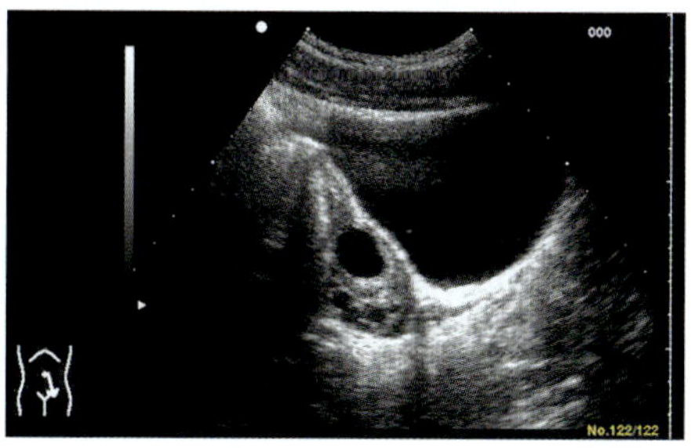

Abb. 32.8 Normales Ovar mit sprungreifem Follikel [M512]

Zusammenfassung

- Die Harnblase dient für die Untersuchung des Unterbauchs als Schallfenster und muss deshalb ausreichend gefüllt sein.
- Die Unterbauchorgane werden im Rahmen der Routineuntersuchung des Abdomens mit untersucht. Sie werden so weit besprochen, wie sie als Zufallsbefunde oder als Differenzialdiagnosen eine Rolle spielen. Die Feindiagnostik wird vom Facharzt überwiegend endosonografisch durchgeführt.

→ 33 Veränderungen des Unterbauchs

Veränderungen der Harnblase

Ein **akuter Harnverhalt** mit einem schmerzhaften Aufstau der Harnblase bis hin zum Bild des akuten Abdomens führt die Patienten nicht selten in die Notaufnahme. Eine schmerzlose übervolle Harnblase findet sich z. B. bei Langzeitdiabetikern mit **neurogener Blasenstörung.**

Eine subvesikale Harnabflussbehinderung, z. B. bei Prostatahyperplasie, verursacht eine Hypertrophie der Blasenwandmuskulatur und die Ausbildung einer Balkenblase. Die Wand ist verdickt, zwischen prominenten echoreicheren Trabekeln befinden sich intramurale (Pseudo-)Divertikel (→ Abb. 33.1).

Echte Divertikel sind kugelige Aussackungen, die mit einem schmalen Hals mit der Blase verbunden sind (→ Abb. 33.2).

Die Restharnbestimmung wird unmittelbar nach Miktion durchgeführt. Ein Restharn > 50 ml ist pathologisch. Von einer Überlaufblase spricht man, wenn aus einer vollen Blase nur kleine Harnportionen entleert werden können.

Eine Blasenwandverdickung kommt v. a. bei chronischer Zystitis (z. B. Dauerkatheter, Tuberkulose) vor (→ Abb. 33.3).

Bei Zystitis werden häufig frei schwebende Binnenechos beobachtet, die sich am Blasenboden absetzen können und einen Spiegel bilden (→ Abb. 33.4). Ähnlich können sich Harnblaseneinblutungen, z. B. nach Kathetermanipulationen, darstellen. Oft kommt es zur Ausbildung von tumorähnlichen echogenen Koageln, die durch ihre Beweglichkeit nach Umlagerung von Raumforderungen unterschieden werden können.

Blasensteine sind als helle schattengebende Reflexe im Blasenlumen erkennbar (→ Abb. 33.5). Sie lassen sich bei Umlagerung durch die Blase bewegen.

Ureterozelen sind zystische Erweiterungen der Uretermündung. Uretersteine können sich hier prävesikal einklemmen und zu Abflussstörungen führen (→ Kap. 24).

Blasenkarzinome erkennt man als echogene polypöse Gebilde im Lumen. Im Farbmodus werden versorgende Gefäße sichtbar (→ Abb. 33.6).

Katheterspitze und Ballon eines Blasenkatheters sieht man sonografisch gut und seine korrekte Lage lässt sich leicht kontrollieren (→ Abb. 33.7). Nach einer Katheterisierung befindet sich häufig echoreiche Luft am Blasendach (→ Abb. 33.8).

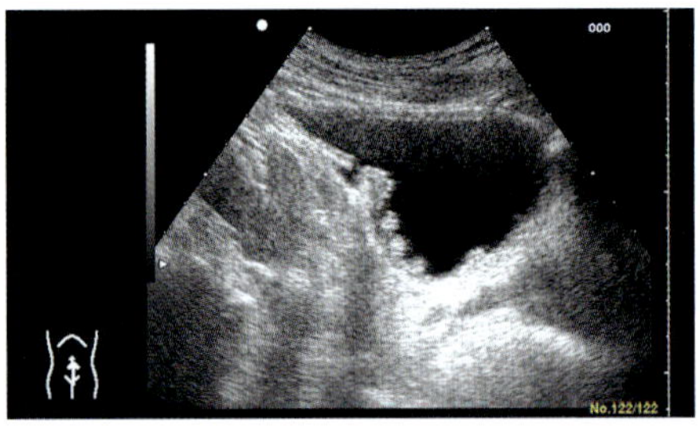

Abb. 33.1 Prostatahyperplasie. An der Blasenwand erkennt man echoreiche Trabekel und intramurale (Pseudo-)Divertikel. [M512]

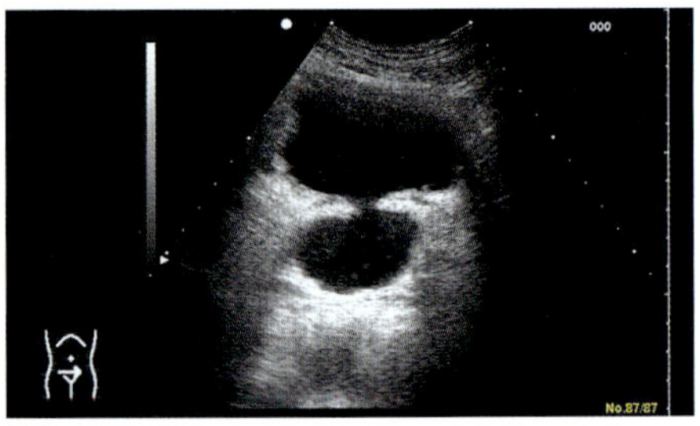

Abb. 33.2 Harnblasendivertikel mit schmaler Verbindung zur Harnblase [M512]

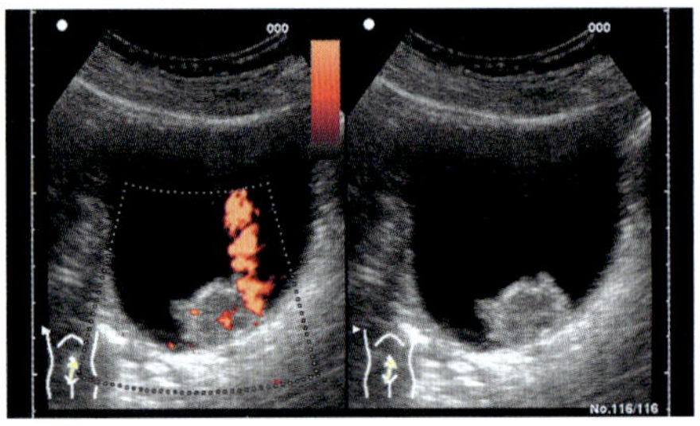

Abb. 33.6 Blasenkarzinom mit zentral sichtbarer Vaskularisation. Der farbig kodierte Harneinstrom (Jet) ist durch den Tumor nicht behindert. [M512]

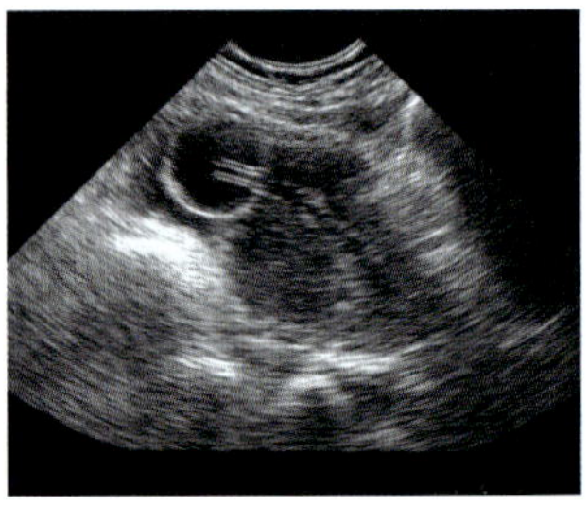

Abb. 33.7 Katheterballon in korrekter Lage in der leeren Harnblase. Der Katheterverlauf ist in der Prostata erkennbar. [M512]

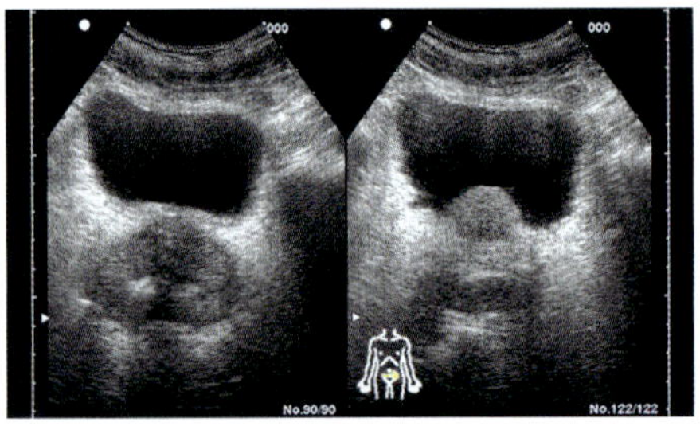

Abb. 33.10 Benigne Prostatahyperplasie. Vorwölbung des hypertrophierten Mittellappens ins Blasenlumen (rechtes Bild). Die Begrenzung zur dorsalen peripheren Zone (chirurgische Kapsel) ist verkalkt. [M512]

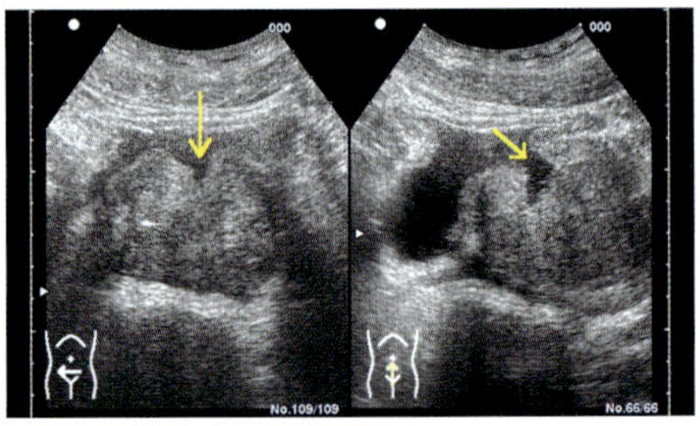

Abb. 33.11 Prostatahyperplasie nach transurethraler Prostataresektion in zwei Ebenen. Der resezierte Anteil lässt sich als keilförmiger Defekt erkennen (Pfeile). [M512]

Veränderungen von Prostata und Samenblasen

Prostata und Samenblasen können bei gefüllter Harnblase transabdominal orientierend beurteilt werden. Die Feindiagnostik wird wegen der besseren Sicht und der Möglichkeit zu gezielten Interventionen endosonografisch durchgeführt.

Mit zunehmendem Alter finden sich in der Prostata regelmäßig echoreiche, schattengebende Areale, die **Verkalkungen** entsprechen. Sie haben keinen Krankheitswert (→ Abb. 33.10).

Die **benigne Prostatahyperplasie** (BPH) kommt im höheren Lebensalter fast regelmäßig vor. Sie betrifft v. a. die Seiten- und den Mittellappen, der sich weit in den Blasenboden hineinwölben kann (→ Abb. 33.9 und → Abb. 33.10). Die Veränderungen können sonografisch eindrucksvoll sein im Gegensatz zu anfangs kaum sichtbaren Frühkarzinomen (→ Abb. 33.12). Nach **transurethraler Prostataresektion** (TUR) kann die resezierte Prostataloge sonografisch dargestellt werden (→ Abb. 33.11).

Prostatakarzinome kommen uni- oder multilokulär in der gesamten Prostata vor, gehäuft in der dorsalen Zone. Größere Karzinome können dort digital als Induration getastet werden. Mit der **Ultraschall-Elastografie** werden auch kleinere, nicht tastbare Indurationen farbig sichtbar. Sonografisch sind Karzinome vorwiegend echoarm. Eine höhere Auflösung ist mit der Transrektalsonde erreichbar. Ein Karzinom lässt sich mit keiner bildgebenden Methode mit ausreichender Sicherheit ausschließen. Goldstandard ist die Biopsie (→ Abb. 33.12, → Abb. 33.13).

> **Merke:** Eine sichere Beurteilung der Dignität allein aufgrund der Morphologie ist weder transabdominell, noch transrektal möglich.

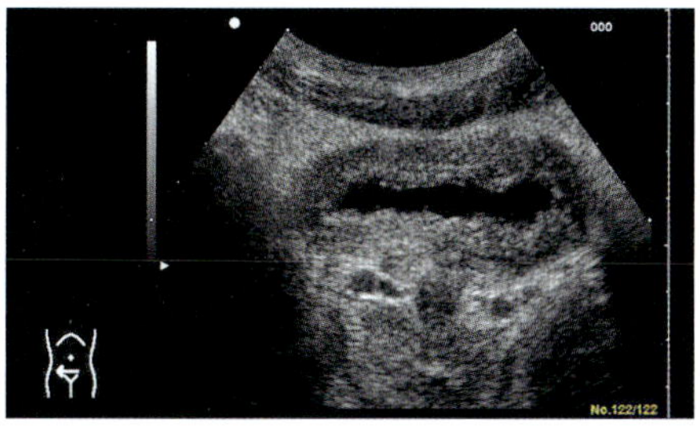

Abb. 33.3 Stark verdickte Harnblasenwand bei chronischer Zystitis [M512]

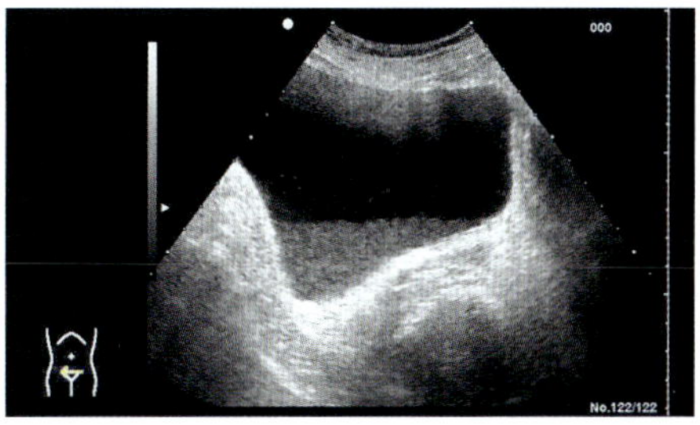

Abb. 33.4 Harnwegsinfekt mit spiegelbildendem Detritus [M512]

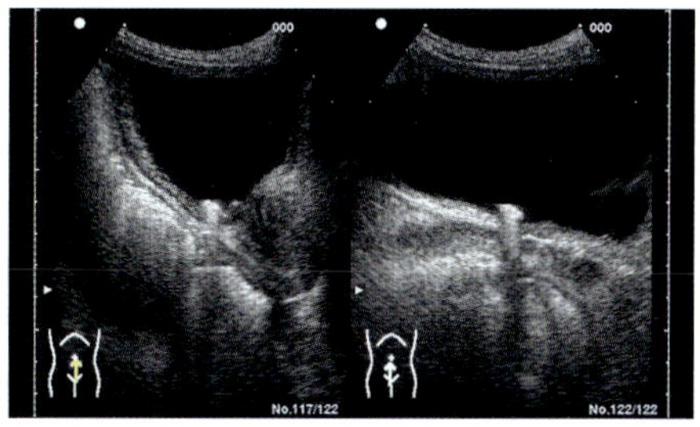

Abb. 33.5 Reflexreicher kleiner Harnblasenstein mit dorsalem Schallschatten [M512]

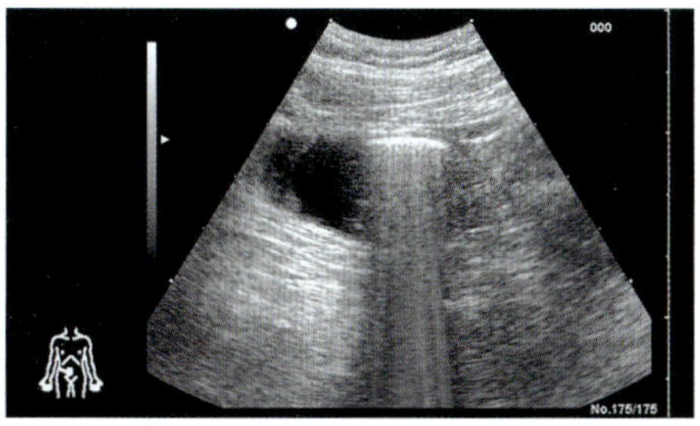

Abb. 33.8 Echoreiche Luft am Harnblasendach nach Katheterisierung [M512]

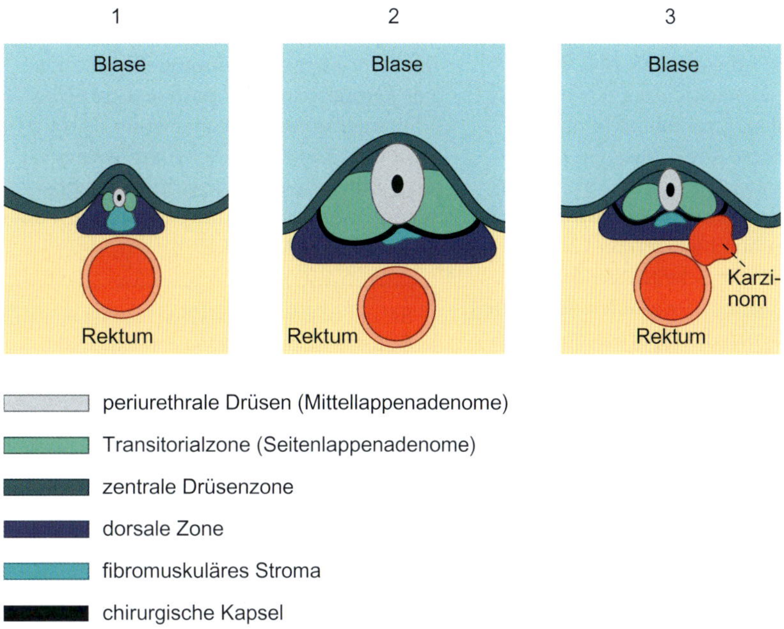

Abb. 33.9 Normale Prostata (1), benigne Hyperplasie des Mittellappens und der Seitenlappen (2) und Karzinom im Hinterlappen (3) [L231]

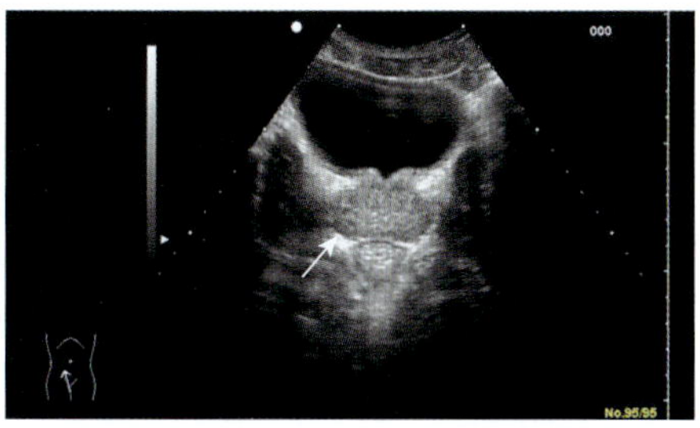

Abb. 33.12 Normal große sonografisch überwiegend homogene Prostata. Kein suspekter Tastbefund. PSA auf 10,1 ng erhöht. Sonografisch unscharf begrenzter, 6 mm großer echoarmer, intrakapsulär gelegener Knoten im rechten Lappen dorsal (Pfeil). Im MRT karzinomtypische KM-Auswaschung dieses Knotens. Im Operationspräparat jedoch in beiden Lappen schon ausgedehnter kapselübergreifender Karzinombefall, der mit beiden bildgebenden Methoden nicht sichtbar gewesen war. [M512]

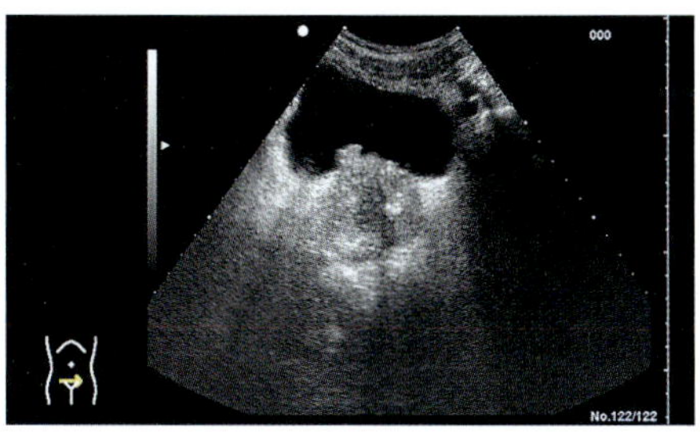

Abb. 33.13 Die Prostata ist normal groß, inhomogen strukturiert mit Verkalkungen und einer unregelmäßigen Vorwölbung des Mittellappens in die Harnblase. Die Diagnose eines Prostatakarzinoms wurde mit transrektaler Sonografie und Biopsie gestellt. [M512]

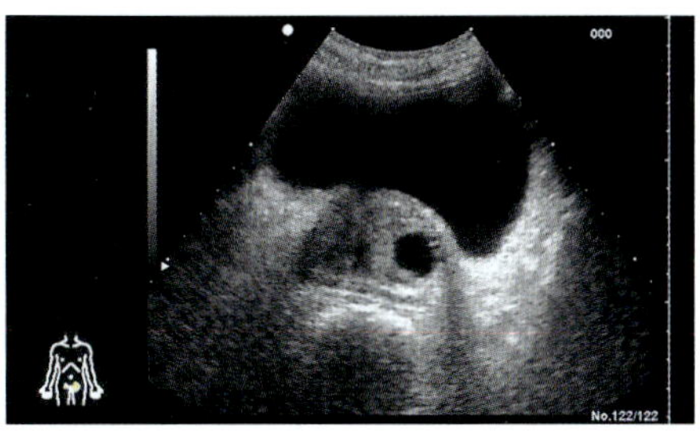

Abb. 33.14 Dysontogenetische Prostatazyste [M512]

Empfindlichste Methode zur Früherkennung eines Prostatakarzinoms ist ein kontinuierlicher Anstieg der PSA (→ Abb. 33.12). Karzinome produzieren pro cm³ ca. 12-mal mehr PSA als normales Prostatagewebe und führen zu einem exponentiellen Anstieg der PSA über die Zeiteinheit. Bei der benignen Prostatahyperplasie steigt die PSA dagegen nur linear und proportional zum sonografisch messbaren Prostatavolumen. Als **„PSA-Dichte"** wird der Quotient aus Serum-PSA und Prostatavolumen bezeichnet. Ein hoher Quotient erhärtet den Karzinomverdacht: Karzinom bei 0,6 ng/ml²; BPH bei 0,04 ng/ml²; Cut-Off-Wert: 0,15 ng/ml².

Eine **Prostatitis** wird klinisch diagnostiziert. Sie führt akut zu einer echoarmen Volumenzunahme, bei chronischem Verlauf zu Echoinhomogenitäten. Die sonografischen Veränderungen sind nicht von altersbedingten zu unterscheiden.

Prostataabszesse stellen sich als echoarme bis echofreie Areale dar. Die Klinik mit Fieber, Schüttelfrost und einem sehr schmerzhaften rektalen Tastbefund ist diagnostisch wegweisend.

Zystische Strukturen in der Prostata kommen als dysontogenetische Zysten oder als Retentionstysten vor (→ Abb. 33.14). Als asymptomatischer Nebenbefund sind sie nicht weiter abklärungs- oder therapiebedürftig.

Bei einer akuten Entzündung können beide **Samenblasen** deutlich vergrößert sein. Eine einseitige starke Vergrößerung zeigt sich bei **Samenblasenempyem** und **Samenblasendivertikel.**

Gravidität

Ein erster Nachweis einer Gravidität gelingt mithilfe der Vaginalsonografie ab der 4. SSW post menstruationem (2. Woche post conceptionem). Der Querschnitt der Chorionhöhle misst zu diesem Zeitpunkt 2–3 mm. Sie ist von einem echoreicheren Randsaum umgeben. Ihre Größe verdoppelt sich bis zur 8. SSW wöchentlich.
Mit der abdominellen Sonografie gelingt der Nachweis etwa 1–2 Wochen später. Der sekundäre Dottersack ist als Ringstruktur ab der 5. SSW erkennbar (→ Abb. 33.15). Embryonale Herzaktionen sind ab der 6. SSW sichtbar. Ein Embryo ist ab der 7. SSW zu sehen. Kopf, Rumpf und Extremitäten lassen sich ab der 10. SSW unterscheiden. Das Gestationsalter wird aus dem Fruchthöhlendurchmesser (5.–12. SSW) und später aus der Scheitel-Steißlänge (7.–14. SSW) berechnet. Im zweiten und dritten Trimenon dienen der Biparietaldurchmesser des Kopfes, das Quermaß des Rumpfes und die Länge der Femurdiaphyse als Wachstumskriterium. Eine Geschlechtsbestimmung ist bei Abduktionsstellung der Beine ab der 20. SSW möglich (→ Abb. 33.16).
Bei der **Extrauteringravidität** findet man ein hochproliferiertes Endometrium wie in der Schwangerschaft mit oder ohne Pseudofruchthöhle. Die ektope Embryoanlage ist oft erkennbar. Bei **Tubarruptur** lässt sich reichlich echogenes Blut in der freien Bauchhöhle nachweisen (→ Abb. 33.17).

Veränderungen des Uterus

Myome sind die häufigsten benignen Tumoren des Uterus. Sie sind meist gut begrenzt, echoarm bis echogleich. Größere Myome können zentral nekrotisieren und enthalten dann echofreie bis echoarme Zonen. Verkalkungen sind häufig. Sie treten einzeln oder multipel **(Uterus myomatosus)** auf (→ Abb. 33.18). Nach ihrer Lage unterscheidet man intramurale, subseröse und submuköse Myome. Subseröse Myome können gestielt sein und werden dann leicht mit Tumoren der Umgebung verwechselt (z. B. Ovarialtumor). Subseröse Myome wachsen evtl. polypös in das Cavum uteri ein.
Die transabdominelle Sonografie spielt für die Frühdiagnostik des **Zervixkarzinom** keine Rolle. Es sind nur ausgedehnte Befunde als meist echokomplexe unregelmäßig geformte Auftreibungen des Zervixbereichs erkennbar.
Endometriumkarzinome kommen im höheren Lebensalter vor und machen sich oft durch menopausale Blutungen bemerkbar. Auch sie sind erst in fortgeschritteneren Stadien sonografisch erkennbar. Ausgedehntere **Korpuskarzinome** führen zu einer Verbreiterung des postmenopausalen Endometriumreflexes über 8 mm. Das Cavum uteri kann bei exophytisch wachsendem Tumor aufgetrieben, die Grenze zwischen Endometrium und Myometrium unscharf sein (→ Abb. 33.19).

> Bei der postmenopausalen Frau ist eine Endometriumdicke von > 8 mm suspekt.

Veränderungen der Adnexen

Ovarialzysten müssen im klinischen Zusammenhang beurteilt werden. Bei den meisten von ihnen handelt es sich um gutartige funktionelle Zysten (→ Abb. 33.20). Solitäre einkammerige Zysten < 5 cm dürfen zunächst als funktionell eingeordnet und unter Therapie beobachtet werden. Ovarialzysten oder vergrößerte Ovarien, die nach der Menopause auftreten, sind abklärungsbedürftig. Häufig auftretende funktionelle Zysten sind **Follikelzysten.** Sie verändern sich zyklusabhängig (präovulatorisch bis 20 mm). **Persistierende Follikel** erreichen bis Walnussgröße. **Corpus-luteum-Zysten** verursachen durch Einblutung ein komplexes Bild und bilden sich spontan zurück. Perlschnurartig aufgereihte Zysten bis 5 cm Größe **(polyzystische Ovarien, Stein-Leventhal-Syndrom)** in vergrößerten Ovarien sind oft Ursache einer Sterilität. **Dermoidzysten** können wie funktionelle Zysten aussehen. Sie sind aber häufig überwiegend echogen mit scharf begrenzten, oft halbmondförmigen echofreien Anteilen. **Endometriosezysten** ändern durch rezidivierende Einblutungen ihre Echogenität (Schokoladenzysten, → Abb. 33.21).
Bei großen zystischen gekammerten Raumforderungen handelt es sich meist um seröse, echofreie oder muzinöse echogene **Ovarialkystome** (→ Abb. 33.22). Eine sichere Beurteilung der Dignität ist sonografisch nicht möglich. Dennoch gibt es Kriterien, die für maligne oder benigne Tumoren typisch sind: **Ovarialkarzinome** enthalten zystische und solide Anteile. Ein Aszites deutet auf eine Peritonealkarzinose hin (→ Abb. 33.23). Das benigne **Ovarialfibrom (Meigs-Tumor)** geht mit einem Aszites und Pleuraergüssen einher.

> **Eher benigne Ovarialprozesse**
> < 5 cm, homogene echoleere Struktur, glatte Begrenzung, Wand und Septen dünn und glatt, meist kein Aszites (aber: Pleuraergüsse und/oder Aszites bei Meigs-Syndrom).

> **Eher maligne Ovarialprozesse**
> > 5 cm, inhomogene Struktur (zystisch/solide), unscharf begrenzte und unregelmäßige Wand und Septen > 3 mm, Aszites.

Hydrosalpingen sind flüssigkeitsgefüllte Eileiter. Typisch sind geschlängelte, liquide kommunizierende Strukturen.
Tubovarialabszesse werden als zystische, teilweise echogene Raumforderungen darstellbar, z. T. mit Spiegelbildung. Ein begleitender entzündlicher Aszites enthält oft Binnenechos.

Fremdkörper

Intrauterinpessare sind als echoreich reflektierende Linie im Cavum uteri zu sehen. Das distale Ende sollte nicht mehr als 5 mm vom Cavumende entfernt liegen, sonst ist von einer Dislokation und einer gestörten Funktionsfähigkeit auszugehen (→ Abb. 33.24). Neuere Hormonspiralen sind weniger reflexreich und sonografisch schlechter sichtbar. Tampons erscheinen als echoreiches Band in der Vagina.

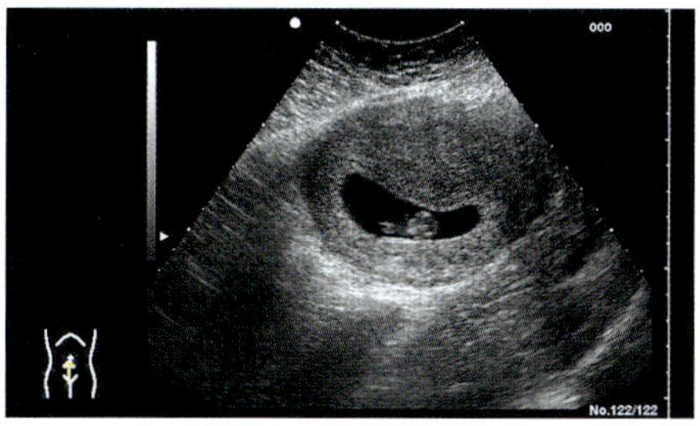

Abb. 33.15 Embryo in der flüssigkeitsgefüllten Chorionhöhle in der 10. SSW [M512]

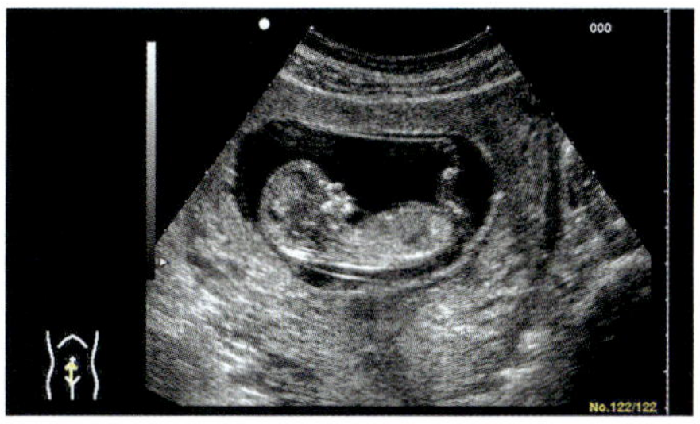

Abb. 33.16 Gravidität in der 20. SSW [M512]

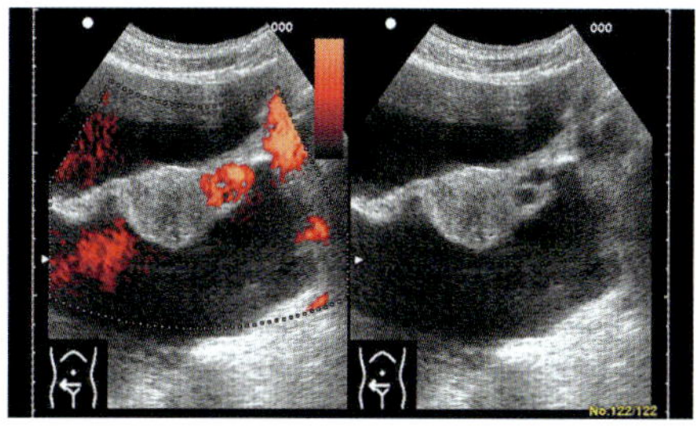

Abb. 33.17 Uterus zwischen den Parametrien im Querschnitt, umgeben von einer ausgedehnten Einblutung bei rupturierter Extrauteringravidität. Die farbige Zone links neben dem Uterus entspricht varikösen Gefäßen. [M512]

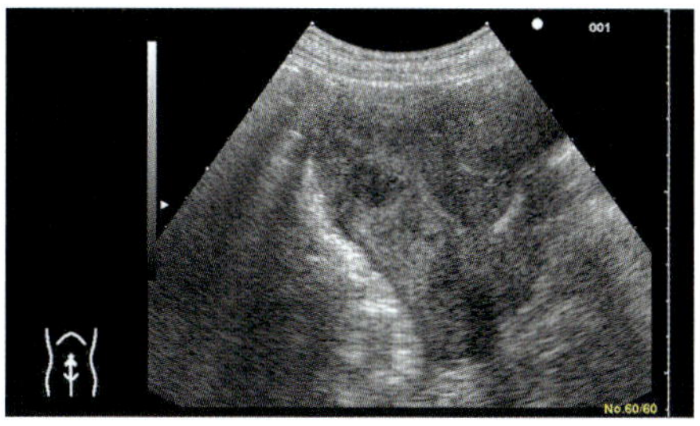

Abb. 33.18 Echoarmer Rundherd im Myometrium, der einem Myom entspricht. Weitere unscharf begrenzte, z. T. verkalkte Myome haben den Uterus deformiert (Uterus myomatosus). [M512]

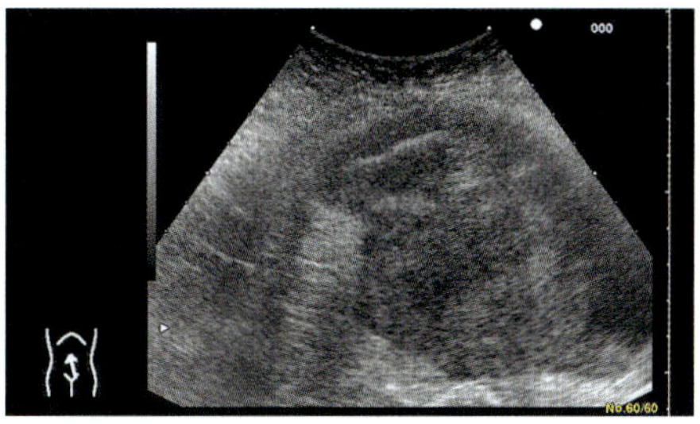

Abb. 33.19 Ausgedehnte, unregelmäßig begrenzte inhomogene Raumforderung, die fast den gesamten Uterus ausfüllt: Korpuskarzinom [M512]

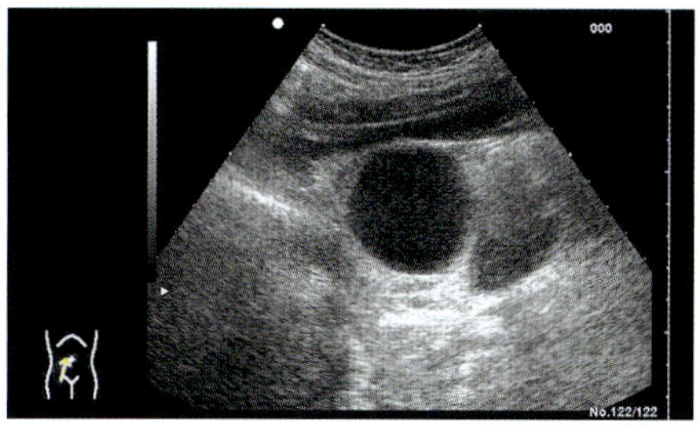

Abb. 33.20 Einkammerige funktionelle Ovarialzyste [M512]

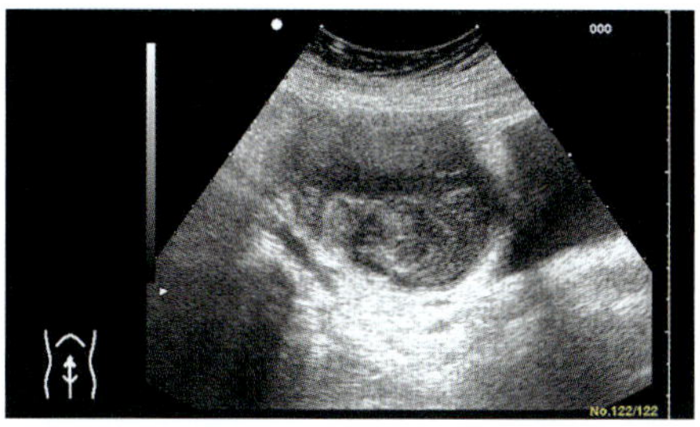

Abb. 33.21 Typische Endometriosezyste mit echogener Einblutung (Schokoladenzyste) kranial der Harnblase [M512]

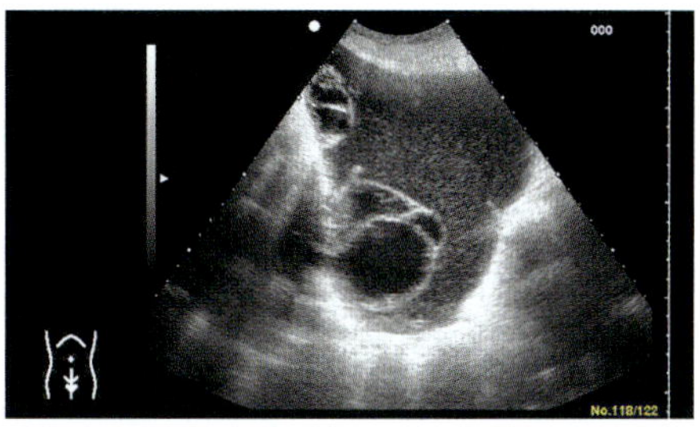

Abb. 33.22 Ovarialkystom: polyzystisches Gebilde mit feinen echoreichen Septen und echofreiem (serösem) und echogenem (myxomatösem) Zysteninhalt [M512]

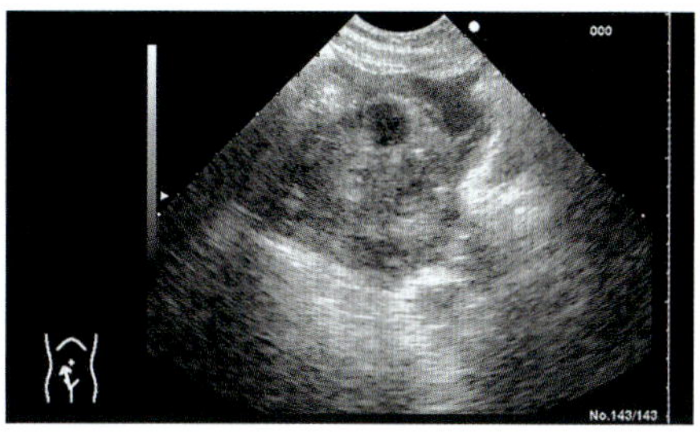

Abb. 33.23 Ovarialkarzinom: unregelmäßig begrenzter inhomogener Unterbauchtumor mit liquiden Anteilen [M512]

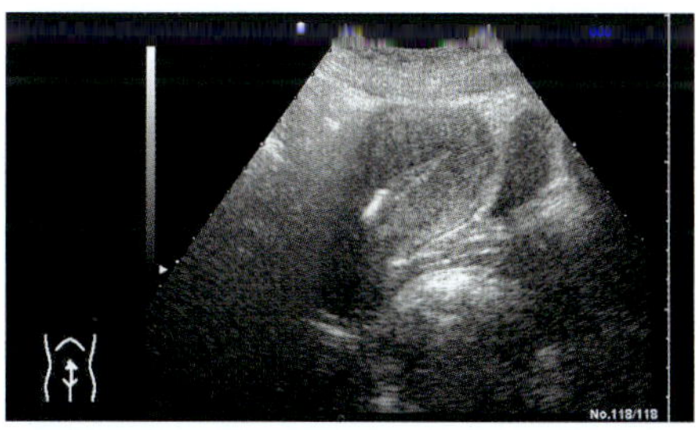

Abb. 33.24 Das Intrauterinpessar ist als echoreicher Streifen teilweise angeschnitten. Es erreicht nicht das Ende des Cavum uteri und ist damit disloziert. [M512]

Zusammenfassung

- In der Harnblase sind Entleerungsstörungen, Wandveränderungen und Steine gut erkennbar.
- Die benigne Prostatahyperplasie betrifft v. a. Mittel- und Seitenlappen. Karzinome kommen v. a. in der dorsalen Zone vor, die wegen Verkalkungen transabdominal oft nur artefaktreich eingesehen werden kann.
- Für die Diagnostik der Prostata und der Samenblasen spielt die transabdominale Sonografie nur eine orientierende Rolle. Zur Feindiagnostik und zur gezielten Biopsie wird die transrektale Sonografie eingesetzt.
- Die Beurteilung von Uterus und Adnexen gehört zu einer vollständigen Untersuchung des Abdomens. Für spezifisch gynäkologische Fragestellungen wird überwiegend die Vaginalsonografie eingesetzt.
- Eine Frühgravidität wird transabdominal ab der 6. Woche post menstruationem erkennbar.
- Uterusmyome sind häufige Zufallsbefunde. Ovarialzysten sind ebenfalls häufig. In den meisten Fällen handelt es sich um benigne funktionelle Zysten.
- Die seltenen Kystome weisen Septierungen auf. Ovarialkarzinome haben eine teils zystische, teils solide Struktur.

→ 34 Lymphknoten: Anatomie, Untersuchungstechnik und

Anatomie

Die intraabdominellen Lymphknoten liegen in unmittelbarer Nachbarschaft der Gefäße (→ Abb. 34.1).
Man unterscheidet die retroperitonealen (zöliakal, paraaortal, iliakal) und die intraperitonealen Lymphknoten (Leberhilus, Milzhilus, mesenterial). Die retroperitonealen Lymphknoten drainieren die unteren Extremitäten, die Organe des kleinen Beckens mit Rektum und Hoden, die intraperitonealen die Verdauungsorgane.
Die Form eines Lymphknotens entspricht der einer Niere. Er besteht aus einem lymphozytenhaltigen Kortex und einem zentralen Hilus, der Fett- und Bindegewebe sowie baumartig verzweigte Gefäßstrukturen enthält.

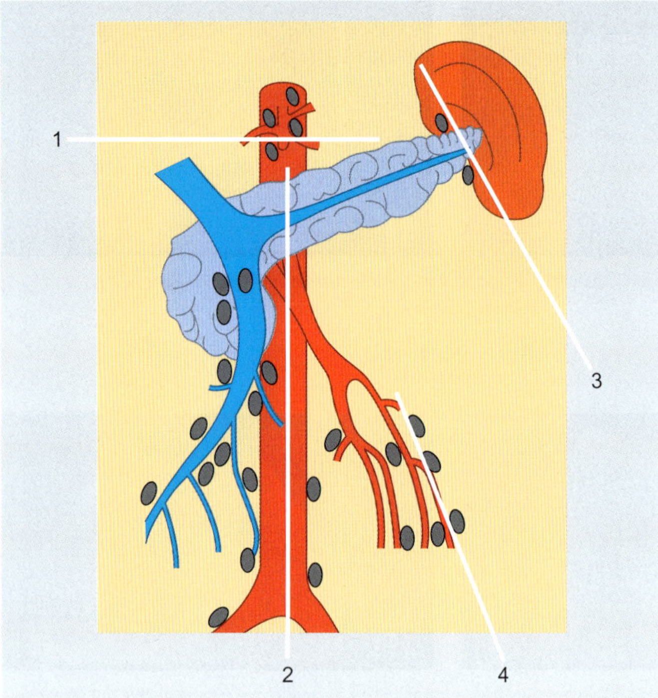

Abb. 34.1 Schallkopflagen zur Untersuchung der intraabdominellen Lymphknoten [L231]

Untersuchungstechnik

Die Lymphknotenstationen werden bei der Gefäßuntersuchung mit untersucht (→ Abb. 34.1). Leitstrukturen sind Aorta und V. cava, der Truncus coeliacus (**Schnittebene 1,** → Abb. 34.2), die A. mesenterica superior mit ihren Ästen (**Schnittebene 2 und 4,** → Abb. 34.3 und→ Abb. 34.5), die Iliacae und der Milzhilus (**Schittebene 3,** → Abb. 34.4). Ein Überblick wird mit den üblichen Abdominalsonden (ca. 3,5 MHz) gewonnen. Für die Untersuchung der Feinarchitektur setzt man höherfrequente Sonden (5–12 MHz) ein. Nicht pathologische Lymphknoten sind im Abdomen meist nicht sichtbar.

Normale und pathologische Lymphknoten

Normale abdominelle Lymphknoten sind bis zu 2 cm (inguinal bis 4 cm) groß, längsoval mit echoarmer Rinde und zentralem echoreichem Hilus (→ Abb. 34.6). Das Verhältnis von Länge zu Breite (L/B-Quotient) beträgt > 2. Im Farbmodus werden **baumartig verzweigte Hilusgefäße** sichtbar, die sich in **entzündlich reaktiven** Lymphknoten und bei **Lymphomen** akzentuiert darstellen können (→ Abb. 34.7). Maligne Lymphknoten **(Metastasen, Lymphome)** sind sonografisch häufig eindeutig zu erkennen (→ Abb. 34.8, → Abb. 34.9 und → Abb. 34.10). Charakteristische Merkmale sind die runde Form (L/B Quotient < 2) und die zerstörte Feinarchitektur. Außerdem sind Parenchym und Hilus nicht mehr abgegrenzt **(fehlendes Hiluszeichen).** Die Gefäßversorgung ist nicht mehr baumartig, sondern **„chaotisch“ mit Kapselgefäßen (Feeding Vessels).** Ein sonografisch normaler Lymphknoten schließt allerdings einen z. B. mikroskopisch kleinen malignen Befall nicht mit Sicherheit aus. Dies ist bedeutsam für die Beurteilung von befallenen Sentinel-Lymphknoten, die sonografisch noch normal aussehen können.

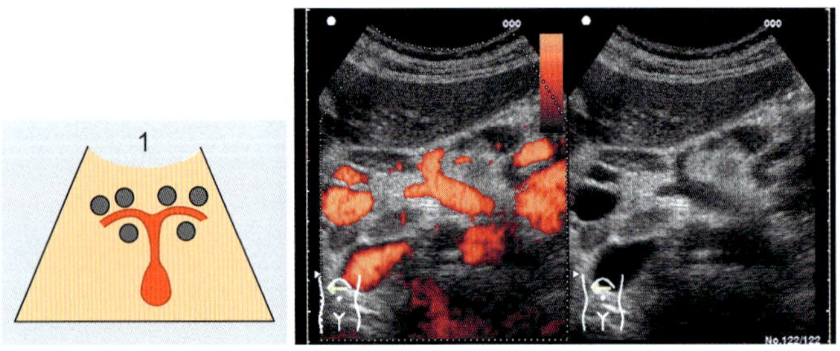

Abb. 34.2 Schnittebene 1: Truncus coeliacus, umgeben von vergrößerten echoarmen Lymphknoten. Gefäße werden auf dem linken Bild farbig dargestellt. [a: L231, b: M512]

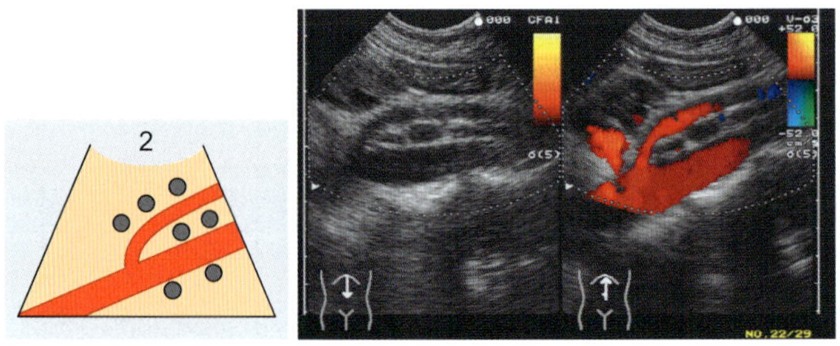

Abb. 34.3 Schnittebene 2: Kette von echoarmen Lymphknoten im aortomesenterialen Winkel bei Morbus Hodgkin [a: L231, b: M512]

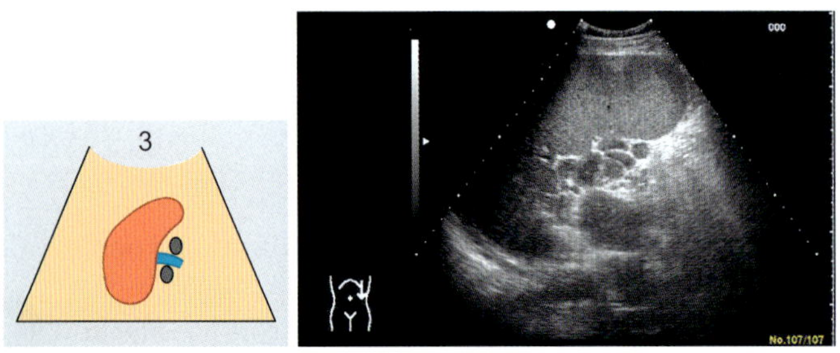

Abb. 34.4 Schnittebene 3: Non-Hodgkin-Lymphom mit multiplen Lymphknoten am Milzhilus [a: L231, b: M512]

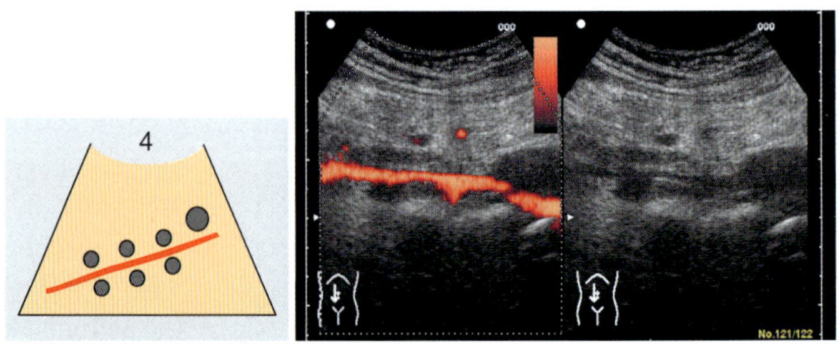

Abb. 34.5 Schnittebene 4: Kette von echoarmen Lymphknoten entlang der A. mesenterica bei Non-Hodgkin-Lymphom [a: L231, b: M512]

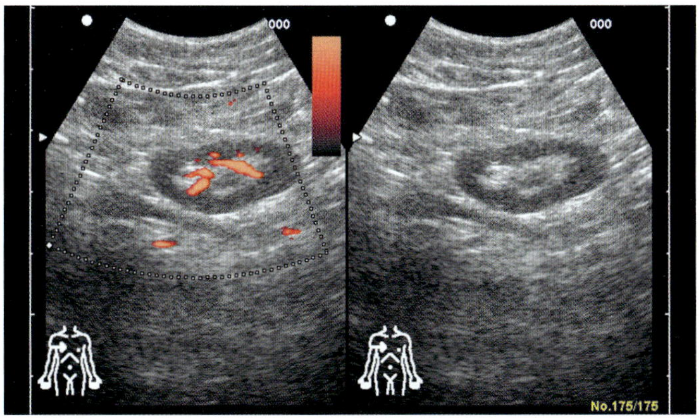

Abb. 34.6 Normaler längsovaler Lymphknoten (L/B-Quotient › 2) mit echoarmer Rinde, echoreichem zentralem Hilusreflex und im linken Bild farbig dargestelltem Hilusgefäß mit astartiger Verzweigung [M512]

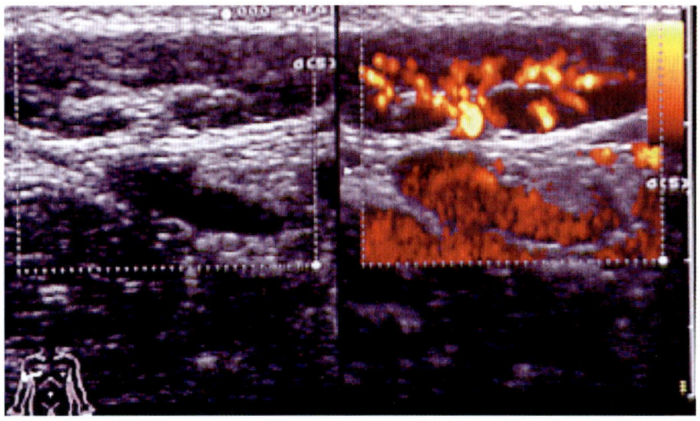

Abb. 34.7 Entzündlich-reaktiver Lymphknoten mit längsovaler Form (L/B-Quotient › 2) und gering verbreitertem Parenchym. Im Farbdoppler erkennt man die entzündliche, baumartige Hypervaskularisierung. [M512]

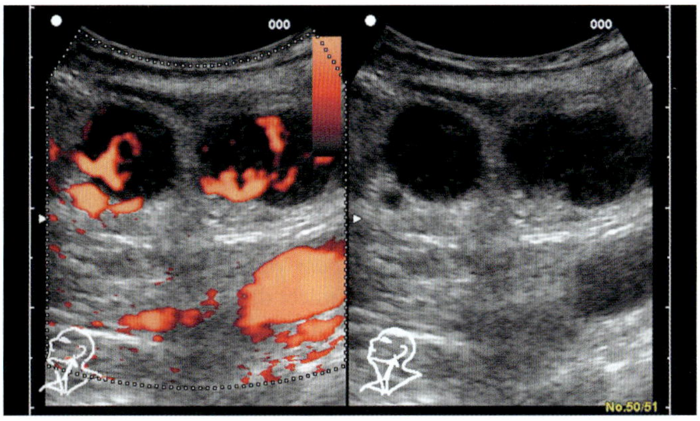

Abb. 34.8 Maligner echoarmer Lymphknoten mit runder Form, zerstörter Feinarchitektur (fehlendes Hiluszeichen). Die chaotische Gefäßversorgung und die Feeding Vessels im Randbereich sind nur im Farbmodus erkennbar. [M512]

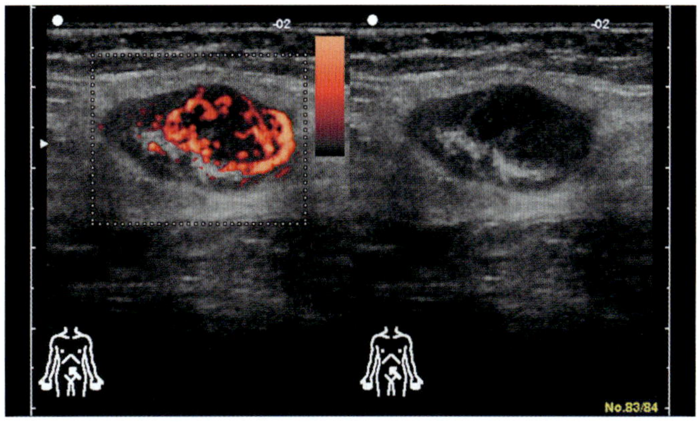

Abb. 34.9 Melanommetastase im Initialstadium: Lymphknoten mit noch weitgehend intakter Feinarchitektur. Man erkennt die hochsuspekte echoarme Parenchymauftreibung (rechtes Bild). Im Farbmodus sind bereits malignomtypische chaotische Gefäße nachweisbar (linkes Bild). [M512]

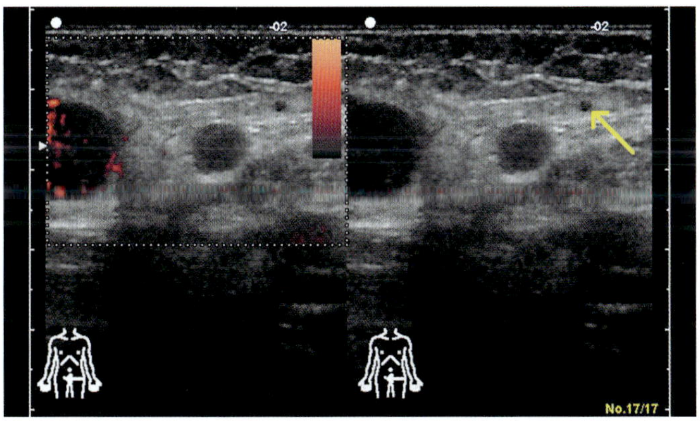

Abb. 34.10 Malignes Melanom. Neben größeren Lymphknotenmetastasen ist sogar eine nur 1–2 mm große Metastase (Pfeil) abgrenzbar. [M512]

Zusammenfassung

- Leitstrukturen zum Aufsuchen der Lymphknotenstationen sind die großen Gefäße und ihre Äste.
- Normale Lymphknoten sind längsoval (L/B-Quotient › 2). Sie bestehen aus der echoarmen Rinde und dem echoreichen Hilus. Der Farbdoppler zeigt eine baumartige Vaskularisierung.
- Entzündliche Lymphknoten sind vergrößert, das Parenchym ist verbreitert, die Vaskularisation verstärkt.
- Zeichen der Malignität sind eine abgerundete Kontur (L/B-Quotient ‹ 2), eine zerstörte Feinarchitektur (fehlendes Hiluszeichen) und eine chaotische Vaskularisierung mit Kapselgefäßen (Feeding Vessels).
- Ein sonografisch normaler Lymphknoten schließt eine beginnende maligne Infiltration nicht aus.

Lymphknoten: Pathologische Veränderungen

Entzündlich-reaktive Lymphknoten

Entzündlich-reaktive Lymphknoten sind längsoval mit erhaltener Feinarchitektur. Die Rinde ist im akuten Stadium häufig verbreitert, die zentralen Gefäße im Farbdoppler hyperperfundiert, behalten aber das normale baumartig verzweigte homogene Verteilungsmuster (→ Abb. 34.7). Chronisch-entzündliche Lymphknoten haben ein eher schmäleres Parenchym und einen breiteren Hilus ohne Hyperperfusion.
Reaktive Lymphknoten sind bei infektiösen Erkrankungen im Bereich der drainierenden Lymphbahnen lokalisiert. Klinik und Lokalisation geben die Richtung für die differenzialdiagnostische Einordnung vor. Im Abdomen kommen reaktive Lymphknoten insbesondere bei Kindern häufig bei **Lymphadenitis mesenterialis** vor, die sich klinisch als **Pseudoappendizitis** äußern kann (→ Abb. 35.1).
Regressive Lymphknoten können **Verkalkungen** aufweisen. **Abszedierungen** stellen sich als liquide Zonen unterschiedlicher Echogenität dar.
Granulomatöse Erkrankungen (z. B. Sarkoidose, Morbus Bang, Tuberkulose) können zu einer generalisierten Lymphadenitis führen. Die Lymphknoten messen dabei meist nicht mehr als 2 cm. Spezifische Lymphknoten, z. B. bei **Tuberkulose,** sind häufig besonders echoarm und können liquide Anteile enthalten oder einen tumorartigen Aspekt bieten (→ Abb. 35.2). Frühzeitige Verkalkungen gelten als typisch.

Malignes Lymphom

Die Lymphknoten eines malignen Lymphoms sind unterschiedlich geformt. Sie können ähnlich wie reaktive Lymphknoten noch eine erhaltene Feinarchitektur aufweisen, sind aber überwiegend homogen echoarm, selten echoreich. Meist weisen sie jedoch eine rundliche oder polyzyklische Form auf. Der L/B-Quotient liegt dann < 2. Sie können multinodulär auftreten (→ Abb. 35.3 und → Abb. 34.2, → Abb. 34.3, → Abb. 34.3) oder tumorartig in Bulky-Formation (→ Abb. 35.4). Charakteristisch ist, dass sie nicht wie Lymphknotenmetastasen infiltrierend wachsen, sondern Gefäßgrenzen respektieren. Dadurch entstehen charakteristische **Sandwich-Formationen** (→ Abb. 35.5). Lymphome können die großen Gefäße und deren Äste ummanteln und nach ventral verdrängen, der Abstand zwischen Wirbelsäule und großen Gefäßen beträgt dann > 0,5 cm. Selten sind Lymphome echoreich und ohne scharfe Begrenzung (→ Abb. 35.6).

> Lymphome wachsen nicht infiltrativ und respektieren Gefäßgrenzen, sodass charakteristische Sandwich-Formationen entstehen.

Hodgkin-Lymphome betreffen jüngere Patienten und **beginnen lokal,** oft im Kopf-Hals-Gebiet und breiten sich lymphogen axial aus. Ein abdomineller Befall ist zum Zeitpunkt der Diagnose im Gegensatz zum Non-Hodgkin-Lymphom selten und sehr viel geringer ausgeprägt.
Non-Hodgkin-Lymphome betreffen meist ältere Patienten, zeigen zum Diagnosezeitpunkt oft bereits einen **ausgedehnten mesenterialen und retroperitonealen Befall.** In vielen Fällen liegen außerdem ein extranodaler Organbefall (Leber, Milz, Gastrointestinaltrakt) und eine Splenomegalie vor. Eine unklare generalisierte Lymphknotenschwellung spricht eher für ein malignes Non-Hodgkin-Lymphom.

Lymphknotenmetastasen

Lymphknotenmetastasen befinden sich bevorzugt im Lymphabflussgebiet des Ausgangstumors und sind im Rahmen des Tumor-Stagings prognostisch von großer Bedeutung. Sie sind rundlich oder polyzyklisch geformt (L/B-Quotient < 2) mit unterschiedlicher, manchmal inhomogener Echostruktur, oft auch unscharf begrenzt, gelegentlich mit liquiden Anteilen. Die Feinarchitektur ist zerstört (fehlendes Hiluszeichen). Im Farbdopplermodus findet man fehlende, aberrante oder chaotische Gefäße mit Verlust des gleichmäßigen baumartigen Flusses, sowie subkapsuläre Gefäße (Feeding Vessels, → Abb. 34.8). Im Gegensatz zu Lymphomen wachsen Lymphknotenmetastasen infiltrativ und respektieren Organ- und Gefäßgrenzen nicht. Initial unterscheiden sich metastatische nicht immer von normalen oder reaktiven Lymphknoten. Größere Lymphknoten können zentral liquide echofreie Nekrosezonen aufweisen. Eine Größe von > 2 cm, ebenso wie eine unregelmäßige Verdickung des Parenchyms sind suspekt (→ Abb. 34.9).

Verwechslungsmöglichkeiten

Viele Befunde im Abdomen ähneln auf den ersten Blick vergrößerten Lymphknoten oder Raumforderungen. Die kaudalen Pole einer **Hufeisenniere** sind mit einer Parenchymbrücke verbunden, die eine Raumforderung vortäuschen kann (→ Abb. 25.8).

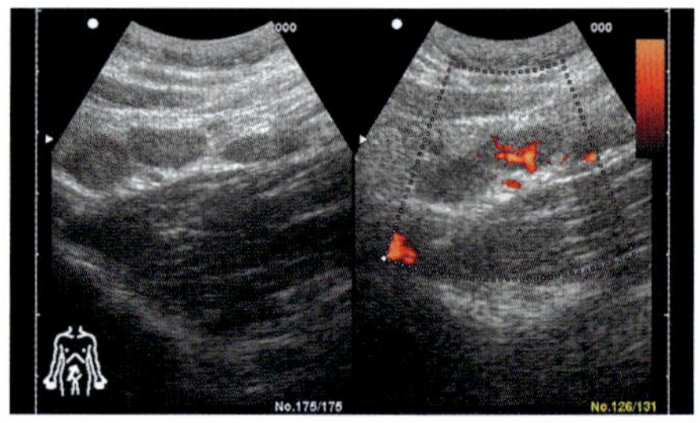

Abb. 35.1 Ventral des gefiederten M. ileopsoas sind drei längsovale reaktive Lymphknoten bei Lymphadenitis mesenterialis zu erkennen. Im Farbmodus erkennt man die betonte baumartige Vaskularisation. [M512]

Der thrombosierte Anteil eines **Aortenaneurysmas** ähnelt in manchen Fällen periaortalen Lymphknotenkonglomeraten (→ Abb. 8.7).
Bei chronischen Hepatitiden und Leberzirrhose kommt es zu einer Vergrößerung und Verplumpung des **Lobus caudatus,** wodurch eine Raumforderung vorgetäuscht werden kann (→ Abb. 12.3). Ein prominenter Ausläufer des Lobus caudatus wird **Proc. papillaris** genannt (→ Abb. 35.7). Die Darstellung der Verbindung zur übrigen Leber ermöglicht die richtige Einschätzung.
Nebenmilzen können von Lymphomen anhand ihrer Echotextur und der unterschiedlichen Kontrastmitteldynamik unterschieden werden (→ Abb. 27.8).
Die **linke Nierenvene** ist im aortomesenterialen Winkel komprimiert und proximal davon erweitert. Unter eingeschränkten Sichtbedingungen kann dies zu Verwechslungen führen (→ Abb. 7.10).
Auch die **Pars horizontalis duodeni** verläuft im aortomesenterialen Winkel quer über die Aorta. Sie lässt sich im Querschnitt anhand des Verlaufs und durch den Nachweis peristaltischer Bewegungen unterscheiden (→ Abb. 30.5).
Eine **Psoaseinblutung** kommt unter gerinnungshemmender Therapie oder nach Traumata vor. Sie wird von starken Schmerzen in der Flanke besonders bei Hüftbeugung gegen Widerstand begleitet. Sonografisch findet man einen verdickten echoarmen Muskel. Die Fiederung des Muskels ist aufgehoben. **Psoasabszesse** stellen sich sonografisch ähnlich dar, sie gehen mit Fieber und Entzündungszeichen einher.
Bei der seltenen **retroperitonealen Fibrose (Morbus Ormond)** kommt es zu einer echoarmen Ummauerung der großen Gefäße und des Ureters, die zu einem beidseitigen Harnstau führt.

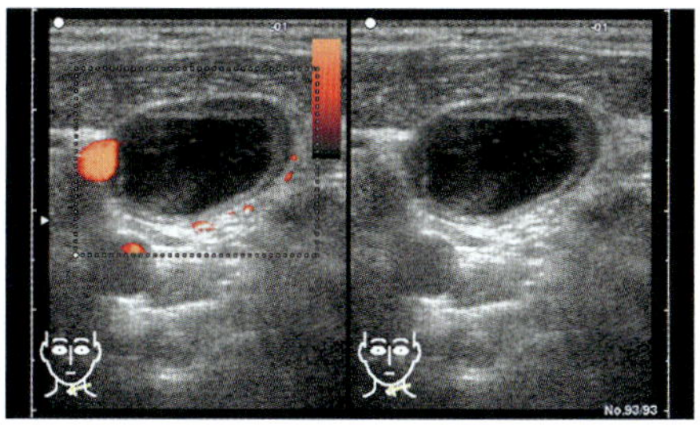

Abb. 35.2 Zentral liquider Lymphknoten [M512]

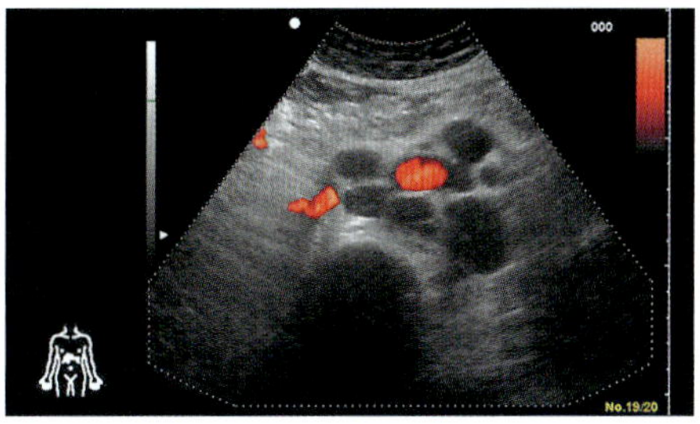

Abb. 35.3 Ausgedehnter mesenterialer und retroperitonealer Befall bei Non-Hodgkin-Lymphom. Angeschnittene Gefäße sind farbig kodiert. [M512]

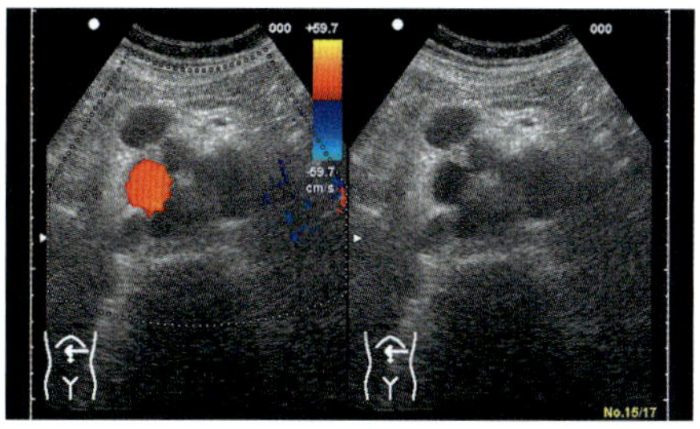

Abb. 35.4 Lymphknoten in Bulky-Formation [M512]

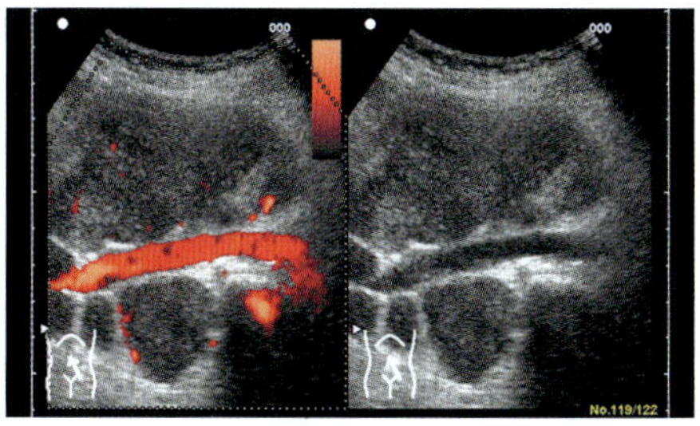

Abb. 35.5 Non-Hodgkin-Lymphom: Sandwich-Formation [M512]

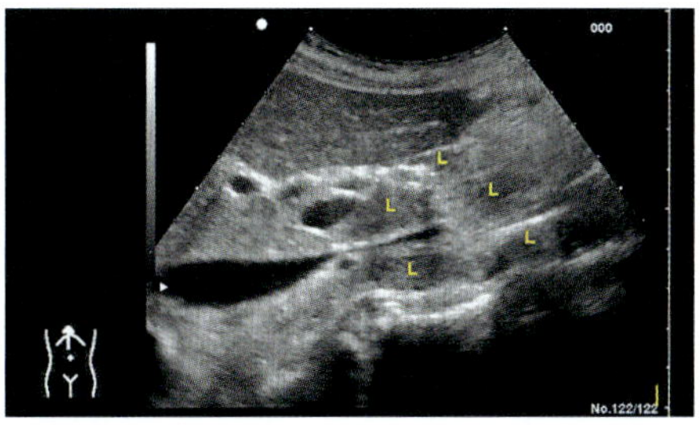

Abb. 35.6 Echoreichere, unscharf begrenzte Lymphome (L) ummanteln und verdrängen die V. cava. [M512]

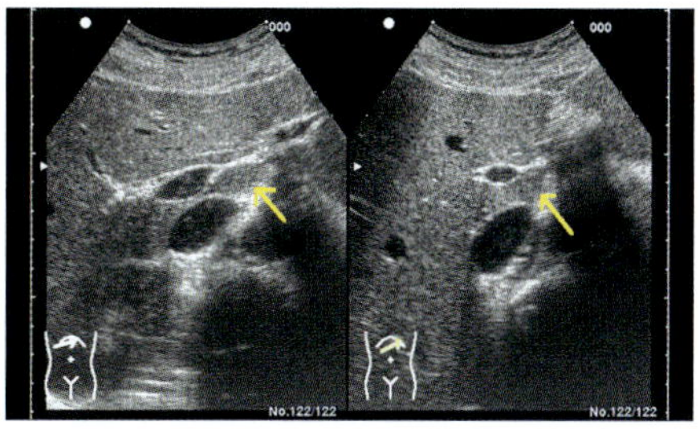

Abb. 35.7 Ein Ausläufer des Lobus caudatus (Proc. papillaris, Pfeil) täuscht einen Hiluslymphknoten vor. [M512]

Zusammenfassung

- Bei der Routineuntersuchung der Gefäße werden die Lymphknotenstationen mit untersucht.
- Die Ursache einer zufällig gefundenen pathologischen Lymphknotenvergrößerung lässt sich sehr oft aus dem klinischen Kontext und aus Verteilung und Form der Lymphknoten ableiten.
- Bei bekannten Tumorerkrankungen müssen die drainierenden Lymphknotenbahnen gezielt aufgesucht werden.
- Die Detailauflösung der Sonografie mit hochfrequenten Schallköpfen wird mit keiner anderen bildgebenden Methode erreicht.

Methode

Mit dem Begriff **Focused abdominal Sonography for Trauma** oder **Focused Assessment with Sonography for Trauma (FAST)** wird ein standardisierter sonografischer Untersuchungsgang bezeichnet, mit dem bei Traumapatienten eine Einblutung in die serösen Körperhöhlen des Abdomens und des Thorax nachgewiesen oder ausgeschlossen wird. Im Abstand weniger Minuten kann er wiederholt werden, um die Progredienz einer Blutung zu erkennen.

Die FAST-Untersuchung dauert nur einige Sekunden bis Minuten und behindert damit notwendige therapeutische Maßnahmen nicht. Es werden gezielt nur wenige Schnittebenen aufgesucht, sodass zunächst auf eine technisch schwierige und zeitraubende Darstellung von Organrupturen verzichtet werden kann. Die Aussagekraft von FAST ist sehr hoch, Sensitivität und Spezifität werden mit 90–100 % angegeben.

Unter **präklinischer Sonografie (p-FAST)** versteht man den Einsatz der FAST-Methode schon am Unfallort mit miniaturisierten Geräten (→ Abb. 36.1). Dies ist besonders nützlich, um die Dringlichkeit und Transportpriorität eines Verletzten einzuschätzen, z. B. auch zur Triage bei mehreren Verletzten. Mit keiner anderen klinischen Methode kann eine akute lebensbedrohliche Blutung so schnell und zuverlässig erkannt werden. Auch die entsprechende Auswahl eines geeigneten Zielkrankenhauses und die Vorabinformation des dortigen Ärzteteams kann zu lebensrettender Zeitersparnis beitragen.

Als **Extended FAST** wurde die zusätzliche sonografische Suche nach einem Pneumothorax bezeichnet, die sich besonders beim okkulten Pneumothorax der konventionellen Röntgen-Thoraxaufnahme überlegen zeigt (→ Kap. 37).

Weitere standardisierte sonografische Untersuchungsverfahren in Notfallsituationen sind die **FEER (fokussierte echokardiografische Evaluation bei Reanimation)** und **THOLUUSE (Thorax-, Trachea- and Lung-Ultrasound in Emergencies).** Diese Verfahren werden z. T. noch unterschiedlich und überschneidend definiert.

Anatomische Grundlagen

Der Patient befindet sich am Unfallort, auf dem Transport oder im Schockraum i. d. R. in der Rückenlage. Entsprechend sammelt sich freies intraperitoneales Blut, der Schwerkraft folgend, in den am tiefsten gelegenen anatomischen Räumen. Diese liegen entsprechend der Krümmung der Wirbelsäule im kranialen und kaudalen Anteil der Peritonealhöhle (→ Abb. 36.2). Der kaudale Bereich entspricht dem Douglas-Raum, der sich beim Mann dorsal der Harnblase, bei der Frau dorsal des Uterus befindet. Die kranialen, am tiefsten gelege-

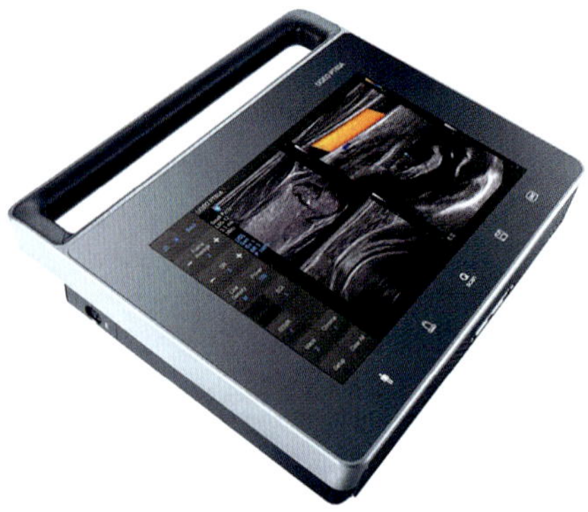

Abb. 36.1 Miniaturisiertes Gerät, Samsung PT60A [V649]

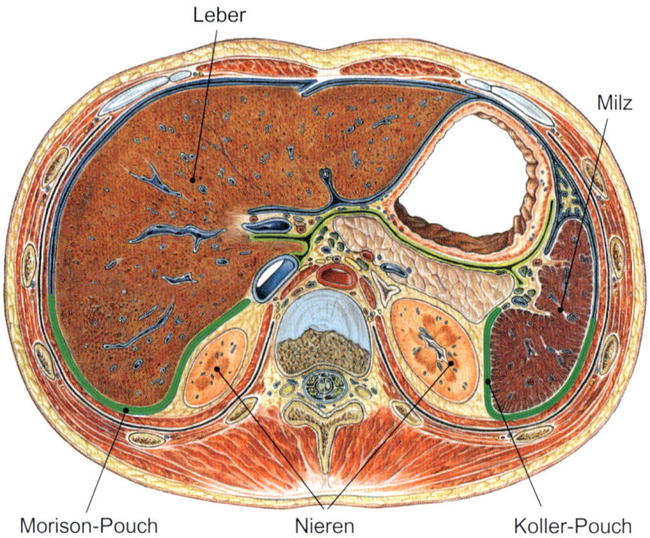

Abb. 36.3 Querschnitt durch den Oberbauch. Flüssigkeit sammelt sich beim liegenden Patienten an den tiefsten Stellen. Rechts Morison-Pouch zwischen Leber und Niere, links Koller-Pouch zwischen Milz und Niere. [S007]

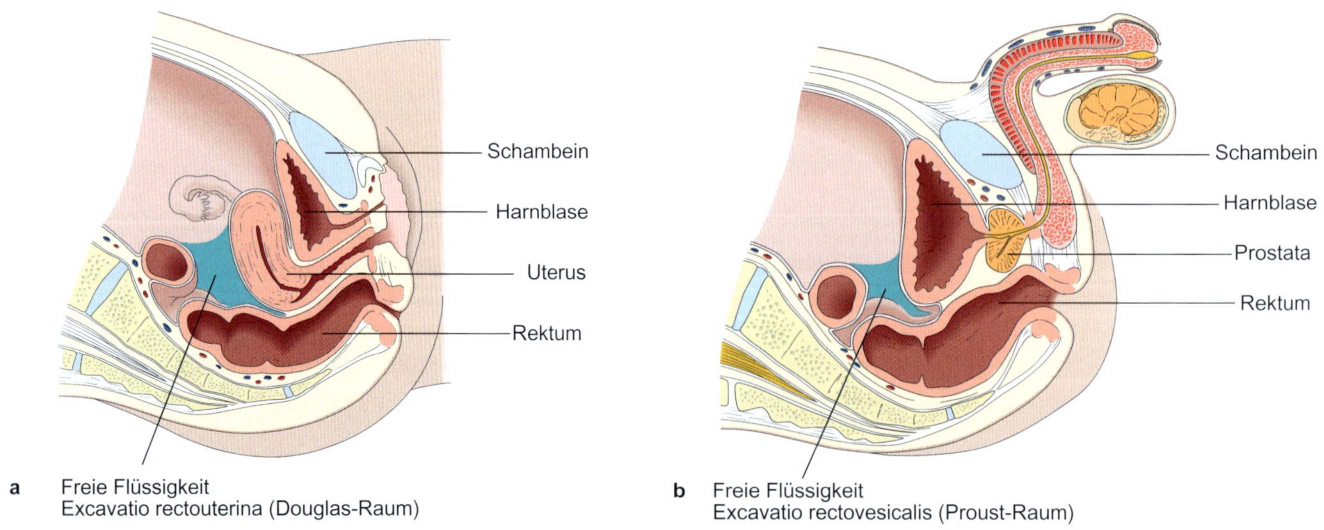

Abb. 36.2 Kleine Flüssigkeitsmengen (blau) sammeln sich entsprechend der Schwerkraft an den tiefsten Stellen. Bei der Frau (a) dorsal des Uterus (im Douglas-Raum); beim Mann (b) dorsal der Harnblase (Proust-Raum) [L190]

nen Räume liegen weit laterodorsal, da sich das Peritoneum in der Mitte des Abdomens nach vorne wölbt (→ Abb. 36.3). Freie intraperitoneale Flüssigkeit sammelt sich rechts zwischen Leberhinterrand und Niere (Morison-Pouch) und links zwischen Milzhinterrand und Niere (Koller-Pouch).

Untersuchungstechnik

Zum Aufsuchen von freier Flüssigkeit wird der Schallkopf in standardisierten Schnittebenen aufgesetzt (→ Abb. 36.4) und die Region durch Kippen des Schallkopfes durchgemustert.

Schnittebene 1 (mittlere Axillarlinie rechts kranial)

Die Untersuchung beginnt rechts im 8.–10. Interkostalschnitt etwa in der mittleren Axillarlinie. Der Schallkopf ist um 45° gedreht und passt sich dem Verlauf der Rippen an. Durch Hin- und Herkippen des Schallkopfs wird die dorsale Leberrundung eingestellt. Normalerweise verdeckt kranial echoreiche Luft in der Lunge die Sicht, die sich atemabhängig bewegt (→ Abb. 36.5a). Ein **Hämatothorax** wird als echoarme bis echofreie Zone im Pleuraraum kranial des echoreichen Zwerchfells sichtbar (→ Abb. 36.5b). Innerhalb der echoarmen Flüssigkeit kann sich die Lunge lufthaltig echoreich oder komprimiert als schalltransparentes Organ ähnlich der Leber darstellen.

Schnittebene 2 (mittlere Axillarlinie rechts kaudal)

Verschiebt man den Schallkopf einige Zentimeter nach kaudal und passt die Schallkopflage dem Längsverlauf der Niere an, so lässt sich der **Morison-Pouch** zwischen Leberunterrand und Niere gut einsehen (→ Abb. 36.6a), in dem bei intraabdominellen Blutungen kleine Flüssigkeitsmengen frühzeitig nachgewiesen werden können (→ Abb. 36.6b).

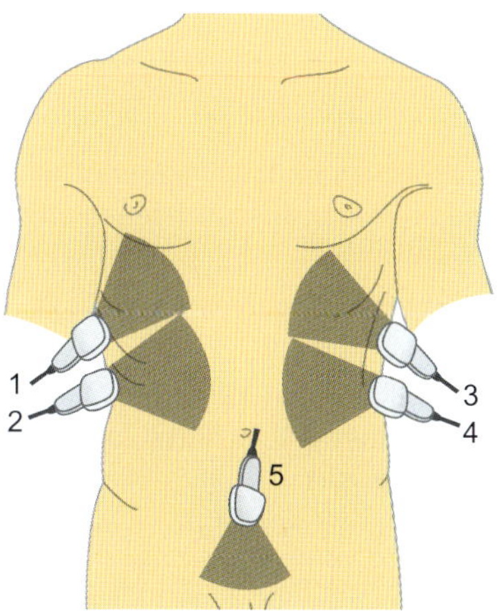

Abb. 36.4 Standardisierte Schallkopfeinstellungen bei der FAST-Methode [L231]

Schnittebene 3 (hintere Axillarlinie links kranial)

Auf der linken Seite, etwa einen Interkostalraum höher als rechts, in der hinteren Axillarlinie wird der Schallkopf im 45°-Winkel dem Rippenverlauf angepasst. Durch Kippbewegungen lässt sich die Milz mit der kranial angrenzenden echoreichen atemverschieblichen Lunge darstellen (→ Abb. 36.7a). Wie auf der Gegenseite zeigt sich ein **Hämatothorax** als echoarmer Bereich kranial des echoreichen Zwerchfells (→ Abb. 36.7b). Kleine intraabdominelle Blutmengen werden als echoarmer Saum zwischen Zwerchfell und Milzoberfläche erkennbar.

Schnittebene 4 (hintere Axillarlinie links kaudal)

Der Schallkopf wird um einen ICR nach kaudal verschoben und dem Längsschnitt der Niere angepasst. Hier befindet sich der **Koller-Pouch** zwischen Milz und Niere (→ Abb. 36.8a), in dem freie Flüssigkeit gezielt aufgesucht wird (→ Abb. 36.8b).

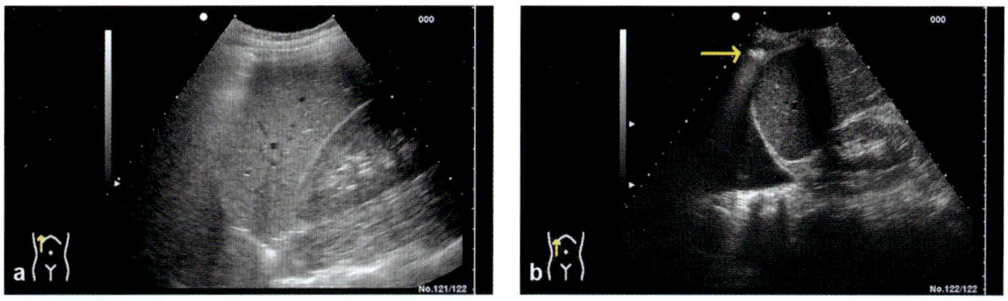

Abb. 36.5 Schnittebene 1: mittlere Axillarlinie rechts kranial. Echoreiche, lufthaltige Lunge verdeckt die Leberkuppe (a). Der Pleuraraum ist mit echofreiem Blut gefüllt (b). Nur ein kleiner Anteil der lufthaltigen Lunge ist noch zu erkennen (Pfeil). [M512]

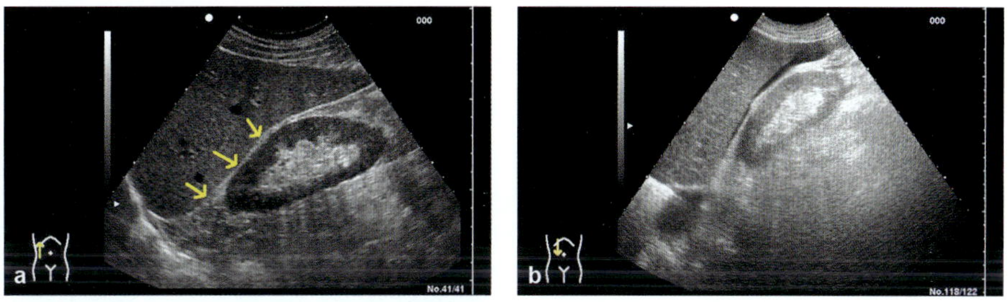

Abb. 36.6 Schnittebene 2: mittlere Axillarlinie rechts kaudal. Der Morison-Pouch (Pfeile) befindet sich zwischen Leber und Niere (a). Im Morison-Pouch zeigt sich ein schmaler Flüssigkeitssaum (b). [M512]

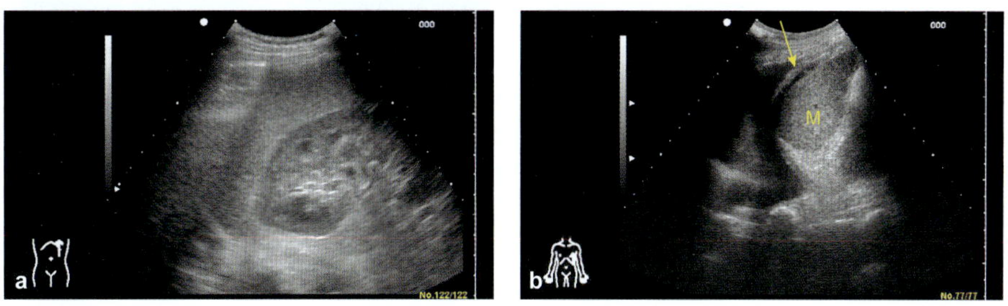

Abb. 36.7 Schnittebene 3: hintere Axillarlinie links kranial. Echoreiche lufthaltige Lunge verdeckt die Milzkuppe (a). Echofreie Flüssigkeit befindet sich im Pleuraraum und zwischen Zwerchfell (Pfeil) und Milz (M) (b). [M512]

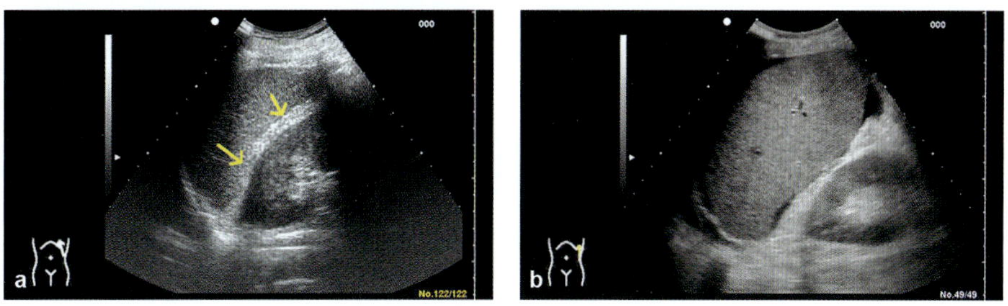

Abb. 36.8 Schnittebene 4: hintere Axillarlinie links kaudal. Koller-Pouch (Pfeile) zwischen Milz und Niere (a). Zu erkennen ist ein sehr schmaler echofreier Flüssigkeitssaum perisplenisch und im Koller-Pouch (b). [M512]

Schnittebene 5 (Unterbauchschnitte)

Der Douglas-Raum wird in einem medianen Längsschnitt über der Symphyse aufgesucht. Er befindet sich zwischen Uterus und Rektum bei der Frau (→ Abb. 36.9a, b). Kleinere Flüssigkeitsmengen sind hier in Abhängigkeit von der Periode physiologisch.
Beim Mann liegt er zwischen Blase und Rektum (→ Abb. 36.9c). Im Querschnitt wird der Schallkopf so weit wie möglich hinter die Symphyse gekippt. Wenig Flüssigkeit stellt sich als echoarme Dreiecke beidseits der echofreien Harnblase dar (→ Abb. 36.10).

Große Flüssigkeitsmengen

Große Flüssigkeitsmengen sind auch außerhalb der Standardschnitte leicht zu erkennen. Die am echoreichen Mesenterium hängenden Darmschlingen schwimmen wie „Blumen am Stiel" in der echofreien Flüssigkeit (→ Abb. 36.11), der Uterus ist vollständig von Flüssigkeit umgeben (→ Abb. 36.12).

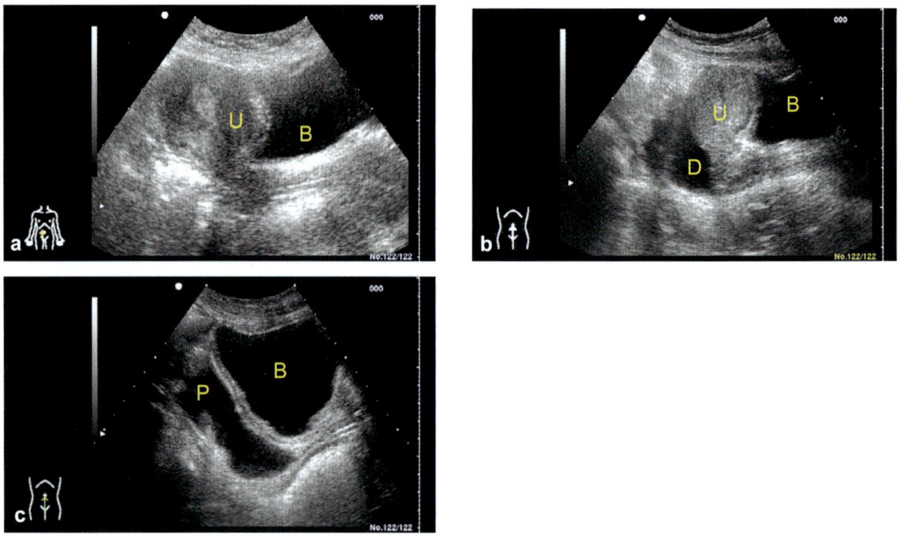

Abb. 36.9 Schnittebene 5: Unterbauchlängsschnitt. Douglas-Raum (D) bei der Frau dorsal des Uterus (U) ohne Flüssigkeit (a), mit Flüssigkeit (b). Beim Mann (c) dorsal der Blase (B) im Proust-Raum (P). [M512]

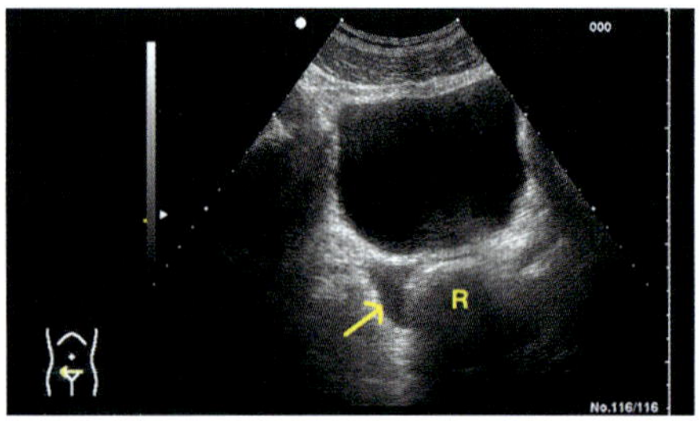

Abb. 36.10 Im Querschnitt beim Mann dorsal der Blase echoreiches Rektum (R) mit dorsaler Schallauslöschung. Rechts davon zwischen Blase und Rektum kleine echofreie dreiecksförmige Flüssigkeitsansammlung im Proust-Raum (Pfeil). [M512]

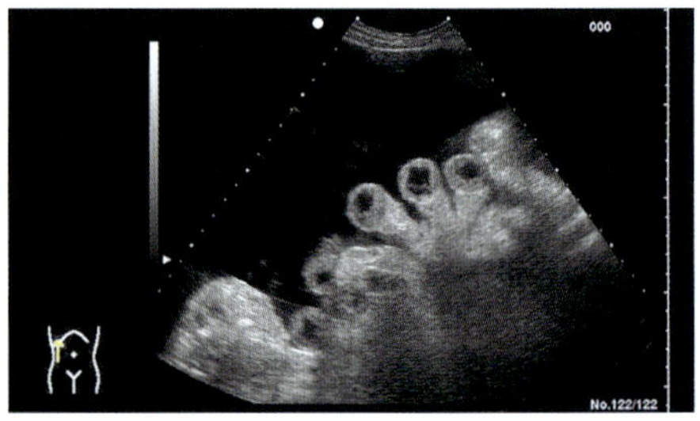

Abb. 36.11 Längsschnitt im rechten Mittelbauch: In großen Flüssigkeitsmengen schwimmen die am Mesenterium hängenden Darmschlingen wie „Blumen am Stiel". [M512]

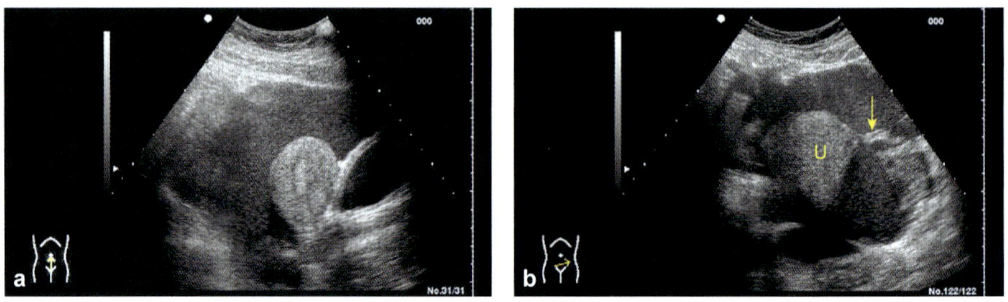

Abb. 36.12 Große Flüssigkeitsmengen
a) Unterbauchlängsschnitt: Große echoarme Blutmengen umgeben den Uterus vollständig.
b) Unterbauchquerschnitt: Man sieht den Uterus (U) samt Parametrien (Pfeil) in der Flüssigkeit. [M512]

Zusammenfassung

- Die FAST-Sonografie ist die schnellste Methode, bei verunfallten Patienten lebensbedrohliche Blutungen im Bauchraum und im Thorax auszuschließen oder nachzuweisen.
- Die Untersuchung erfolgt in wenigen Standardschnitten und dauert nur einige Sekunden bis Minuten.
- Die FAST-Sonografie kann schon präklinisch am Unfallort (p-FAST) mit miniaturisierten Geräten durchgeführt werden. Sie gibt zuverlässig Aufschluss über Transportdringlichkeit und die Auswahl des Zielkrankenhauses.
- Mit der FAST-Methode wird gezielt nach freier Flüssigkeit im Abdomen und Thorax gesucht.
- Freie Flüssigkeit im Abdomen sammelt sich zuerst in Morison-Pouch, Koller-Pouch und Douglas-Raum.

Anatomie und Untersuchungstechnik

Der Thoraxraum ist wegen seiner knöchernen Grenzen und des Luftgehalts der Lungen normalerweise sonografisch schlecht einsehbar. Liegen dagegen pathologische Veränderungen vor, sind die Sichtverhältnisse oft überraschend gut.
Schon bei der Untersuchung des Abdomens in Subkostalschnitten wird der Thorakalraum durch das Zwerchfell hindurch sichtbar (→ Abb. 37.5). Darüber hinaus wird der Thoraxraum am liegenden oder sitzenden Patienten in interkostalen Schnitten durchgemustert. Man verwendet hochauflösende Schallköpfe mit einer Frequenz von 5–10 MHz, für tieferliegende Prozesse 3,5 MHz. Durch Verwendung der Lungensonografie kann eine Reduktion der Thoraxröntgen- und CT-Aufnahmen auf Intensivstationen und in Notaufnahmen erzielt werden.

Normalbefunde

In der Thoraxwand können Unterhautfettgewebe, Muskulatur, Gefäße und knöcherne Strukturen beurteilt werden. An der Grenze der Thoraxwand zum Thoraxraum sieht man mit hochauflösenden Schallsonden die **Pleura parietalis** als feine echoreiche Linie, die zum Schallkopf hin von einer echoärmeren Linie aus Fett und Bindegewebe begleitet wird. Die **Pleura visceralis** bildet sich zusammen mit der lufthaltigen Lunge als reflexreiche Linie ab (→ Abb. 37.7), die sich mit der Atmung bewegt **(Lungengleiten).**
Wichtige Artefakte mit differenzialdiagnostischer Bedeutung sind die A- und B-Linien. Die **A-Linien** sind echoreiche horizontal verlaufende Wiederholungsechos (Reverberationsartefakte) der **Pleuralinie** (→ Abb. 37.1).
Vertikal dazu verlaufen die atembeweglichen **B-Linien**. Sie entsprechen Reverberationsartefakten bzw. Kometenschweifartefakten, die an der **Pleura visceralis** entstehen (→ Abb. 37.7, → Abb. 37.18). Mehr als drei B-Linien pro Zwischenrippenraum gelten als pathologisch (→ Abb. 37.20).
Konsolidierungen (z. B. Pneumonie, Atelektase) verdrängen Luft aus den Lungen, wodurch sie schalltransparent werden und eine Leber-ähnliche Echotextur annehmen. In der Farbdarstellung werden dann auch intrapulmonale Gefäße sichtbar (→ Abb. 37.12).

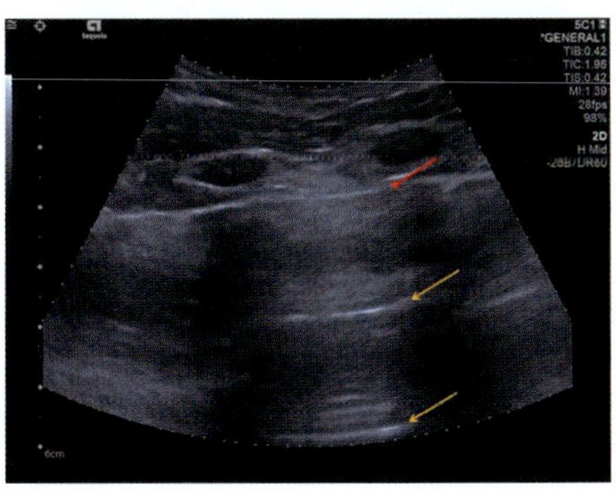

Abb. 37.1 Normale Pleuralinie (roter Pfeil) und A-Linien (gelbe Pfeile) [H032-006]

Pathologische Veränderungen

Veränderungen der Thoraxwand

Pathologische Veränderungen der Thoraxwand, wie Hämatome, Tumoren, vergrößerte Lymphnoten, Gefäßthrombosen (→ Abb. 37.2) oder unklare Palpationsbefunde lassen sich im Ultraschall gut darstellen. Auch Veränderungen an den knöchernen Strukturen sind der Sonografie zugänglich. **Rippenfrakturen** zeigen eine Unterbrechung des echoreichen Kortikalisbandes, ggf. eine Stufenbildung, die sich atemabhängig bewegt und ein echoarmes Hämatom an der Frakturstelle (→ Abb. 37.3). Osteolytische **Metastasen** führen häufig zu einer umschriebenen echoarmen Auftreibung und einer verschmälerten oder unterbrochenen Kortikalis.

Veränderungen an Pleura und Lungen

Pleuraerguss

Pleuraergüsse sind auf Standardröntgenaufnahmen erst ab einer Größe von 150 ml erkennbar. Sonografisch lassen sich auch kleinste Ergussmengen nachweisen. Transsudate sind i. d. R. echofrei, Exsudate enthalten dagegen häufig mehr oder weniger feine Binnenechos, die sich in der Flüssigkeit bewegen (→ Abb. 37.4). Binnenechos, Fibrinfäden und Kammerungen kommen bei entzündlichen und malignen Ursachen oder Einblutungen vor (→ Abb. 37.5). Gekammerte Ergüsse lassen sich unter Ultraschallsicht gezielt entleeren. Für eine grobe Einschätzung des Ergussvolumens in Milliliter wird die maximale kraniokaudale Ergusshöhe an der lateralen Thoraxwand am sitzenden Patienten in Zentimetern gemessen und mit 90 multipliziert.

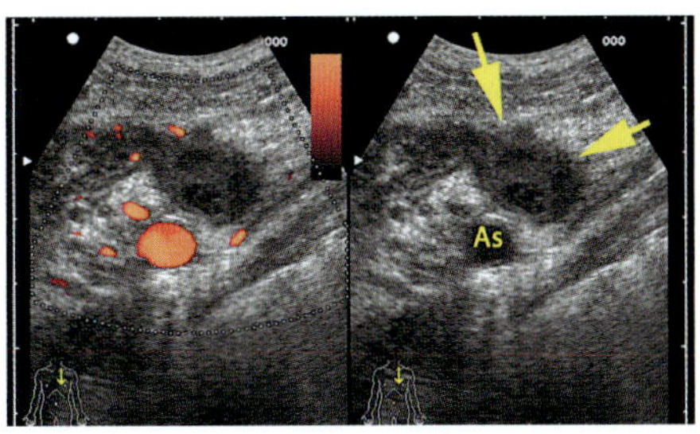

Abb. 37.2 Subclaviathrombose (Pfeile) mit erweitertem echogenem Lumen neben der A. subclavia (As) [M512]

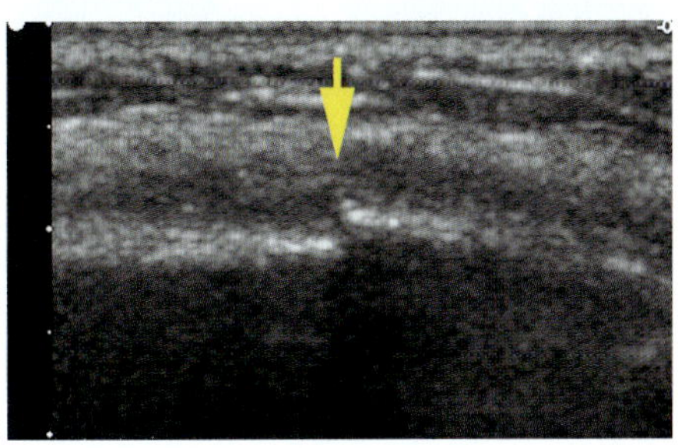

Abb. 37.3 Rippenfraktur mit Stufenbildung und echoarmem Begleithämatom [M512]

> Transsudate sind meist echofrei, Exsudate sind unterschiedlich echogen.

Pneumothorax

Die normale Lunge mit der atemverschieblichen reflexreichen Pleura visceralis und den mit der Atmung wandernden vertikalen Kometenschweifartefakten **(B-Linien)** ist normalerweise gut zu erkennen **(„Lungengleiten“).**
Bei Vorliegen eines Pneumothorax befindet sich freie Luft unmittelbar hinter der Pleura parietalis, die sich ebenfalls als reflexreiche Linie abbildet. Das Lungengleiten fehlt hier jedoch. Dorsal der Linie sieht man häufig stark akzentuierte, waagerechte Wiederholungsechos (**A-Linien,** → Abb. 37.6). Diese A-Linien fehlen im Bereich der normalen Lunge oder sind weniger akzentuiert. Der Übergang von normaler Lunge zum Pneumothorax wird **Lungenpunkt** genannt.

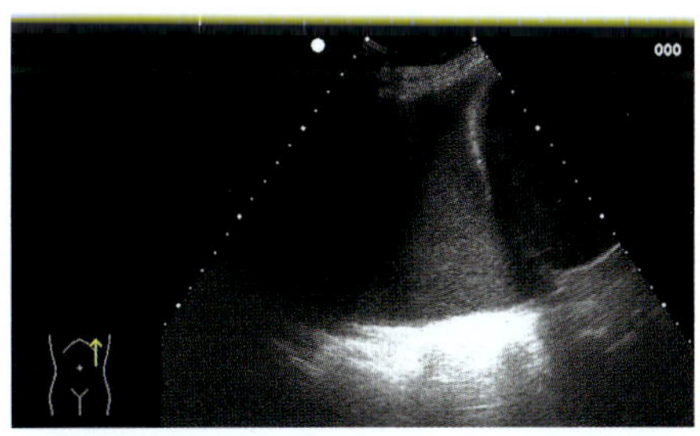

Abb. 37.4 Ausgedehnter Pleuraerguss mit echoreichem Exsudat [M512]

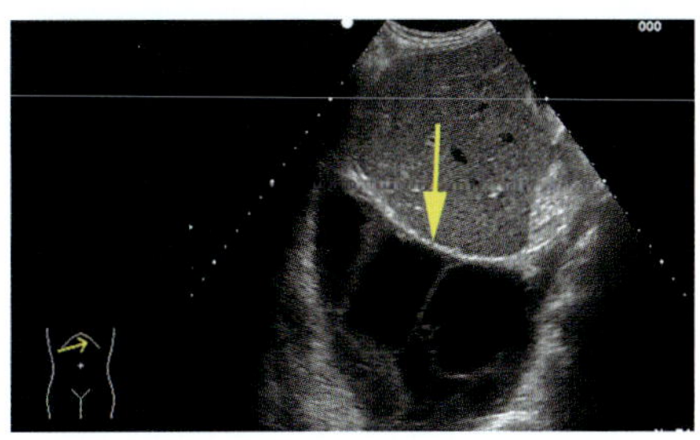

Abb. 37.5 Bei der Durchmusterung der Leber im subkostalen Schrägschnitt zeigt sich kranial des Zwerchfells (Pfeil) ein ausgedehnter echofreier Pleuraerguss mit feinen Septen, die teilweise suspekt knotig verbreitert sind. [M512]

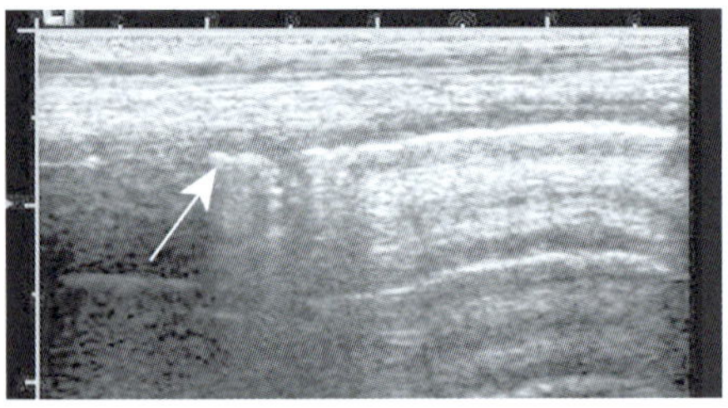

Abb. 37.6 Pneumothorax: fehlendes Lungengleiten, waagerechte Reverberationsechos (A-Linien) im Bereich des Pneumothorax. Lungenpunkt (Pfeil) am Übergang zur normalen Lunge. [M984]

> Zeichen des Pneumothorax sind: fehlendes Lungengleiten, fehlende B-Linien, Nachweis des Lungenpunkts, prominente A-Linien, fehlender Lungenpuls. Der Nachweis von Lungengleiten, B-Linien, Lungenpuls schließt einen Pneumothorax im eingesehenen Bereich aus.

Im **TM-Modus** erkennt man die normale Lunge am **Seashore-Zeichen** (→ Abb. 37.7). Die unbewegliche Thoraxwand bildet sich dabei als feines Linienmuster ab **(„Sky")**. Unter der weißen Pleuralinie wird durch die Lungenbewegung und Gefäßpulsationen ein granuliertes Muster erzeugt **(„Beach")**. Innerhalb des granulierten Musters erkennt man die Herzaktionen als **Lungenpuls** in Form von feinen vertikalen Streifen.
Im Bereich des **Pneumothorax** fehlt die Granulierung. Es bildet sich stattdessen ein Linienmuster ab, das **Barcode-Muster** genannt wird (→ Abb. 37.8). Im TM-Modus entspricht der **Lungenpunkt** dem Übergang von normaler Granulierung zum Barcode-Muster.
Bei Zuständen, die die Lungenbeweglichkeit behindern (Adhäsionen, einseitige Intubation bei beatmeten Patienten) kann im TM-Modus durch Nachweis des Lungenpulses ein Pneumothorax im eingesehenen Bereich ausgeschlossen werden (→ Abb. 37.7). Er dient unter schwierigen Sichtbedingungen (z. B. fehlendes Lungengleiten, beatmeter Patient) als sicheres Unterscheidungsmerkmal von normalem Lungengewebe gegenüber einem Pneumothorax. Der Lungenpuls und das Lungengleiten können auch mit dem Farbdoppler nachgewiesen werden. Beim Pneumothorax zeigt sich kein Farbzeichen, da sich zentral der parietalen Pleura nichts bewegt.
Zum Nachweis eines Pneumothorax bewegt man die Ultraschallsonde am liegenden Patienten von der Medioklavikularlinie nach dorsobasal. Bei einem kleineren Pneumothorax lässt sich damit der Lungenpunkt auffinden. Die Höhe des Lungenpunkts erlaubt eine ungefähre Abschätzung der Ausdehnung des Pneumothorax. Ein großer Pneumothorax verdeckt die Lungenbeweglichkeit komplett.

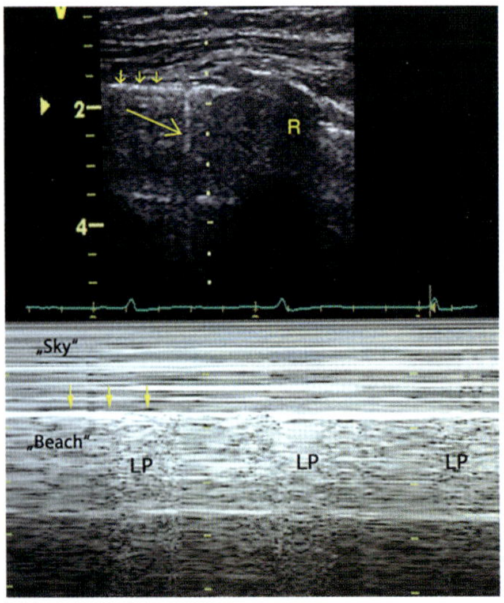

Abb. 37.7 Normale Lunge (Seashore-Zeichen). Im B-Bild: Rippe (R), Pleura (kleine Pfeile), B-Linie (großer Pfeil). TM-Darstellung (unten): horizontale Linien im Thoraxwandbereich (Sky). Unter der Pleuralinie (kleine Pfeile) granuliert bewegliche normale Lunge (Beach) mit sichtbarem Lungenpuls (LP). Darüber das eingespiegelte EKG. [M512]

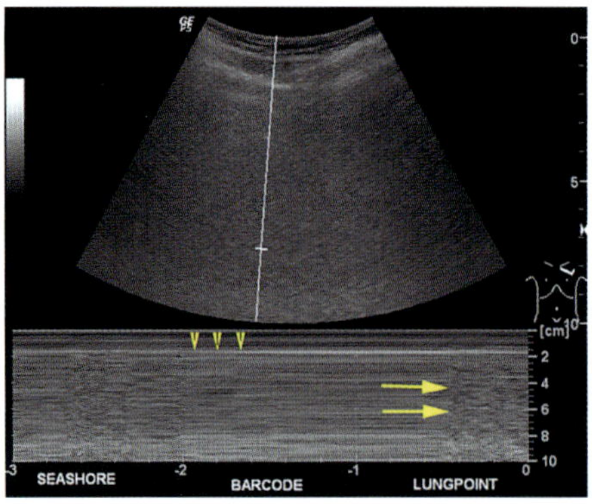

Abb. 37.8 Im TM-Modus erkennt man unterhalb der echoreichen Pleuralinie (kleine Pfeile) im Bereich des Pneumothorax horizontale Linien (Barcode), im Bereich normaler Lunge eine granulierte Struktur (Beach). Der Übergang entspricht dem Lungenpunkt (große Pfeile). [T770]

Atelektasen

Kompressionsatelektasen sind luftfrei und leberähnlich. Sie flottieren frei im Erguss und können den Luftgehalt atemabhängig verändern (**dynamisches Bronchopneumogramm;** → Abb. 37.9). **Obturationsatelektasen** betreffen nur einen umschriebenen Lungenanteil: Luftblasen sind nicht beweglich (**statisches Bronchopneumogramm**).

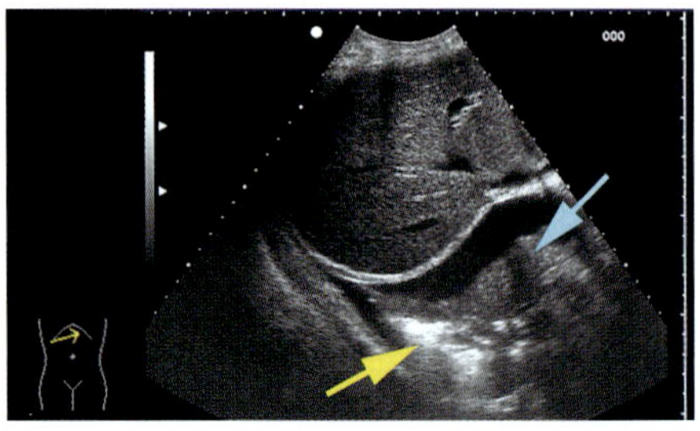

Abb. 37.9 Leberähnliche Echotextur der Lunge bei Kompressionsatelektase (blauer Pfeil). Unscharfer Übergang in lufthaltige Lungenanteile (gelber Pfeil). Der Luftgehalt ändert sich mit der Atmung. [M512]

Pneumonie

Entzündliche Infiltrationen verdrängen die Luft aus den Alveolen, wodurch die Lunge schalltransparent wird. Sie erhält dadurch eine leberähnliche Echotextur, in der die luftgefüllten Bronchien je nach Schallkopfhaltung als linsenförmige Binnenechos oder als baumartig verzweigte reflexreiche Steifen sichtbar werden (→ Abb. 37.10, → Abb. 37.11).
Luftbläschen in den Bronchien sind atemabhängig beweglich **(dynamisches Bronchopneumogramm).** Echoarme Flüssigkeit in den Bronchien **(Fluidobronchopneumogramm)** kann im Anfangsstadium sichtbar sein. Eine subpleurale echoarme Schicht wird als **Flüssigkeitsalveologramm** bezeichnet. Im Farbdoppler sind im entzündlich konsolidierten Bereich normal verzweigte Gefäße sichtbar (→ Abb. 37.11 und → Abb. 37.12). **Abszesse** stellen sich als umschriebene, mehr oder weniger echofreie Areale ohne Gefäße dar und können gezielt punktiert werden. Unter bestimmten klinischen Bedingungen (bewusstlose, komatöse Patienten, Intensivpatienten, rasche Orientierung unter Praxisbedingungen) ist der sonografische Pneumonienachweis sehr hilfreich und von hoher Treffsicherheit. Er ist der Auskultation und häufig der Röntgenübersichtsaufnahme, besonders im Liegen, zum Pneumonienachweis überlegen. Die Treffsicherheit für Pneumonien liegt

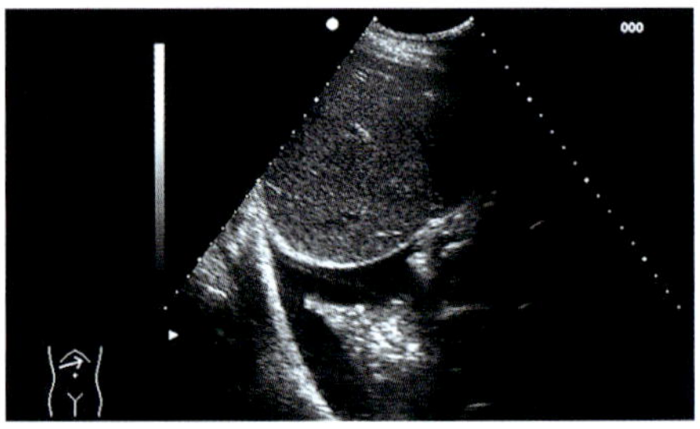

Abb. 37.10 Leberähnliche Echotextur mit linsenförmigen Lufteinlagerungen bei Pneumonie. Umgebender Pleuraerguss. [T770]

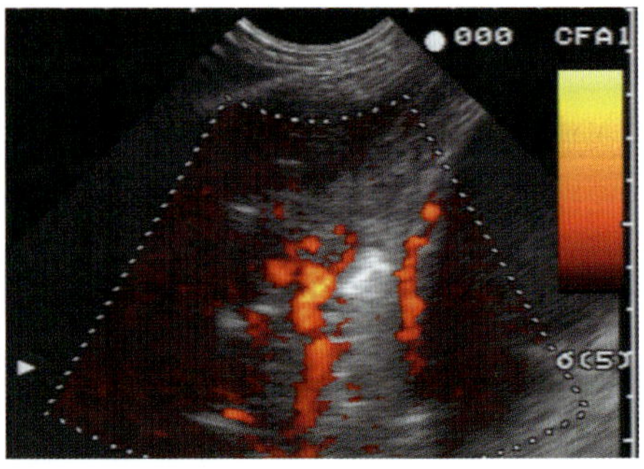

Abb. 37.11 Pneumonie, umgeben von echofreiem Pleuraerguss. Leberartige schalltransparente Lunge mit zentralen echoreichen atembeweglichen Luftstraßen (positives dynamisches Bronchopneumogramm). [M512]

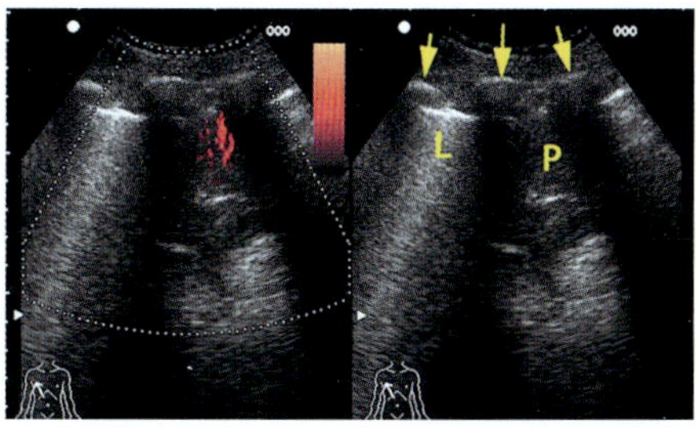

Abb. 37.12 Hinter den Rippen (Pfeile) normale lufthaltige Lunge (L) und echoarme pneumonische Konsolidierung (P) mit einzelnen Lufteinschlüssen. In der Farbdarstellung (linkes Bild) regelrecht verlaufende Gefäße im konsolidierten Bereich. [M512]

bei > 90 %. Zentral gelegene **Bronchopneumonien** werden nicht erkannt. Ein Pneumonieausschluss ist nicht möglich. Eine Röntgen-Thorax-Aufnahme oder ein Thorax-CT sind häufig nur bei negativem Sonografiebefund und weiterem klinischen Verdacht erforderlich. Bei Kindern wird inzwischen häufig aus strahlenhygienischen Gründen ausschließlich eine Ultraschalluntersuchung durchgeführt.

Kardiales Lungenödem („wet lung")

Eine pulmonalvenöse Stauung geht mit einer Häufung der B-Linien einher und zeigt sich schon vor dem Erscheinen der typischen Stauungszeichen im Röntgenbild oder CT. Man findet mehr als drei B-Linien pro Zwischenrippenraum, die beidseitig gleichmäßig ubiquitär angeordnet sind (→ Abb. 37.13). Der Schweregrad der Stauung ist proportional zur Anzahl der B-Linien und korreliert mit der Mortalität.

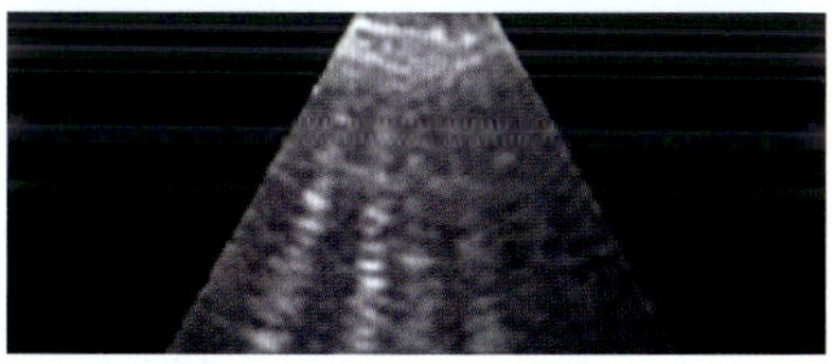

Abb. 37.13 Gleichmäßig ubiquitär vermehrte B-Linien bei Lungenödem [H032-006]

Lungenembolie/Lungeninfarkt

Lungenembolien können klinisch symptomarm und unspezifisch verlaufen und werden deshalb häufig übersehen. Vor allem kleine Lungenembolien auf Segmentarterienniveau werden sonografisch schon wenige Minuten nach dem Ereignis als charakteristische 1–2 cm große, dreiecksförmige echoarme Zonen, häufig mit abgerundeter Basis und einem **zentralen Luftreflex,** sichtbar (→ Abb. 37.14). Die Zone entspricht anfangs nicht einer Infarzierung, sondern einer hämorrhagischen Anschoppung der Alveolen, die sich vollständig zurückbilden kann.
Oft besteht ein kleiner Begleiterguss (**„Signalerguss"**), in dem eine Vorwölbung der

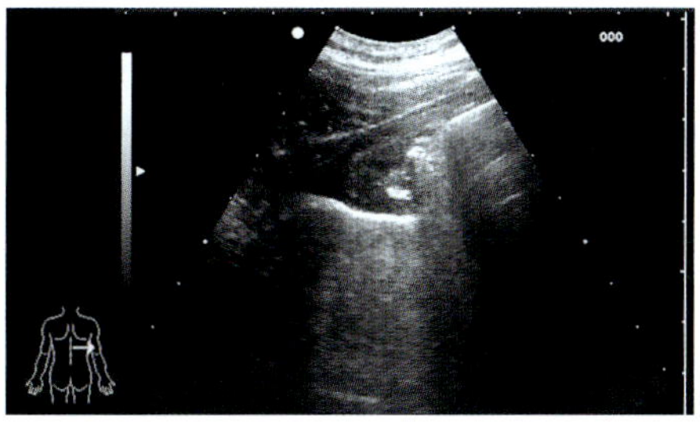

Abb. 37.14 Dreiecksförmiges, echoarmes Areal mit zentralem Luftreflex und kleinem Erguss bei Lungenembolie [M512]

echoarmen Zone und eine Einziehung im Randbereich sichtbar werden. In der Farbdarstellung zeigen sich keine Flusssignale. Ähnlich aussehende pleuritische Konsolidierungen unterscheiden sich durch frühe Kontrastmittelaufnahme. Die sonografische Darstellung von Lungenembolien gelingt früher und sensitiver als mit konventionellen Röntgenaufnahmen. Zirka 80 % der Lungenembolien sind sonografisch sichtbar. Die Lungenoberfläche wird dazu in Interkostalschnitten in verschiedenen Atemlagen durchgemustert. Die Embolien sind überwiegend dorsobasal lokalisiert. Ein lokaler atemabhängiger Schmerz hilft, sie rasch und gezielt aufzufinden. Ein Ausschluss ist nicht möglich, da zentrale Embolien nicht darstellbar sind.

Raumforderungen der Pleura und der Lunge

Pleurale Raumforderungen und randständige Tumore sind auch ohne Pleuraerguss gut dargestellt sichtbar (→ Abb. 37.15).
Ein Pleuraerguss wirkt als Schallfenster und verbessert den Überblick (→ Abb. 37.16).
Intrapulmonal und mediastinal gelegene Tumore sind nur sichtbar, wenn sie von luftfreiem Gewebe (z. B. entzündlich konsolidiert) umgeben sind. **Pleuraschwarten** stellen sich als bandförmige, mehr oder weniger echoarme Formationen dar, die liquide oder verkalkte Einschlüsse enthalten können (→ Abb. 37.17). Die Abgrenzung gegenüber Tumoren (z. B. Mesotheliomen) oder Abszessen kann schwierig sein.
Das vordere obere **Mediastinum** ist gut einsehbar. Hier finden sich die meisten Me-

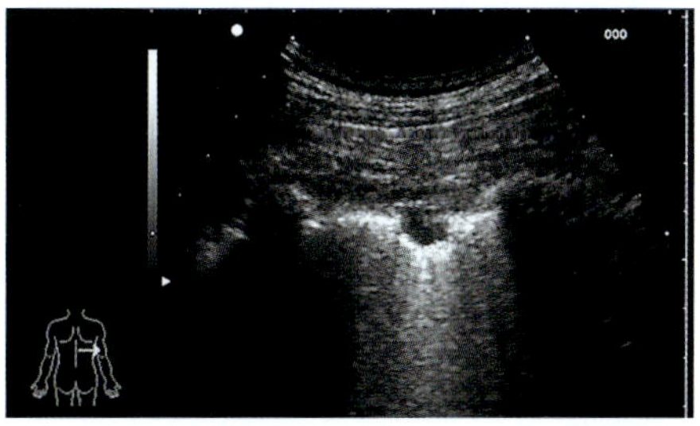

Abb. 37.15 5 mm große, mit der Lunge atembewegliche Metastase eines hypernephroiden Karzinoms. In der Röntgen-Thorax-Untersuchung wegen zu geringer Größe nicht sichtbar. [M512]

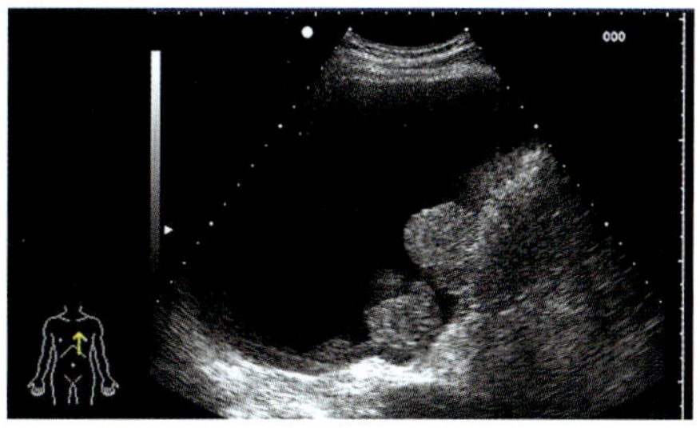

Abb. 37.16 Ausgedehnte pulmonale Metastasierung im Pleuraerguss gut sichtbar. Im Röntgen-Thorax-Bild stellt sich der Befund als Totalverschattung („weißer Thorax") dar, in dem eine Differenzierung zwischen Tumor und Flüssigkeit nicht möglich ist. [M512]

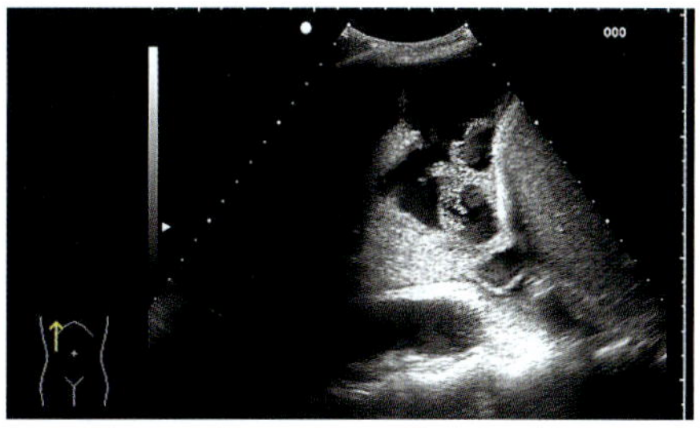

Abb. 37.17 Pleuraschwarte [M512]

diastinaltumore, wie **Lymphome, Thymome und Metastasen,** sodass schallgezielte diagnostische Punktionen und Therapiekontrollen unter Radio- oder Chemotherapie möglich sind.
In der farbkodierten Duplexsonografie erkennt man in Neoplasien atypisch verlaufende, korkenzieherartige Gefäße. Liegt in der Röntgen-Übersichtsaufnahme eine Totalverschattung (**„weißer Thorax"**) vor, so lassen sich sonografisch liquide, konsolidierte und solide Zonen sehr gut unterscheiden (→ Abb. 37.16).

COVID-19

Lungenveränderungen bei COVID-19 sind hochsensitiv und können zeitlich bereits vor spezifischen klinischen Manifestationen auftreten und vor einem positiven **PCR-Nachweis** (*polymerase chain reaction*). Die Lungensonografie erlaubt eine rasche Blickdiagnose und liefert wertvolle prognostische und therapieverändernde Hinweise in der Verlaufsbeurteilung. Die einzelnen Befunde sind nicht spezifisch. Sie können aber im klinischen Kontext und in einer endemischen Situation hochspezifisch sein.
Die **Lungensonografie** bei COVID-19 ist dem **CT** etwa gleichwertig und dem Lungen-Röntgen überlegen. Sie kann eine Schlüsselrolle in der Notaufnahme und auf Intensivstationen spielen. **POCUS** (Point-of-care-Ultraschall) vermindert Strahlenexposition, Therapieverzögerungen und unnötige Transporte von COVID-Hochrisikopatienten.
Für COVID-19-Patienten wird ein standardisierter Untersuchungsablauf empfohlen (Standarduntersuchungsbogen der DEGUM

→

unter https://www.degum.de/fileadmin/dokumente/service/Downloads/Poster_A4-Lungenultraschall-Protokoll_DEGUM_SGUM_OEGM_V3_06042020_Print_digital_NEU.pdf). Dazu werden die beiden Thoraxseiten in sechs Areale unterteilt (ventral, lateral, dorsal, jeweils kranial und kaudal). Die Areale werden einzeln untersucht und dokumentiert, um eine untersucherunabhängige Quantifizierung von Verlaufskontrollen und einen Vergleich mit anderen bildgebenden Methoden zu ermöglichen. Die geltenden Hygienerichtlinien müssen beachtet werden.

> Artefaktreduzierende Presets wie „Compound Imaging" oder „Harmonic Imaging" sollten deaktiviert werden, um B-Linien besser zu erkennen!

Signifikante Sonozeichen bei COVID-19

- Irregulär **fragmentierte Pleuralinie** und/oder verdickt (→ Abb. 37.18, → Abb. 37.19, → Abb. 37.20)
- **Vermehrte B-Linien** > 3 pro Interkostalraum: **irregulär verteilt,** z. T. konfluierend, **verbreitert** bis hin zur „weißen Lunge" (DD Lungenödem: ubiquitär beidseitig regelmäßig verteilt, keine Pleurafragmentierung, keine Konsolidierungen) (→ Abb. 37.18, → Abb. 37.20, → Abb. 37.21)
- **A-Linien** werden von B-Linien überlagert. Wiederauftreten von A-Linien bei Befundbesserung.
- **Subpleurale Konsolidierungen** unregelmäßig, fokal, nach zentral begrenzt, meist multilobulär ggf. vermindertes Lungengleiten (→ Abb. 37.18, → Abb. 37.20, → Abb. 37.22, → Abb. 37.23). Konsolidierungen sind leberartig luftfreie oder luftreduzierte Areale, pneumonisch, atelektatisch, vaskulär oder neoplastisch bedingt.
- **Größere Konsolidierungen:** ggf. gering ausgeprägtes Bronchogramm, reduzierte Vaskularisierung im Farbdoppler durch Mikrothrombosen (DD gut sichtbare Gefäße bei bakterieller Pneumonie, keine Durchblutung bei Lungenembolie ggf. mit Bronchogramm (→ Abb. 37.23, → Abb. 37.12). Gelegentlich kleine Begleitergüsse (DD größere Ergüsse sind ein Hinweis auf zusätzliche Erkrankungen, z. B. kardiale Dekompensation, Pneumonie, Superinfektion).

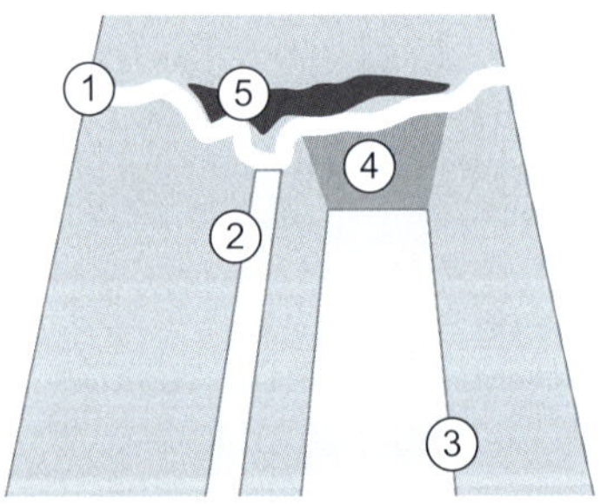

Abb. 37.18 Signifikante Sonozeichen bei COVID-19. 1 = fragmentierte irreguläre Pleuralinie, 2 und 3 = vermehrte irreguläre verbreiterte B-Linien, 4 = subpleurale Konsolidierungen, 5 = selten kleine lokale Pleuraergüsse, größere Ergüsse untypisch. [X500/L231]

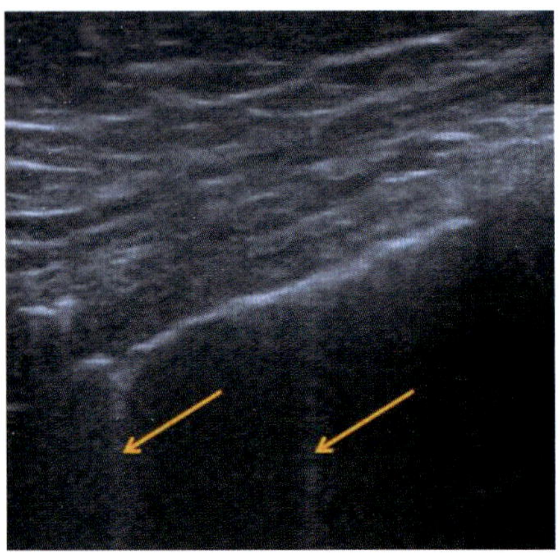

Abb. 37.19 Fragmentierte Pleuralinie, B-Linien (gelbe Pfeile) [H032-006]

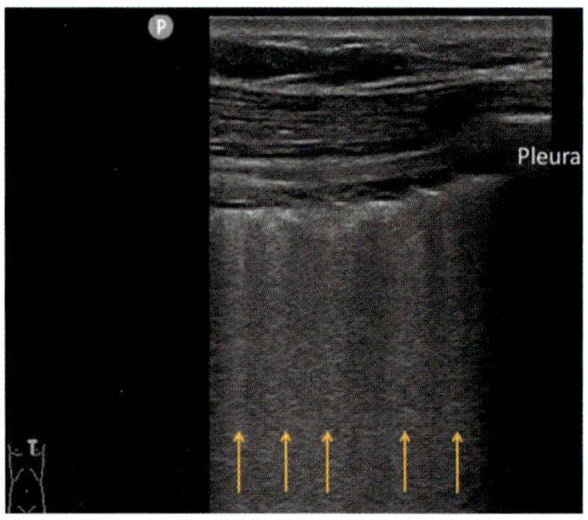

Abb. 37.20 Fragmentierte Pleuralinie, multiple B-Linien (gelbe Pfeile) [H032-006]

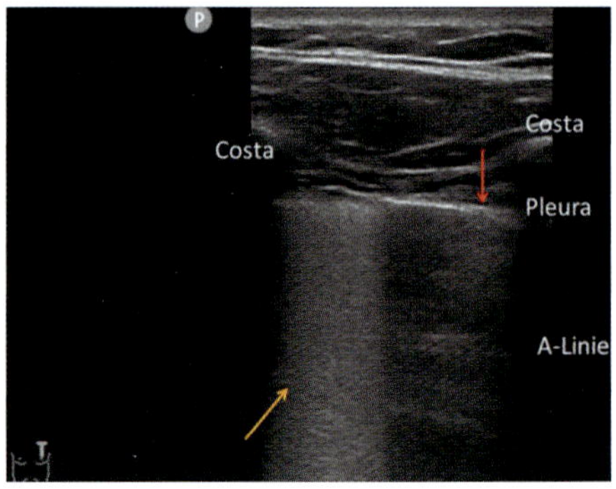

Abb. 37.21 Verbreiterte B-linie (gelber Pfeil), Pleuralinie (roter Pfeil). A-Linie im gesunden Bereich. [H032-006]

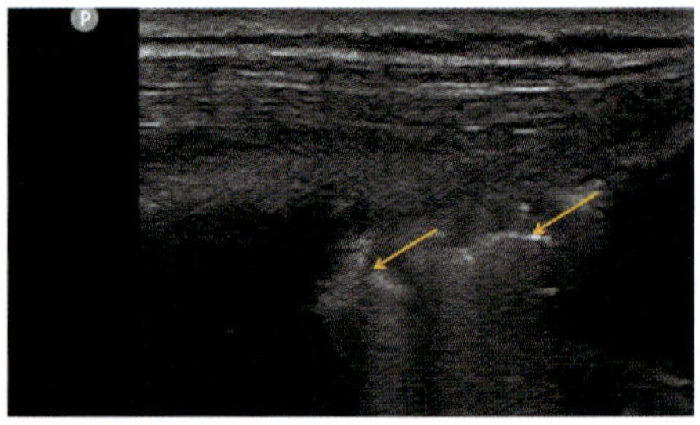

Abb. 37.22 Kleine subpleurale Konsolidierungen (gelbe Pfeile), verbreiterte B-Linien [H032-006]

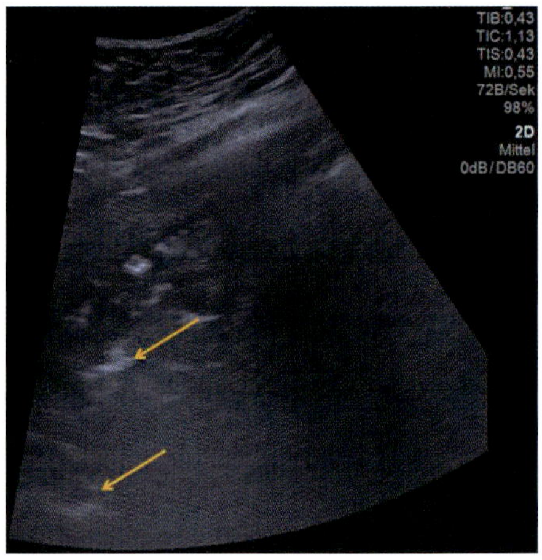

Abb. 37.23 Größere subpleurale Konsolidierungen, luftgefüllte Bronchien (gelbe Pfeile) [H032-006]

Zusammenfassung

- Schallhindernisse wie Knochen und Luft verhindern normalerweise die Sicht auf intrathorakale Strukturen.
- Verschiedene pathologische Veränderungen verdrängen die Luft und erlauben eine sonografische Beurteilung.
- Pleuraergüsse dienen als Schallfenster. Sie können detektiert und quantifiziert werden. Häufig sind die Ursachen sonografisch erkennbar.
- Intrapulmonale Veränderungen ohne Ergussbildung sind nur sichtbar, wenn sie die Lungenoberfläche erreichen.
- Pneumonien und Atelektasen lassen sich mit hoher Sensitivität erkennen.
- Ein Pneumothorax kann mit hoher Sensitivität nachgewiesen oder ausgeschlossen werden.
- Bei COVID-19-Infektion ist die Lungensonografie sowohl als Screeningmethode als auch zur therapiemodifizierenden Verlaufskontrolle geeignet. Sie vermindert Strahlenexposition, Therapieverzögerungen und unnötige Transporte von COVID-Hochrisikopatienten.

Anatomie

Die beiden Schilddrüsenlappen liegen beidseits der Trachea und des Ösophagus und sind durch den Isthmus verbunden. Die kranialen Schilddrüsenpole werden von der A. thyreoidea superior aus der A. carotis externa versorgt, die mittleren und kaudalen Lappen von der A. thyreoidea inferior, die aus dem Truncus thyreocervicalis, einem Ast der A. subclavia, entspringt.
Die etwa linsengroßen **Nebenschilddrüsen** liegen dorsal der Schilddrüsenlappen etwa in Höhe des Ringknorpels und des kaudalen Schilddrüsenpols und sind normalerweise sonografisch selten darstellbar (→ Abb. 38.1, → Abb. 38.2).

Untersuchungstechnik

Es werden hochauflösende Linear- oder Halbsektorschallköpfe mit einer Frequenz zwischen 5 und 12 MHz verwendet, für sehr große Schilddrüsen auch 3,5 MHz. Die Untersuchung erfolgt in Reklination der Halswirbelsäule in Längs- und Querschnitten sowie befundadaptiert (→ Abb. 38.3, → Abb. 38.4). Zur vollständigen Untersuchung gehört auch die Beurteilung der Gefäße, Lymphknoten und **Nebenschilddrüsen.** Die Schilddrüse ist scharf begrenzt. Die benachbarte Muskulatur ist echoärmer als das Schilddrüsenparenchym und dient als Referenzgewebe, z. B. bei echoarmen Thyreoiditiden. Das Volumen der Schilddrüse wird nach der angenäherten Ellipsoid-Formel berechnet:

$$V = L \times B \times T \times 0{,}5$$

Normwerte (Summe beider Lappen):

- 6-Jährige: 4 ml
- 13-Jährige: 8 ml
- 15- bis 18-Jährige: 15 ml
- Mann: < 25 ml
- Frau: < 18 ml
- PSV (peak systolic velocity) in der A. thyreoidea superior und inferior: < 40 cm/s

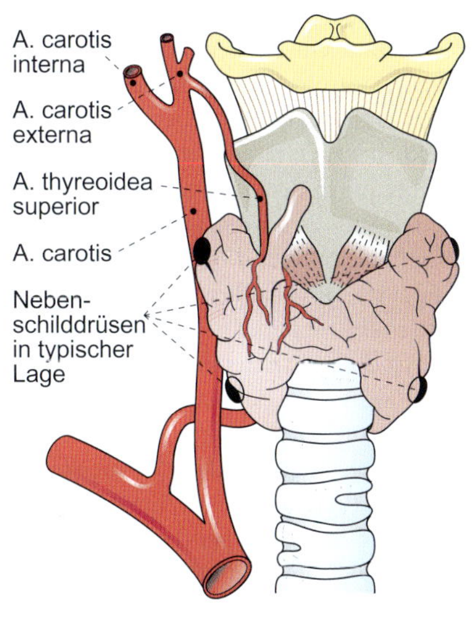

Abb. 38.1 Schilddrüse, Nebenschilddrüsen, Kehlkopf und rechte A. carotis [L106]

Mit der **FKDS** wird die Vaskularisierung des Parenchyms (z. B. bei Funktionsstörungen) und von Raumforderungen (Autonomie vs. Malignom) beurteilt. Um intra- und interindividuell vergleichen zu können, sollten feste Standardeinstellungen gewählt werden, z. B. Color-Gain 1, Wandfilter 100 Hz, PRF 1000–1500 Hz oder niedrig sensitiv z. B. bei Morbus Basedow mit PRF 2500 (hier: Hitachi 525). Mit der **Ultraschall-Elastografie** lassen sich indurierte malignomverdächtige Knoten farbig darstellen.

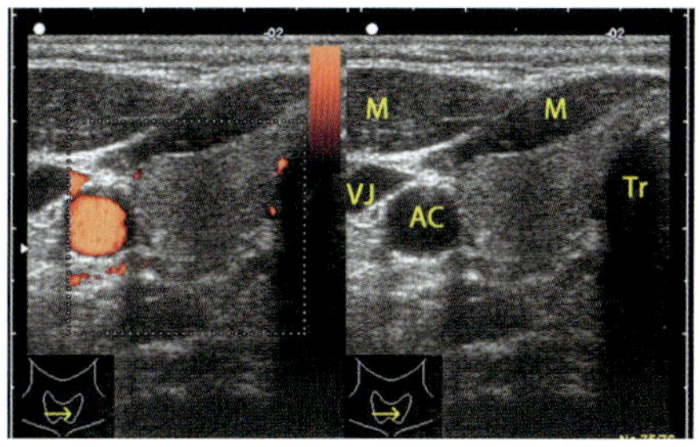

Abb. 38.3 Querschnitt durch die normale Schilddrüse mit V. jugularis (VJ), A. carotis (AC), Trachea (Tr). Das Schilddrüsenparenchym ist echoreicher als die benachbarte Muskulatur (M). [M512]

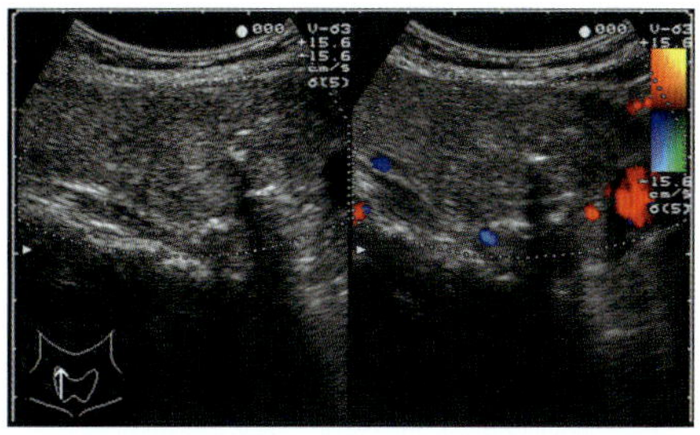

Abb. 38.4 Längsschnitt durch eine vergrößerte Schilddrüse mit reflexreichen, schattengebenden Verkalkungen [M512]

Pathologische Veränderungen

Endemische Struma diffusa/nodosa/knotige Hyperplasie Bei der endemischen **Struma diffusa** handelt es sich um eine nicht-entzündliche diffuse Vergrößerung der Schilddrüse mit normaler Funktion. Häufigste Ursache ist ein alimentärer Iodmangel. Sonografisch findet sich eine vergrößerte Schilddrüse mit normaler (Struma parenchymatosa) oder gering echoreicherer (Struma colloides) Parenchymstruktur (→ Abb. 38.4). In der FKDS weist das Parenchym eine normale Durchblutung auf. Mit zunehmendem Strumavolumen lässt sich ein vermehrter Fluss nachweisen. Der Übergang zur **Struma nodosa** mit Knoten und regressiven Veränderungen, wie Verkalkungen und Zysten, ist fließend. In länger bestehenden Strumen bilden sich regelmäßig Knoten. Dabei handelt es sich überwiegend um benigne **knotige Hyperplasien** (Synonyme: hyperplastischer Knoten, adenomatöser Knoten, nodöse Hyperplasie). Sie sind keine echten Neoplasien und unterliegen der hormonellen Regulation durch TSH (→ Abb. 38.5).

Regressive Veränderungen Typische **Zysten** sind echofrei und glatt begrenzt. In regressiven Knoten sind sie jedoch oft nicht glatt begrenzt und nach Einblutungen oder, wenn sie muzinöse Flüssigkeit enthalten, mehr oder weniger echogen (→ Abb. 38.6). **Fibrotische Herde** sind echoarm (hyalines Gewebe) oder echoreich (kollagenes Gewebe). **Verkalkungen** stellen sich als echoreiche schattengebende Reflexe dar. Sie entstehen postentzündlich oder nach Zysteneinblutung (→ Abb. 38.4).

Adenome **Schilddrüsenadenome** sind echte benigne epitheliale Neoplasien, die nicht der hormonellen Regulation unterworfen sind und eine eigene Gefäßversorgung aufweisen. Sie treten auch in normal großen Schilddrüsen auf. **Makrofollikuläre** Adenome sind überwiegend echoreich mit echoarmem Randsaum (Halo). Szintigrafisch entsprechen sie wegen ihrer Zellarmut meistens „kalten Knoten". **Normofollikuläre** Adenome sind echogleich und oft nur anhand eines echoarmen Halos vom normalen Parenchym zu unterscheiden. Szintigrafisch sind sie heiß, kalt oder normal

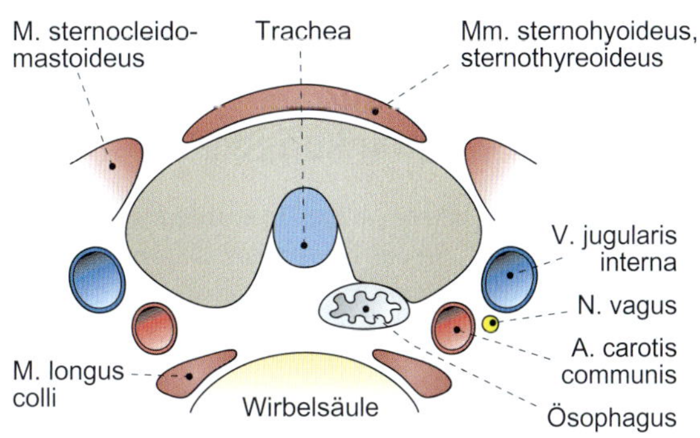

Abb. 38.2 Schematische Darstellung der Schilddrüse und benachbarter Strukturen im Querschnitt [L106]

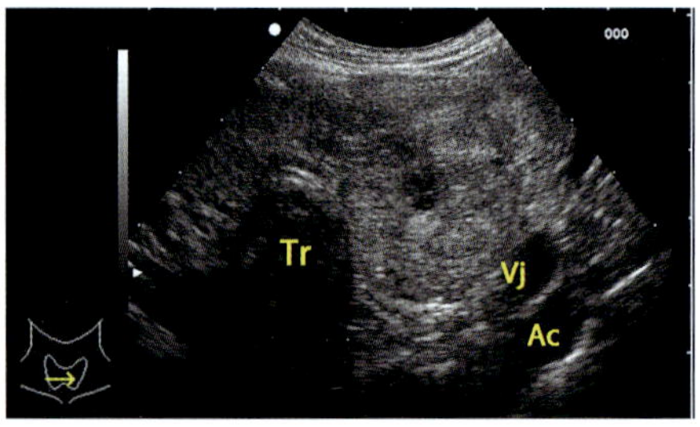

Abb. 38.5 Struma nodosa. Inhomogene knotige Struktur mit kleinen regressiven Zysten. Die Trachea (T) ist weit nach rechts verdrängt. [M512]

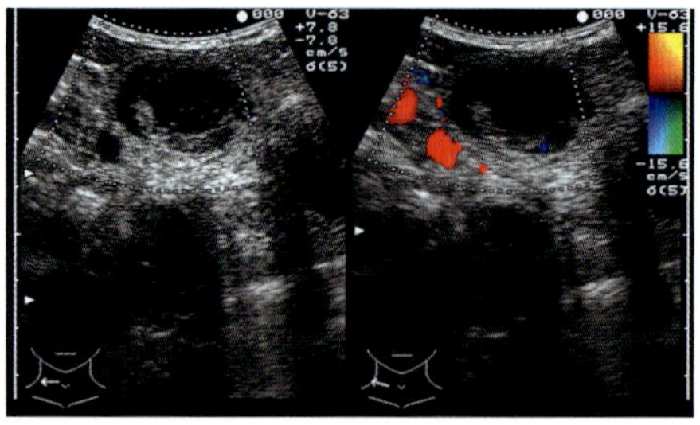

Abb. 38.6 Unscharf begrenzte, echofreie, regressive Zysten mit echogenen Anteilen [M512]

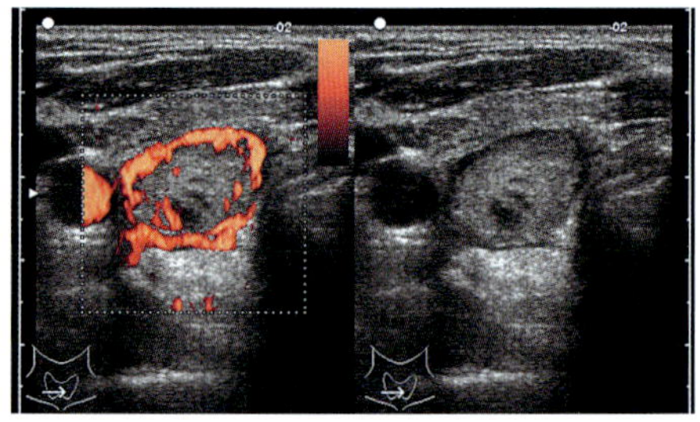

Abb. 38.7 Normofollikuläres autonomes Adenom bei Hyperthyreose. Echogleicher, randständig vaskularisierter Knoten in normaler Schilddrüse. [M512]

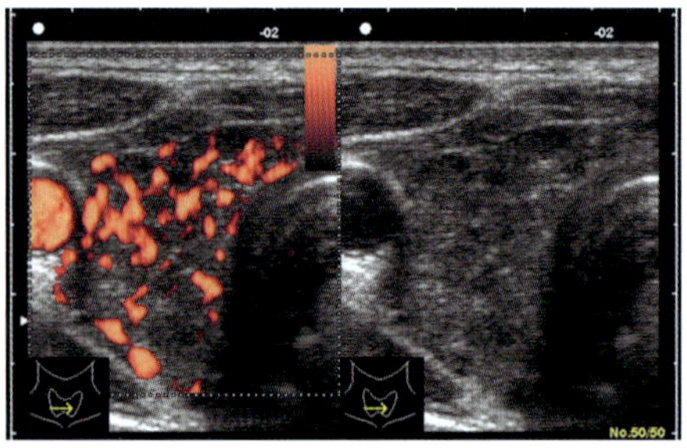

Abb. 38.8 Morbus Basedow. Vergrößerte echoarme Schilddrüse mit charakteristischer starker Hypervaskularisierung („thyroid inferno"). [M512]

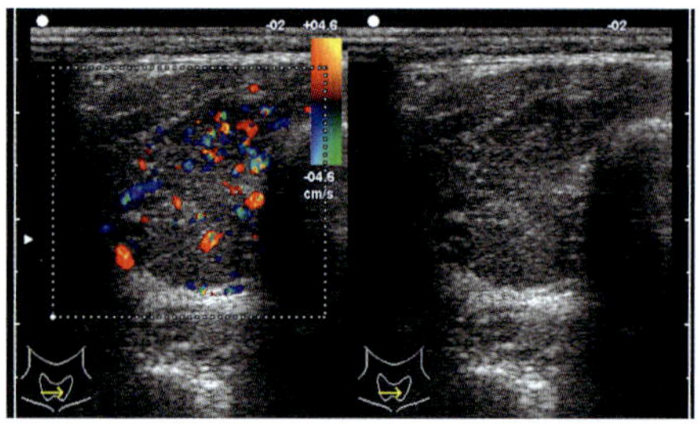

Abb. 38.9 Hashimoto-Thyreoiditis. Vergrößerte echoarme Schilddrüse mit geringer Hypervaskularisation. [M512]

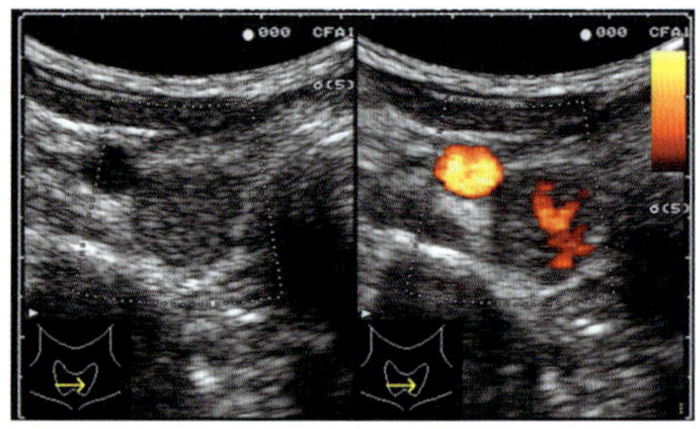

Abb. 38.10 Papilläres Karzinom mit zentraler Vaskularisation [M512]

speichernd (→ Abb. 38.6). **Mikrofollikuläre** Adenome sind fast immer echoarm und haben daher große Ähnlichkeit mit differenzierten Karzinomen. In der FKDS zeigen Adenome und Karzinome eine intranodale Vaskularisation. Ein echoarmer, in der FKDS hyperperfundierter Halo ist bei Adenomen häufiger als bei Karzinomen. **Onkozytome** Hürthle-Zell-Tumoren stellen sich sonografisch und zytologisch ähnlich dar und sind nur histologisch zu diagnostizieren.

Autonomes Adenom Eine sichere Dignitätsbeurteilung von Knoten und eine Voraussage ihres szintigrafischen Verhaltens allein aufgrund sonomorphologischer Kriterien sind nicht möglich. Die meisten autonomen Adenome weisen eine **ringförmige Hypervaskularisation** auf (→ Abb. 38.7), die aber nicht spezifisch ist und auch bei hyperplastischen Knoten und Karzinomen vorkommt. Im klinischen Kontext ergeben sich jedoch entscheidende diagnostische Hinweise (→ Tab. 38.1). Liegt bei einem Erwachsenen ein szintigrafisch heißer oder warmer Knoten vor, so ist eine Malignität extrem unwahrscheinlich. Knoten < 1 cm können szintigrafisch nicht dargestellt werden. Liegt gleichzeitig eine Hyperthyreose vor, so entspricht ein vaskularisierter Knoten am wahrscheinlichsten einem autonomen Adenom. Autonome Adenome kommen auch multipel und disseminiert vor. Als schonende Therapieoption bietet sich unter bestimmten Indikationen eine sonografisch gezielte **Alkoholsklerosierung** an.

Funktionsstörungen

Hypothyreose Die Ursachen der Hypothyreose sind vielfältig. Man findet normal große, verkleinerte und vergrößerte Schilddrüsen mit unterschiedlicher Echogenität. Die FKDS bietet keine charakteristischen Befunde. Eine Hypervaskularisierung kann bei Morbus Basedow und Hashimoto-Thyreoiditis auch im eu- oder hypothyreoten Zustand persistieren.

Hyperthyreose Der Ultraschall erlaubt grundsätzlich nicht, den Funktionszustand der Schilddrüse zu beurteilen. Liegt dagegen eine Hyperthyreose vor, so ist mithilfe der FKDS eine erste einfache und rasche Orientierung zwischen den häufigsten Ursachen möglich, z. B. Echoarmut und „thyroid inferno" in der FKDS bei **Morbus Basedow,** Echoarmut und geringe Hypervaskularisation in der FKDS bei **Thyreoiditis,** Randvaskularisation bei **autonomem Adenom,** fehlende Vaskularisierung bei **Hyperthyreosis factitia** und **postpartaler Thyreoiditis.**

Entzündliche/immunogene Erkrankungen

Akute eitrige Thyreoiditis und fibrosierende „Riedel-Thyreoiditis" („eisenharte Riedel-Struma") Beide sind extrem selten. Sie stellen sich sonografisch echoarm dar. Die eitrige Thyreoiditis ist durch lokale und systemische Entzündungszeichen und eine vorausgegangene pyogene Erkrankung in einer anderen Körperregion charakterisiert. Die Riedel-Struma geht mit Fibrosierungsvorgängen in anderen Körperregionen einher und muss gegenüber einem Malignom abgegrenzt werden.

Akute/subakute nicht-eitrige Thyreoiditis de Quervain Die granulomatöse **Thyreoiditis de Quervain** verläuft akut bis subakut mit unbestimmtem Krankheitsgefühl, schmerzhafter Schwellung der Schilddrüse und serologischen Entzündungszeichen. Eine vorübergehende Hyperthyreose kommt vor, selten entsteht nach Ausheilung eine Hypothyreose. Es treten unscharf begrenzte echoarme Bezirke von unterschiedlicher Form und Größe auf, die nach Ausheilung persistieren können. Im Verlauf von Wochen entstehen echoreiche Narbenzonen. Die FKDS zeigt eine normale bis verminderte Vaskularisation in den befallenen echoarmen Zonen und eine normale bis gering verstärkte Vaskularisierung in den nicht befallenen Bereichen. Die PSV ist normal (< 40 cm/s).

Immunhyperthyreose Typ Basedow Das Vollbild des **Morbus Basedow** ist kein diagnostisches Problem. Die endokrine Orbitopathie ist diagnostisch beweisend. In unklaren Fällen führt der Nachweis von TSH-Rezeptor-Antikörpern zum Nachweis. Sonografisch ist die Schilddrüse meist vergrößert und echoarm. Eine charakteristische ausgeprägte diffuse Hypervaskularisierung in der **FKDS („thyroid inferno"),** die stärker ausgeprägt ist als bei anderen Thyreoiditiden, gilt als pathognomonisch und erlaubt eine **Blickdiagnose** (→ Abb. 38.8). Die maxi-

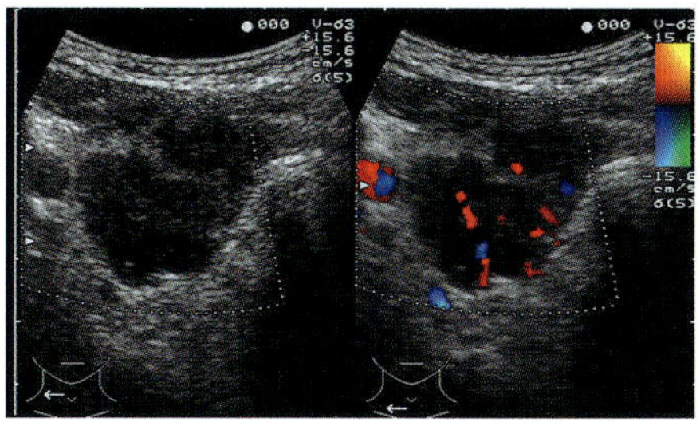

Abb. 38.11 Großes, derb tastbares, schnell wachsendes echoarmes anaplastisches Karzinom mit zentraler Vaskularisierung [M512]

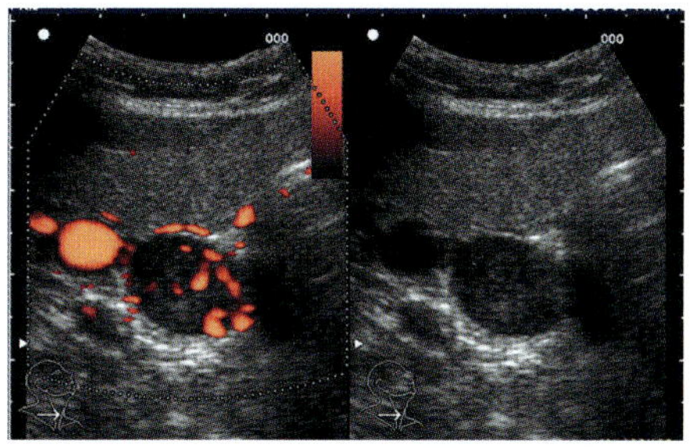

Abb. 38.12 Echoarmes Nebenschilddrüsenadenom mit Hypervaskulierung [M512]

male systolische Geschwindigkeit (PSV) in der A. thyroidea superior und inferior steigt auf bis zu 2,5 m/s. Die Hypervaskularisierung korreliert nicht mit der Funktion. Sie findet sich nach Therapie auch im eu- und hypothyreoten Funktionszustand und nimmt erst im weiteren Verlauf ab. Eine starke Vaskularisation in der Remission korreliert dagegen mit hohen Antikörpertitern und einer hohen Rezidivneigung. Um Vergleichbarkeit zu gewährleisten, sollte die Untersuchung mit standardisierter Geräteeinstellung vorgenommen werden (s. o.).

Chronische lymphozytäre Thyeoiditis (Autoimmunthyreoiditis Hashimoto) Die autoimmun bedingte chronisch lymphozytäre Thyreoiditis verläuft stumm oder symptomarm ohne systemische Entzündungszeichen (→ Abb. 38.9). Sie kommt mit und ohne Struma vor und führt im späteren Verlauf zur Hypothyreose. Initial kann selten eine vorübergehende Hyperthyreose auftreten. Im B-Bild findet man eine Echoarmut, die mit der Höhe der zirkulierenden Antikörper und dem Risiko, eine Hypothyreose zu entwickeln, korreliert. Im Verlauf kann das echoarme Muster durch Fibrosierungen bandförmig echoreich durchzogen werden.

Die häufigere atrophe Form (Syn. **primäres Myxödem**) zeigt im Farbdoppler nur eine geringe Durchblutung. Der Blutfluss ist meist normal (PSV < 40 cm/s). Bei der selteneren hypertrophen Form zeigen befallene echoarme Zonen eine vermehrte Vaskularisation, die mit der Schilddrüsengröße korreliert, im Gegensatz zur oft schmerzhaften Exazerbation der Thyreoiditis de Quervain, die in den befallenen Zonen nicht hypervaskuliert ist.

Postpartum-Thyreoiditis Sie tritt in den ersten 3 Monaten postpartum mit einer Inzidenz von 5 % auf und bildet sich i. d. R. spontan vollständig zurück. Einer initialen Hyperthyreose kann eine vorübergehende milde Hypothyreose folgen. Die Echogenität ist vermindert, die Durchblutung normal.

Maligne Tumoren

Autopsiestudien zeigen, dass okkulte Karzinome, die zu Lebzeiten keine relevante Klinik verursachen, außerordentlich häufig sind. Klinisch manifeste Malignome sind dagegen sehr selten. Die Notwendigkeit, jedes Schilddrüsenkarzinom schon zu Lebzeiten zu entdecken, wird dadurch relativiert. Die sonografischen und klinischen Zeichen von Schilddrüsenmalignomen sind in → Tab. 38.1 zusammengefasst. Sichere Zeichen der Benignität oder Malignität gibt es nicht. Harte Konsistenz, Echoarmut, zentrale Vaskularisation, unscharfe Begrenzung, Mikrokalzifikation, fehlender Halo und fehlende Randvaskularisation erhöhen die Malignomwahrscheinlichkeit. Die Konstellation echoreicher Knoten, echoarmer Halo, farbiger Randfluss und fehlende intranodale Vaskularisierung in der FKDS gelten als nützliche Benignitätszeichen. Entscheidend für das Vorgehen ist der klinische Kontext. Knoten mit Wachstumstendenz sind hochsuspekt, unabhängig von ihrem sonografischen Erscheinungsbild. Bei zufällig entdeckten echoarmen, szinigrafisch „kalten" Knoten bis zu einer Größe von 1,5 cm wird ein „kontrolliertes" Zuwarten empfohlen.

Das **papilläre Karzinom** ist das häufigste Schilddrüsenmalignom. Es wächst sehr langsam, bleibt überwiegend klein (< 1 cm) und wird meist zeitlebens nicht klinisch relevant. Selbst wenn eine lokale Metastasierung stattgefunden hat, ist es gut kurativ therapierbar (→ Abb. 38.10). Das **follikuläre Karzinom** kommt etwas seltener vor und hat eine etwas schlechtere Prognose als das papilläre Karzinom. Das in höherem Lebensalter vorkommende, sehr seltene **anaplastische Karzinom** wächst sehr rasch und führt wenige Monate nach der Entdeckung zum Tode. Es ist nicht kurativ therapierbar (→ Abb. 38.11). Weitere selten vorkommende Malignome sind das **medulläre C-Zell-Karzinom** (gemeinsames Vorkommen mit multipler endokriner Neoplasie [MEN, familiäre Häufung]), **Metastasen** und **maligne Lymphome.** Das **Sarkom** gleicht im Verlauf und in der Prognose dem anaplastischen Karzinom.

Tab. 38.1 Malignitätszeichen von Schilddrüsenknoten

B-Bild	• Echoarm • Fehlender Halo • Unscharfe Begrenzung • Solitärer Knoten in normal großer Schilddrüse • Wachstum • Zentrale Vaskularisation
Klinische Kriterien	• Derbe Konsistenz • Schnelles Wachstum • Jugendliches Alter (differenzierte Karzinome) • › 60 Jahre (anaplastisches Karzinom) • Familienanamnese (medulläres Karzinom, multiple endokrine Neoplasie) • Z. n. Radiatio
Spätsymptome	• Fehlende Verschieblichkeit • Rekurrensparese • Lymphknotenmetastasen, Infiltration

Nebenschilddrüsenpathologie

Nebenschilddrüsenadenome werden klinisch aufgrund ihrer Hormonaktivität diagnostiziert. Sie stellen sich manchmal als Zufallsbefund an typischer Stelle dorsal der Schilddrüse als echoarme Knoten mit guter Vaskularisation dar (→ Abb. 38.12). Ektopien sind sonografisch i. d. R. nicht darstellbar. Nebenschilddrüsenkarzinome sind selten.

Zusammenfassung

- Morphologische Veränderungen der Schilddrüse sind sehr häufig. Die Sonografie erlaubt gewisse Aussagen bezüglich des Malignitätsrisikos und hilft, die Indikation für invasive oder strahlenbelastende Untersuchungsmethoden einzuschränken.
- Die Schilddrüsenfunktion ist sonografisch nicht beurteilbar. Liegt aber eine Funktionsstörung vor (Hyper-, Hypothyreose), so gibt die FKDS häufig Hinweise zu Ätiologie, Stadium und Rezidivwahrscheinlichkeit.
- Eine schonende Therapieoption bei verschiedenen Indikationen ist die sonografisch gezielte Alkoholsklerosierung von autonomen Adenomen.

Fallbeispiele

BASICS

Fallbeschreibung

Die 8-jährige Louisa S. wird in die zentrale Notaufnahme der Klinik gebracht. Sie klagt über zunehmende abdominelle Schmerzen im rechten Unterbauch. Außerdem verspüre sie eine leichte Übelkeit. Erbrochen habe sie nicht.
Bei der körperlichen Untersuchung findet sich ein Punctum maximum des Schmerzes im rechten Unterbauch. Es bestehen eine Abwehrspannung, ein kontralateraler Loslassschmerz und eine Leukozytose von 14 000/µl.

Was ist die wahrscheinlichste Verdachtsdiagnose? Welches ist die klinische Konsequenz?
Akute Appendizitis, Vorstellung in der Chirurgie.

Das Ultraschallbild zeigt folgenden Befund (→ Abb. 39.1). Beschreiben Sie den Ultraschallbefund.

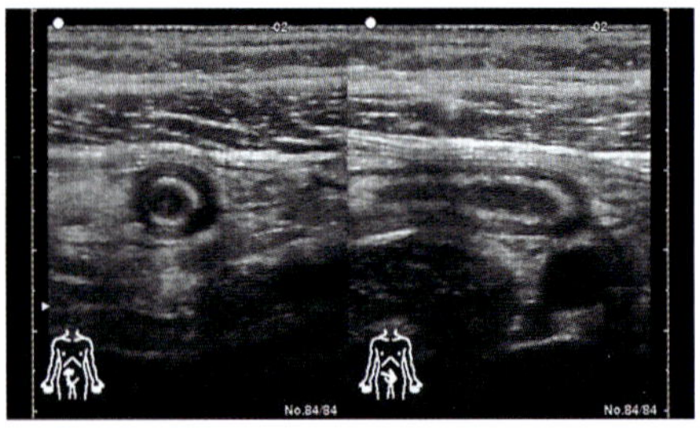

Abb. 39.1 Ultraschallbefund im rechten Unterbauch [M512]

Appendix verdickt, verrundet, Target-Formation, echoreiche Netzkappe.

Bestätigt der Ultraschallbefund Ihre Verdachtsdiagnose?
Ja.

Fallbeschreibung

Die 24-jährige Maria M. wird von der Notaufnahme mit Bauchschmerzen rechts unten, Übelkeit und der Verdachtsdiagnose „akute Appendizitis" zu Ihnen zum Ultraschall geschickt. Sie erheben eine kurze Anamnese und erfahren zusätzlich, dass die Patientin in letzter Zeit unter schleimigen Durchfällen leidet.

Bestätigt sich die Verdachtsdiagnose in folgendem Ultraschallbefund (→ Abb. 39.2)?

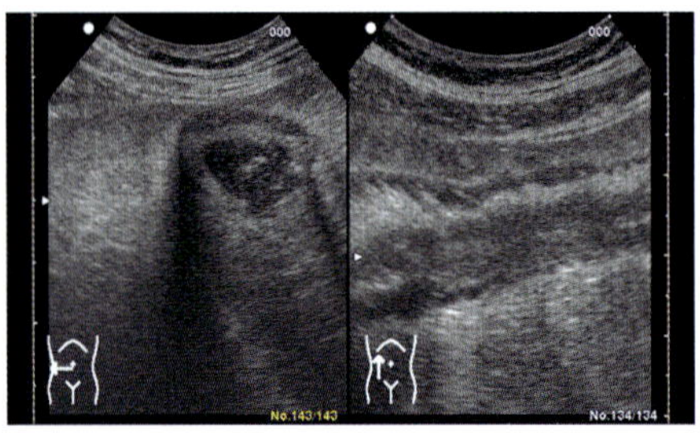

Abb. 39.2 Ultraschallbefund im rechten Unterbauch [M512]

Nein.

Beschreiben Sie den Sonografiebefund (→ Abb. 39.2).
Ausgeprägte zirkuläre Wandverdickung des Colon ascendens.

Welches ist Ihre neue Verdachtsdiagnose?
Pseudoappendizitis bei sonografischem Kolitiszeichen im Colon ascendens, z. B. bei Morbus Crohn, Yersiniose, Campylobacter jejuni, Salmonellose.

Welches Prozedere schlagen Sie vor?
Gastroenterologische Abklärung, Bakteriologie, Koloskopie.

Fallbeschreibung

Die 74-jährige Anna S. hat bereits mehrere Operationen hinter sich, die sie außer einer Appendektomie nicht benennen kann. Jetzt leidet sie unter abdominellen Schmerzen im rechten Unterbauch. Während der körperlichen Untersuchung muss sie erbrechen.
Sie finden ein prall gespanntes Abdomen und folgendes Ultraschallbild bei Schallkopfauflage im rechten Abdomen von ventral (→ Abb. 39.3).

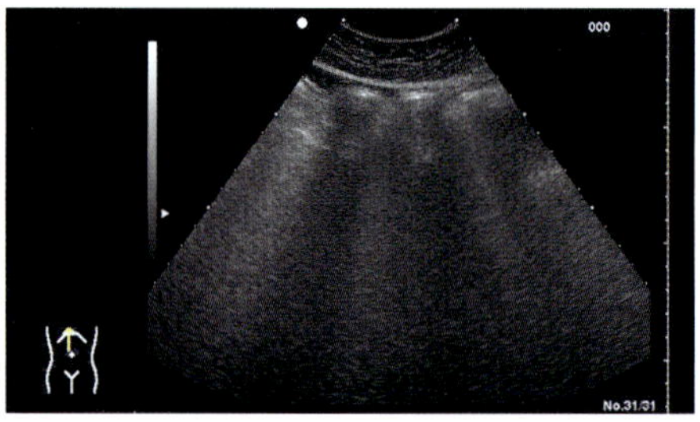

Abb. 39.3 Abdomen von ventral geschallt [M512]

Was ist Ihre Verdachtsdiagnose, und wie ändern Sie Ihre Untersuchungstechnik aufgrund dieses Verdachts?
Luft im Darm. Abhilfe: Schallkopf seitlich auflegen, um ventral gelegene Lufthauben zu umgehen.

Sie haben den Schallkopf von seitlich aufgelegt und sehen nun folgende Situation (→ Abb. 39.4). Beschreiben Sie.

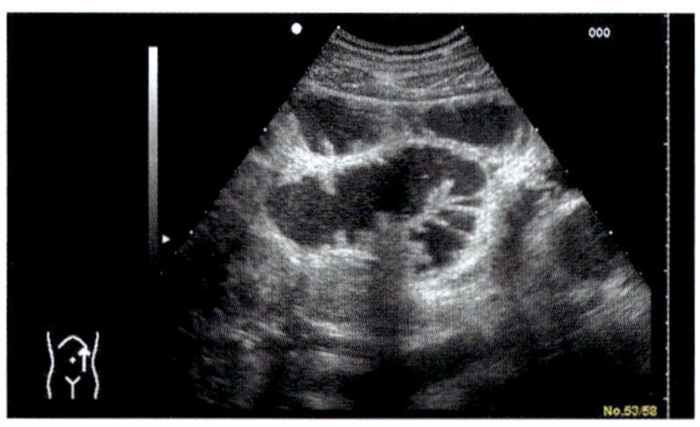

Abb. 39.4 Abdomen von lateral geschallt [M512]

Flüssigkeit im Darmlumen, Lumenerweiterung, Klaviertastenzeichen.

Für welche Diagnose spricht dieser Befund?
Mechanischer Dünndarmileus.

Fallbeschreibung

Sie werden in die Notaufnahme Ihres Krankenhauses gerufen. Sie finden drei Patienten mit Bauchschmerzen vor.
Der 63-jährige Herr Rudolf R. klagt über starke Schmerzen im gesamten Abdomen, die beidseits in den Rücken ziehen. Seit 3 Wochen bestünden ziehende Schmerzen im Rücken, weswegen er seit 2 Wochen Rückenmassagen erhalten habe. Seit einigen Stunden hätten die Schmerzen deutlich zugenommen, und es seien Bauchschmerzen hinzugekommen.

Bei der Palpation fällt Ihnen eine große pulsierende Resistenz im Mittelbauch auf. Eine orientierende Sonografie ergibt folgenden Befund (→ Abb. 39.5 und → Abb. 39.6).

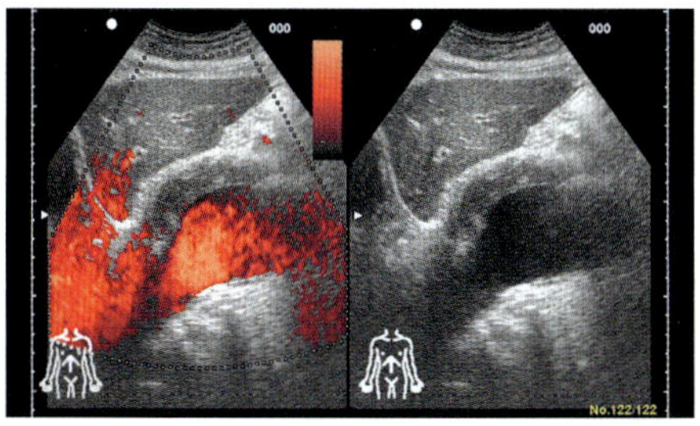

Abb. 39.5 Oberbauchlängsschnitt [M512]

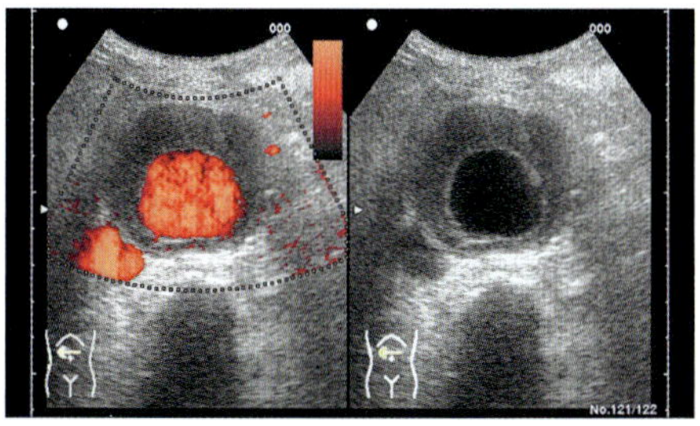

Abb. 39.6 Oberbauchquerschnitt [M512]

Welche Verdachtsdiagnose stellen Sie?

Verdacht auf Aortenaneurysma.

Welche der folgenden Konsequenzen ziehen Sie aus Ihrer Verdachtsdiagnose?

a. Keine chirurgische Intervention erforderlich, da das Aneurysma noch klein ist (siehe seitliches Zentimetermaß)
b. Regelmäßige sonografische Verlaufkontrollen
c. Sofortige Verlegung in die Gefäßchirurgie, da es sich um ein symptomatisches (rupturierendes) Aneurysma handelt

Richtig: c.

Fallbeschreibung

Der 76-jährige Herr Hans H. habe seit einigen Wochen wiederkehrende Schmerzen im linken Abdomen. Nach dem Stuhlgang seien die Beschwerden besser. Jetzt leide er seit einigen Tagen unter permanenten stechenden Schmerzen. Bei der Einfingerpalpation findet sich ein umschriebener Schmerz im linken Abdomen mit Abwehrspannung. Der Schallkopf wird exakt im Schmerzbereich aufgesetzt. Dabei sehen Sie folgenden Befund (→ Abb. 39.7).

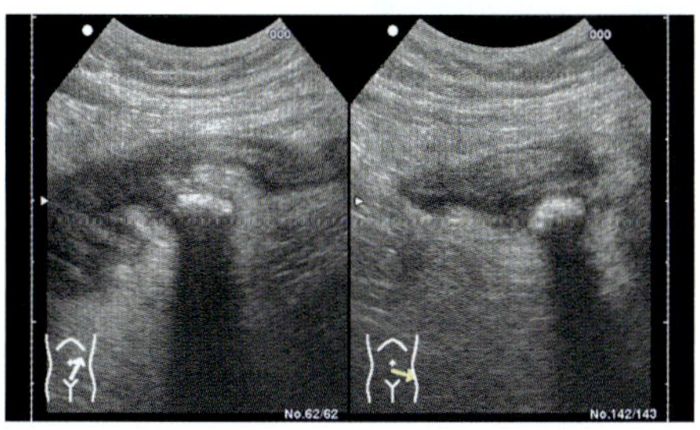

Abb. 39.7 Längsschnitt (linkes Bild) und Querschnitt (rechtes Bild) des Colon descendens [M512]

Beschreiben Sie den Befund auf dem rechten Bild.

Zirkulär wandverdickter Darm (pathologische Kokarde). Daran angrenzend eine kleine Kokarde mit zentralem Echo. Echoreiche Zone um die kleine Kokarde.

Was ist Ihre Verdachtsdiagnose?

Akute Divertikulitis.

Beschreiben Sie den sonografischen Befund im Längsschnitt.

Echoarme Darmwandverdickung in der Umgebung des Divertikels. Echoreicher schattengebender Lufteinschluss im Divertikel.

Ist die Darmwandverdickung mit Ihrer Verdachtsdiagnose vereinbar?

Die Darstellung des entzündeten Divertikels und die zirkuläre Darmwandverdickung in der Umgebung des Divertikels sind für die Diagnose wegweisend.

Welches sind die therapeutischen Konsequenzen?

a. Sofortige Operation, da Sepsis und Perforation unmittelbar zu befürchten sind
b. Der sonografische Befund, zusammen mit dem erstmaligen Auftreten erlauben eine konservativen Therapieversuch (Antibiotika, Diät).

Richtig: b.

Fallbeschreibung

Der 58-jährige Herr Klaus K. leidet schon seit einigen Tagen unter Brennen beim Wasserlassen. Heute Morgen sei er mit sehr starken Bauchschmerzen erwacht, die beidseits in die Flanken und in den Rücken ausstrahlten. Bei der Palpation fällt eine harte und schmerzhafte Resistenz im Unterbauch auf, welche die Bauchdecken sichtbar nach vorne wölbt.

Was sehen Sie auf → Abb. 39.8?

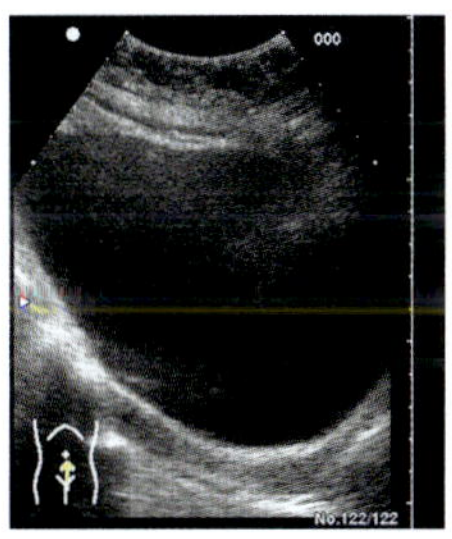

Abb. 39.8 Unterbauchlängsschnitt über der schmerzhaften Vorwölbung [M512]

Übervolle Harnblase (siehe Messleiste am rechten Bildrand). Verdacht auf Blasenentleerungsstörung.

Was sehen Sie auf → Abb. 39.9?

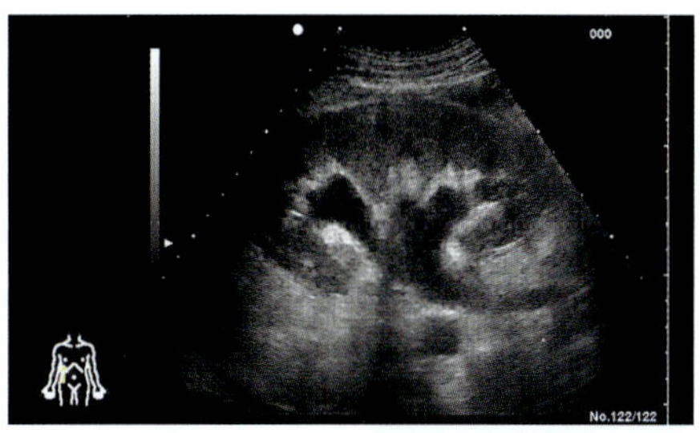

Abb. 39.9 Rechter Flankenschnitt [M512]

Erweitertes Nierenhohlsystem. Akuter Harnstau (Harnstau Grad 1).

Was sind die therapeutischen Konsequenzen?

Katheterisierung. Ursachenabklärung.

40 Fall 2: Ikterus

Fallbeschreibung

Drei Patienten mit Ikterus befinden sich in der Aufnahmestation des Krankenhauses.
Herr L. (47 Jahre) leidet seit über einem Jahr an Fettunverträglichkeit. Der Hausarzt habe im Ultraschall Gallenblasensteine festgestellt. Vor 2 Tagen seien erneut rechtsseitige Oberbauchschmerzen aufgetreten, die dieses Mal bis in den Rücken und in das rechte Schulterblatt ausgestrahlt hätten. Sie hätten sich jetzt auch zu einem Dauerschmerz entwickelt. Seit heute leide er auch unter Fieber und Krankheitsgefühl.

Welches ist Ihre erste Verdachtsdiagnose?

Akute Cholangitis bei mechanischer Cholestase als Folge einer Cholangiolithiasis bei bekannter Cholezystolithiasis.

Welche Laborwerte würden die Verdachtsdiagnose bestätigen?

Erhöhung der γ-GT, der alkalischen Phospatase und des Bilirubins.

Welche Schnittebenen wählen Sie, um Ihre Verdachtsdiagnose sonografisch zu bestätigen?

Schulter-Nabel-Schnitt (CPC-Schnitt), um den Ductus hepatocholedochus aufzusuchen. Aufsuchen von intrahepatischen Doppelflinten im subkostalen Schrägschnitt.

Ist der sonografische Befund auf → Abb. 40.1 mit Ihrer Verdachtsdiagnose vereinbar?

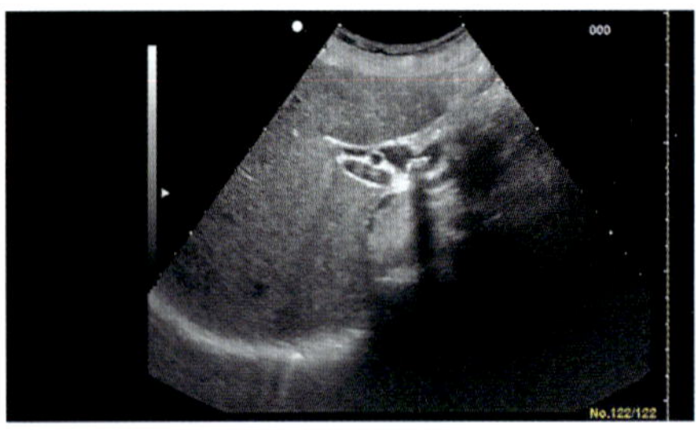

Abb. 40.1 Gallengang im Schulter-Nabel-Schnitt (CPC-Schnitt) [M512]

Ja, Erweiterung des Ductus hepatocholedochus im Schulter-Nabel-Schnitt (CPC-Schnitt). Großes schattengebendes Konkrement im Ductus hepatocholedochus.

Welche der folgenden weiteren Befunde erheben Sie auf → Abb. 40.2:

a. Doppelflinten?
b. Gallenblasenpolypen?
c. Gallenblasensteine?
d. Fettleber?
e. Verdickte Gallenblasenwand als Zeichen einer Cholezystitis?

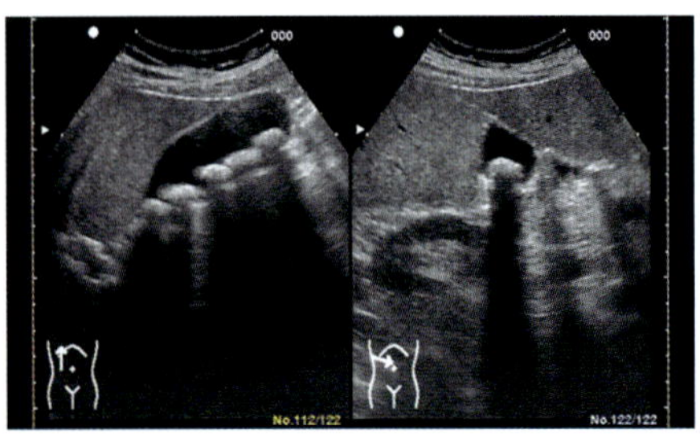

Abb. 40.2 Gallenblase im Längs- und Querschnitt [M512]

a) Nein, in den dargestellten Leberanteilen sind keine Doppelflinten sichtbar.
b) und c) Anordnung der intraluminalen Reflexe der Schwerkraft entsprechend am Gallenblasenboden spricht gegen Polypen und für Steine.
d) Ja, die etwas echoreichere Struktur des Leberparenchyms gegenüber der mitangeschnittenen Niere spricht für Fettleber.
e) Nein, die Gallenblasenwand ist nicht verdickt.

Welches ist der nächste Schritt: CT, Cholangio-MRT, ERCP, Papillotomie, Spontanabgang des Steins abwarten?

ERCP und Papillotomie möglichst bald wegen Fieber und Cholangitis.

Fallbeschreibung

Herr S. (67 Jahre) wurde von seiner besorgten Ehefrau in die Notaufnahme des Krankenhauses gebracht. Sie habe bei ihrem Mann in letzter Zeit eine Gelbfärbung der Haut und der Augen bemerkt. Herr L. hält die Sorge seiner Frau für übertrieben. Er sei viel in der Sonne gewesen. Auf Befragen gibt er an, dass er wohl etwas an Gewicht verloren habe, was aber erwünscht sei, da er etwas übergewichtig gewesen sei. Beschwerden habe er keine. Bei der Sonografie findet sich der Befund auf → Abb. 40.3.

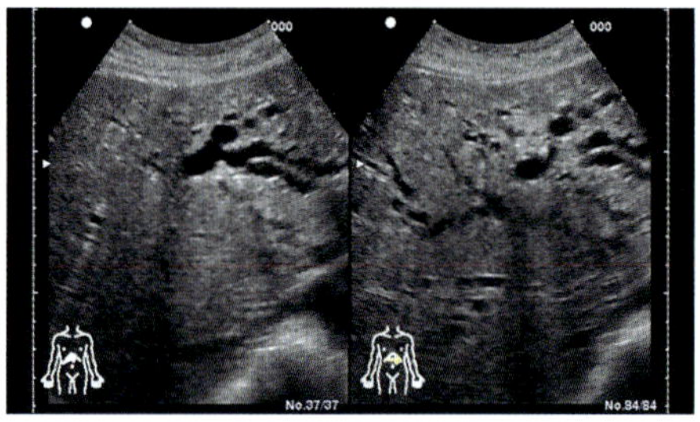

Abb. 40.3 Leber im subkostalen Schrägschnitt [M512]

Was erkennen Sie? Was schließen Sie daraus?

Stark erweiterte intrahepatische Gallenwege (seenartige Doppelflinten). Verdacht auf mechanische Cholestase.

Welche Ursache ist auf → Abb. 40.4 (CPC-Schnitt) zu erkennen?

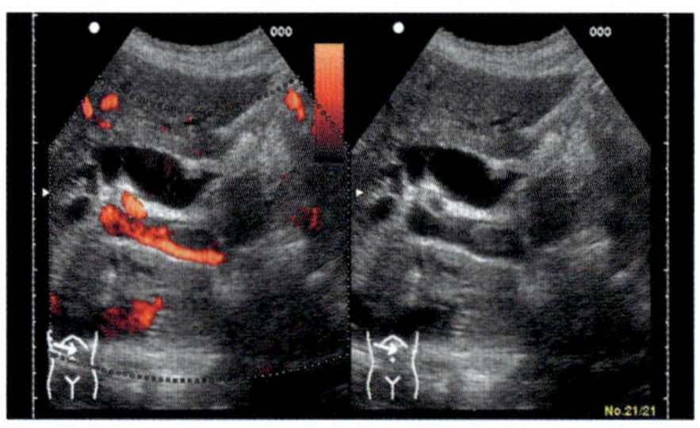

Abb. 40.4 Gallengang im Schulter-Nabel-Schnitt (CPC-Schnitt) [M512]

Im CPC-Schnitt stark erweiterter Ductus hepatocholedochus, der an einem echoarmen runden Tumor endet. Dahinter die V. portae mit zapfenartigem Ausläufer vom Tumor ausgehend. In der Farbdarstellung ist der Ausläufer als Aussparung im farbig durchströmten Lumen zu erkennen. Mechanische Cholestase bei Verdacht auf Pankreaskopfkarzinom mit tumoröser Infiltration der V. portae.

Wie schätzen Sie die Prognose ein?

Wegen der Gefäßinvasion ist eine kurative Operation nicht möglich.

Welche Therapieoption schlagen Sie vor?

Palliative endoskopische Versorgung mit Stent.

Fallbeschreibung

Herr P. (62 Jahre) wurde vom Hausarzt ins Krankenhaus eingewiesen. Er habe sich in letzter Zeit etwas schlapp und appetitlos gefühlt. Gewicht habe er trotzdem nicht verloren. Im Gegenteil habe sein Bauchumfang eher zugenommen. In den letzten Tagen habe er selbst eine Gelbfärbung der Haut und der Augen bemerkt. Bei einer Blutuntersuchung anlässlich einer Blutspendeaktion vor 5 Jahren sei eine Hepatitis B diagnostiziert worden. Er habe aber nie Beschwerden gehabt und seitdem den Alkoholkonsum reduziert. Schmerzen bestünden keine.

Eine erste orientierende Sonografie ergibt folgenden Befund (→ Abb. 40.5). Welchen Befund erheben Sie? Welche Verdachtsdiagnose ergibt sich daraus?

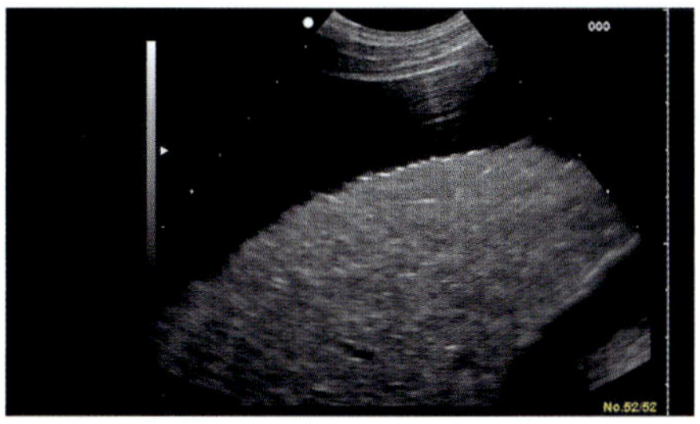

Abb. 40.5 Leber im Längsschnitt [M512]

Verrundete Leber mit rarefizierten Gefäßen. Diskontinuierliche Leberkapsel (Bürstenzeichen). Ausgedehnter Aszites. Verdacht auf feinhöckerige Leberzirrhose mit ausgedehntem Aszites.

Auf → Abb. 40.6 ist links ein Teil der Gallenblase (im Nüchternzustand) abgebildet. Was schließen Sie daraus?

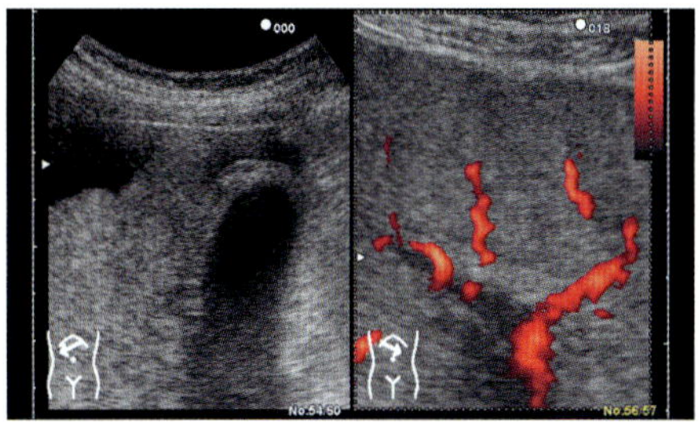

Abb. 40.6 Vergrößertes Bild der Gallenblase (linkes Bild) und Leber im Farbmodus (rechtes Bild) [M512]

Die Gallenblasenwand ist deutlich verdickt. Dies ist bei Leberzirrhose nicht als Zeichen einer Cholezystitis zu werten. Darüber hinaus enthält die Gallenblase Sludge.

Nach Zuschalten des Farbmodus ergibt sich das folgende Bild (→ Abb. 40.6, rechts). Was fällt auf?

Geschlängelter Verlauf der Lebervenen (Korkenziehervenen).

Bei der weiteren Durchmusterung finden Sie einen Rundherd (keine Abbildung). Was ist die naheliegende Verdachtsdiagnose: Metastase oder hepatozelluläres Karzinom?

Metastasen sind in einer Leberzirrhose extrem selten. Hepatozelluläre Karzinome sind häufig Folge einer Leberzirrhose.

Was müssen Sie beachten, wenn Sie in einer Leberzirrhose Doppelflinten finden?

In einer Leberzirrhose kommt es zu einer intrahepatischen Erweiterung der Leberarterien. Es handelt sich um Pseudodoppelflinten, die nicht als Hinweis auf eine mechanische Cholestase fehlgedeutet werden dürfen.

→ 41 Fall 3: Stumpfes Bauchtrauma

Fallbeschreibung

Maria M. wird nach einem Skiunfall vom Notarzt gebracht. Der Unfallgegner war ihr mit seinen Skiern in die linke Flanke gefahren.
Die 23-jährige Patientin ist sehr agitiert und tachykard. Mit seinem kleinen Notfall-Sonogerät sieht der Notarzt folgenden Befund (→ Abb. 41.1). Auf eine ausführliche Sonografie wurde bewusst verzichtet, um keine Zeit zu verlieren.

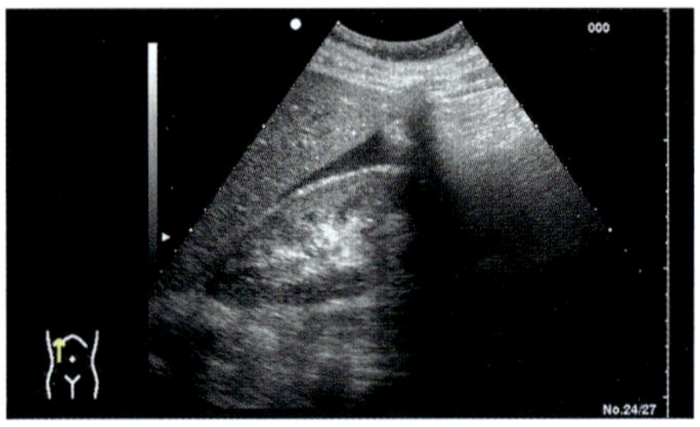

Abb. 41.1 Rechter Flankenschnitt [M512]

Was erkennen Sie auf → Abb. 41.1?
Flüssigkeit in der Morison-Pouch zwischen Leber und Niere. Verdacht auf freies intraperitoneales Blut, damit Verdacht auf Organruptur.

Äußerlich waren keine Prellmarken zu erkennen. Die Patientin war kreislaufstabil. Der Notarzt ordnete aufgrund des Ultraschallbefunds wegen Verdacht auf Organruptur den sofortigen Transport in ein Krankenhaus der Maximalversorgung mit Operationskapazität an.

Bei der Ankunft im Krankenhaus wird eine ausführliche Ultraschalluntersuchung durchgeführt und dabei zusätzlich folgender Befund erhoben (→ Abb. 41.2). Was erkennen Sie auf → Abb. 41.2?

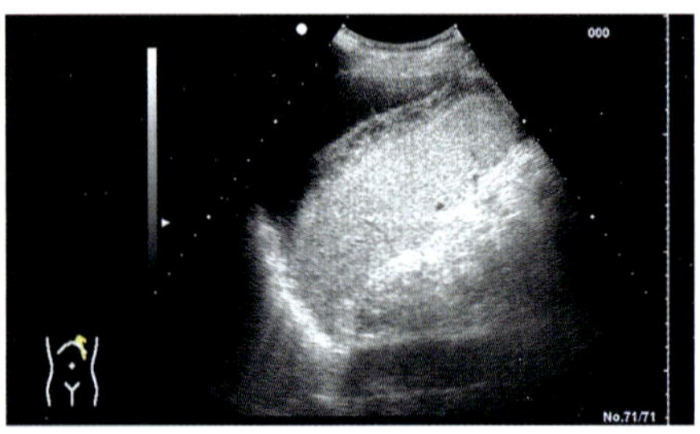

Abb. 41.2 Linker Flankenschnitt [M512]

Echoarme Zone subkapsulär im Milzparenchym. Perisplenischer Flüssigkeitssaum. Milzruptur mit subkapsulärem Hämatom und epikapsulärer Blutung. Die intraperitoneale Blutmenge hatte deutlich zugenommen.

Ein im Anschluss durchgeführtes Spiral-CT ergibt keine zusätzlichen Verletzungen, aber eine weitere rasche Zunahme der intraperitonealen Blutmenge. Was ist die klinische Konsequenz?
Die Indikation zur Operation wird gestellt.

Fallbeschreibung

Die 38-jährige Patientin Claudia A. kommt 3 Tage nach einem Zusammenstoß auf Skiern in die Notaufnahme. Die Schmerzen in der Flanke hätten trotz Schmerzmitteleinnahme nicht nachgelassen. Ein Röntgenbild noch im Skiort hatte eine Fraktur der fünften und sechsten Rippe links nachgewiesen.

Die Sonografie des Abdomens zeigt nun folgenden Befund (→ Abb. 41.3). Beschreiben Sie die Milz.

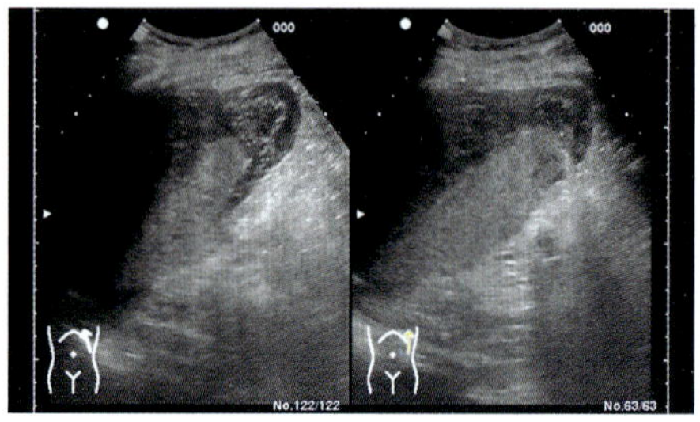

Abb. 41.3 Interkostalschnitt links [M512]

Milzruptur.

Was ist die klinische Konsequenz: die sofortige Splenektomie oder eine konservative Therapie?
Bei kreislaufstabiler Patientin konservative milzerhaltende Therapie möglich.

Sie beschließen die Patientin vorerst konservativ zu behandeln, klären sie aber vorsichtshalber über eine möglicherweise notwendige Splenektomie auf. Die Patientin wird intensivmedizinisch überwacht, es finden engmaschige sonografische Kontrollen der Milz bzw. der freien Flüssigkeit sowie Kontrollen des Hb-Werts statt.

In der Nacht gegen 3 Uhr ist der Hb-Wert auf 12,7 g/dl gefallen. Die Kontrollsonografie zeigt folgenden Befund (→ Abb. 41.4). Was sehen Sie auf → Abb. 41.4? Welche Konsequenz ziehen Sie?

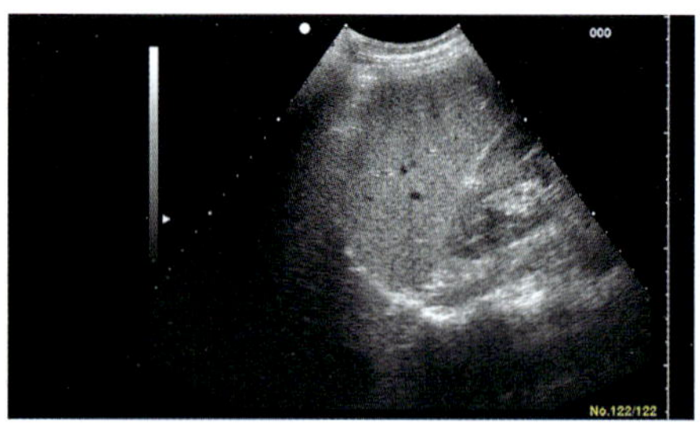

Abb. 41.4 Flankenschnitt rechts [M512]

Keine freie Flüssigkeit im Morison-Pouch. Auch die übrige Untersuchung zeigt keine freie intraperitoneale Flüssigkeit. Trotz des geringen Hb-Abfalls weiterhin konservative Therapie möglich. Weiterhin engmaschige Kontrollen durchführen.

Fallbeschreibung

Der Notarzt bringt die 40-jährige Hanna K., die bei einem Skiunfall seitlich schwer getroffen wurde. Präklinisch (p-FAST) hatte er bereits folgenden Befund erhoben (→Abb. 41.5). Der Blutdruck liegt systolisch bei 120 mmHg, die Herzfrequenz bei 96/min.

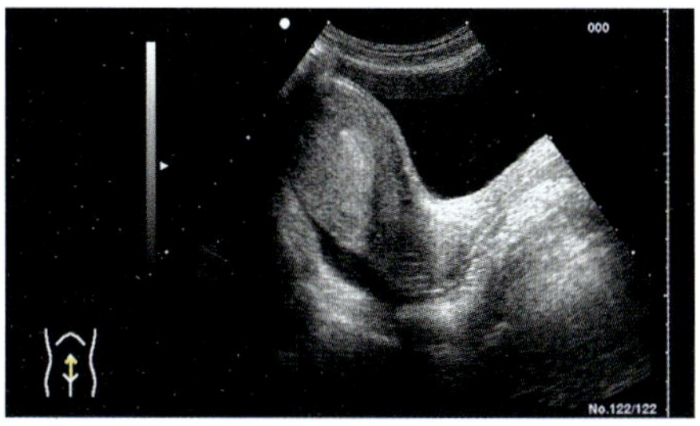

Abb. 41.5 Unterbauchlängsschnitt [M512]

Was erkennen Sie auf dem Ultraschallbild?
Wenig freie Flüssigkeit im Douglas-Raum.

Aufgrund des Befunds und weiterer Flüssigkeit im Koller-Pouch ordnet der Notarzt wegen Verdacht auf Organruptur den sofortigen Transport in ein Krankenhaus der Maximalversorgung mit Operationskapazität an.

Bei der Ankunft im Krankenhaus wird bei einer weiteren Ultraschalluntersuchung folgender zusätzlicher Befund erhoben (→Abb. 41.6). Der Blutdruck liegt jetzt systolisch bei 90 mmHg, die Herzfrequenz bei 120/min.
Welchen Befund erkennen Sie?

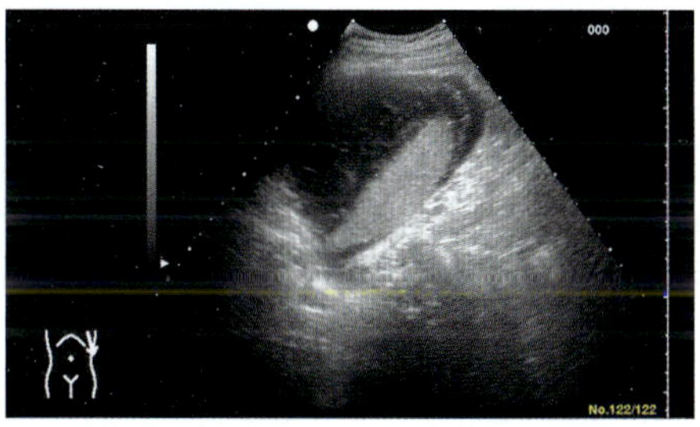

Abb. 41.6 Längsschnitt durch die Milz [M512]

Milzruptur.

Was erkennen Sie auf →Abb. 41.7?

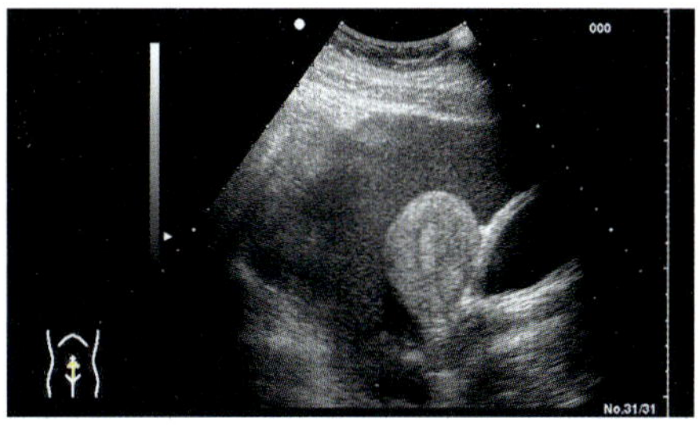

Abb. 41.7 Längsschnitt im Unterbauch [M512]

Große Mengen intraperitoneales Blut. Erhebliche Zunahme der freien Flüssigkeit im Douglas-Raum und um den Uterus.

Was ist die klinische Konsequenz?
Aufgrund des rasch progredienten Ultraschallbefunds ist die sofortige operative Versorgung indiziert.

Anhang

BASICS

42 Normwerte und Quellenverzeichnis

Die angegebenen Normwerte unterliegen zum Teil großen Schwankungen und können nur als Anhaltswerte angesehen werden (zur Wertigkeit siehe auch die einzelnen Organkapitel).

Gefäße

Aorta

- < 2,5 cm suprarenal, < 2 cm infrarenal
- Ektasie: 2,5–3 cm
- Aneurysma: 1,5- bis 2-fache Normalweite in der entsprechenden Höhe

Vena cava

- < 2 cm (< 2,5 cm bei jungen Sportlern)
- Inspiratorische Lumenabnahme

Vena portae

- < 13 mm
- > 15 mm Verdacht auf portale Hypertension
- > 17 mm Verdacht auf Ösophagusvarizen
- Flussgeschwindigkeit < 10 cm/s: Hinweis auf portale Hypertension

Leber

- Länge in der Medioklavikularlinie: < 13 cm
- Leberrandwinkel: links < 30°, rechts < 45°
- Leber überragt zwei Drittel der Niere im Flankenschnitt

Gallenblase

- Länge: 8–12 cm, Breite: 4–5 cm, große Varianz
- Wanddicke nüchtern: < 3 mm

Gallenwege

- Ductus hepatocholedochus im Schulter-Nabel-Schnitt (CPC): < 6–9 mm
- Bei funktionsloser Gallenblase, nach Cholezystektomie und bei älteren Patienten: < 11 mm
- Intrahepatisch (Leber-H): < 4 mm
- Intrahepatisch peripher keine sichtbaren Gallenwege (keine Doppelflinten)

Pankreas

- Caput: < 3 cm
- Korpus: < 2 cm
- Kauda: < 3 cm
- Ductus pancreaticus: < 2 mm

Niere

- Länge: 9–14 cm
- Breite: 4–6 cm
- Tiefe: 4–6 cm
- Volumen: 100–170 ml (Länge × Breite × Tiefe) × 0,5. Pathologisch: > 200 ml
- Parenchymbreite: 1,4–1,8 cm
- Parenchym-Pyelon-Index (PPI): > 1,6 bei < 30-Jährigen, 1,2–1,6 bei 30- bis 60-Jährigen, 1,1 bei > 60-Jährigen
- Schrumpfnieren: < 9 cm, < 80 ml

Nierenarterien

- V_{max}: 180–250 cm/s
- PI in den Interlobararterien: 0,5–0,8
- Differenz RI re/li < 0,05

Nebenniere

- Länge: 2–7 cm
- Dicke: 0,5–1,2 cm
- Breite: 1,5–4 cm

Milz

- Länge: 11 cm
- Tiefe: 4 cm
- Breite: 7 cm
- Merkzahl: 4711

Magen, Darm

Magenantrum

- Wanddicke: < 8 mm
- Antrumfläche: < 4 cm^2

Dünndarm

- Wanddicke: ≤ 2 mm (gedehnt)
- Durchmesser: < 25 mm
- Verdacht auf Ileus: > 25 mm

Kolon

- Wand wegen Luftgehalt überstrahlt
- Nur mit hochfrequenten Schallköpfen ≤ 2 mm (gedehnt)

Appendix

- Querdurchmesser: ≤ 6 mm, ovale Form
- Wanddicke: ≤ 2 mm

Unterbauch

Prostata

- Breite: < 45 mm
- Länge: < 35 mm
- Tiefe: < 30 mm
- Volumen: 15–20 ml
- PSA-Dichte (= PSA/Volumen in ng/ml): Karzinom 0,6; BPH 0,04 (cut off 0,15)

Harnblase

- Mann: 350–750 ml
- Frau: 250–550 ml
- Harndrang ab 150–250 ml

Uterus

- Nullipara: Länge: 7 cm, Breite: 4 cm, Tiefe: 3 cm
- Pluripara: Länge: 10 cm, Breite: 6 cm, Tiefe: 5 cm
- Postmenopause: Länge: 4,5 cm, Breite: 2 cm, Tiefe: 1,5 cm

Ovarien

- Länge: 3,5 cm
- Breite: 2 cm
- Tiefe: 2,5 cm
- Sprungreifer Follikel bis zu 2,5 cm

Lymphknoten

- Länge: < 2 cm (inguinal < 4 cm)
- Längsoval: L/B > 2
- Zentraler Echoreflex abgrenzbar (Hiluszeichen)
- Abstand Aorta–Wirbelsäule: < 0,5 cm
- Aortomesenterialer Winkel: < 30°

Schilddrüse (Summe beider Lappen)

- 6-Jährige: 4 ml
- 13-Jährige: 8 ml
- 15- bis 18-Jährige: 15 ml
- Mann: < 25 ml
- Frau: < 18 ml
- PSV (peak systolic velocity)/maximale systolische Geschwindigkeit in der afferenten A. thyroidea superior und inferior: < 40 cm/s

Quellenverzeichnis

Der Verweis auf die jeweilige Abbildungsquelle befindet sich bei allen Abbildungen im Werk am Ende des Legendentextes in eckigen Klammern.

[F782-001] Engelberger RP et al.: Comparison of the diagnostic performance of the original and modified Well score. Thrombosis Research, 2011; 127(6): 535–539.

[H032-006] Schmid M et al.: Sonographische Bildgebung der Lunge bei COVID-19. Der Radiologe, 2020; 60(10): 919–926. Springer Nature.

[J787] Colourbox

[L106] Henriette Rintelen, Velbert.

[L231] Stefan Dangl, München.

[M512] Dr. Peter Banholzer, München

[M984] Prof. Dr. Gebhard Mathis, Hohenems.

[T770] Dr. Julia Christ, Luzern, Schweiz.

[V621] Hitachi Medical Systems GmbH, Wiesbaden.

[V649] Samsung Electronics GmbH, Schwalbach.

[S007] Sobotta-Archiv: Sobotta. Atlas der Anatomie des Menschen, div. Aufl., Elsevier Urban&Fischer.

[X500] https://www.youtube.com/watch?v=Y_a_h8FyH7c Lung Ultrasound for COVID-19 by Dr. Kylie Baker – YouTube, Australian Institut for Ultrasound (abgerufen am 11.07.2023).

Register